Hermann-Josef Weidinger

*Kräuter
für die Seele*

Hermann-Josef Weidinger

Kräuter für die Seele

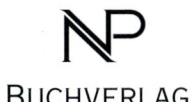

BUCHVERLAG

Umwelthinweis:
Dieses Buch und der Schutzumschlag
wurden auf chlorfrei gebleichtem Papier gedruckt.
Die Einschrumpffolie – zum Schutz vor Verschmutzung –
ist aus umweltfreundlicher und recyclingfähiger PE-Folie.

4. Auflage 2000

Copyright © 1993 by Verlag Niederösterreichisches Pressehaus
St. Pölten–Wien

Umschlagfoto und Fotos im Innenteil:
Gerda Christ, St. Pölten

Schutzumschlag und Layout:
Atelier Rendl, Wien

Gesamtherstellung:
Niederösterreichisches Pressehaus Druck- und Verlagsgesellschaft mbH
A-3100 St. Pölten, Gutenbergstraße 12

ISBN 3 85326 976 1

INHALT

9
EINSTIMMUNG

17
LEBENSKRAFT   Blutweiderich

25
SELBSTACHTUNG   Alant

33
GESUNDUNGSWILLE   Heidekraut

41
GELÖSTSEIN   Mädesüß

49
ERFOLGSSTREBEN   Birke

57
DANKBARKEIT   Engelwurz

65
GEDULD   Spitzwegerich

73
HERZENSWÄRME   Goldmelisse

81
TATKRAFT   Odermennig

89
STIMMUNGSERHELLER   Ysop

97
ZARTGEFÜHL   Buchweizen

INHALT

105
SELBSTBEHERRSCHUNG   Hagebutte

113
ABLEITUNG   Kümmel

121
GELASSENHEIT   Huflattich

129
ENTLASTUNG   Eberesche

137
EDELMUT   Weiße Lilie

145
SELBSTÜBERWINDUNG   Efeu

153
LICHTBLICK   Schwarzkümmel

161
SITUATIONSBEWÄLTIGUNG   Ringelblume

169
AUSGEWOGENHEIT   Borretsch

177
FROHSINN   Stockrose

185
ENTWIRRUNG   Roßkastanie

193
BESÄNFTIGUNG   Gelbes Labkraut

INHALT

201
AUFHELLUNG   Salbei

209
MILDESEIN   Königskerze

217
FREIHEITSSTREBEN   Weißdorn

225
WIRKLICHKEITSNÄHE   Fenchel

233
SELBSTENTFALTUNG   Roter Sonnenhut

241
DEMUT   Rizinus

249
LEBENSFREUDE   Eisenkraut

257
GLEICHMUT   Weinraute

265
ANGSTÜBERWINDUNG   Baldrian

273
WILLENSSTÄRKE   Lavendel

281
BESCHEIDENHEIT   Hopfen

289
NEUAUFBRUCH   Johanniskraut

INHALT

297
ENTSPANNUNG   Rose

305
WENDIGSEIN   Wegwarte

313
KLARSICHT   Silbermantel

321
OFFENSEIN   Schwarzer Holunder

329
LEBENSMUT   Eiche

337
NATÜRLICHKEIT   Quendel

345
BEDACHTSAMKEIT   Sanddorn

353
SEELENKRAFT   Dost

361
VERÄHNLICHUNG   Sonnenblume

369
HEILSAMES HERBARIUM

381
KRÄUTER FÜR DIE KÜCHE

EINSTIMMUNG

Tu auf dein Herz der Natur, und dein Selbstvertrauen wächst. Du akzeptierst deine eigene Rolle im Leben. Achtest andere Menschen und ihre Meinungen wieder mehr. Entdeckst die Fähigkeit, aus deinen Fehlern zu lernen. Wirst ein seelisch gesunder Mensch.

Tief gebeugt stehe ich da, meinen scharfen Blick auf einen riesigen Holzstrunk gerichtet. Sein dunkler, rotbrauner Kern zieht mich an.

In dem Nadel- und Laubgemisch am Boden erspähe ich so manches. Verkümmertes Gras, das im ewigen Schatten des Forstes kläglich sein Dasein fristet. Von engen Lichtstrahlen notdürftig am Leben gehalten.

Hineingestreut – wie vergeudeter Staubzucker – das Sägemehl. Es kündet immer noch vom Sturze des Baumriesen, den mächtige Greifer und Arme längst abtransportierten.

Der Stummel blieb zurück. Er scheint zu weinen … Glänzende Saftperlen sind ausgetreten. Verklebten die Wunde, hielten sich an der Borke fest. Pilze siedelten sich an. Bald ist auch der letzte Glanz dahin, grauer Schimmel gewinnt die Oberhand. Der Zersetzungsproceß beginnt.

Dann richte ich mich wieder auf. Mühsam aber doch habe ich erreicht, was ich wollte. Das Baum-Bild konnte in mir Form und Gestalt annehmen.

120 Jahresringe sind es, die vom einst'gen Leben einer Rotbuche künden. Nun kenne ich das Alter des Baumes. Freue mich darüber. – Ein Windhauch vergangener Zeiten hüllt mich ein. Fordert zur Konfrontation Mensch und Natur auf.

Andere Bilder rücken näher und näher. In ihrer Vielfalt schwirren sie einem wie lebendige Geister um den Kopf.

So denkt der Waldbesitzer nach Festmetern Holz. Sieht den Ertrag, um seine Bedürfnisse damit zu befriedigen.

Ich nehme die Kaminscheiter aus, wie sie im hell auflodernden Feuer wohlige Wärme vermitteln, traute Stimmung schenken. Menschen sich in ihren vier Wänden wahrhaftig

EINSTIMMUNG

daheim fühlen, wenn das feuchte, nebelige Herbstwetter jedes Hinaus-Drängen hemmt.

Wie vielfältig die Anwendungsarten von Rotbuchenholz doch sind: Menschen tanzen auf Parkettböden. Eilen Treppen hinauf. Lieben Möbel aus gebogenem Holze. Hören das Rattern der Mühlen. Sitzen in Zügen, die über Eisenbahnschwellen sicher dahinbrausen. Bewundern grobe Schnitzwaren. Fühlen sich gesund in Holzschuhen. Werfen Pferden das Kummet um, spannen sie vor die Kutsche. Nehmen Gewehrschäfte oder Bürsten in die Hand. Überall dort finden sie verarbeitetes Rotbuchenholz.

Die Rotbuche, als Gaststätte im Tann, bewirtet im Laufe ihres langen Daseins viele liebe Lebewesen.

Da hüpft das kleine Äffchen des Waldes, das Eichkätzchen, von Ast zu Ast. Geschäftig sucht es nach der Buchennuß und hält gustiöse Mahlzeit.

Der Kleiber betreibt Vorratswirtschaft. Pickt die Fruchtkerne aus der reifen, aufgesprungenen Cupula. Trägt sie in eine leere Baumhöhle. Baut damit den kargen Zeiten vor.

Geht der Künstler vorbei und sieht das Lichtspiel am klotzigen Stamm, zückt er seinen Malerstift. Bannt die Stimmung auf Leinwand.

Unter ganz verschiedenen Blickwinkeln kann ein jeder durch den Wald gehen. Sich dem Naturerlebnis öffnen.

Natur ist kein Gottes-Ersatz. Ich sehe nicht in jedem Baum, in jeder Blume, in jedem Kraut, im Berg, See oder Moor einen freundlichen oder gefährlichen Geist. Kehre nicht in vergangene Zeiten und Kulturen zurück, sondern bleibe in der Realität fest verwurzelt.

Der Mensch hat ein tiefes Verlangen nach dem Schönen, Wohlgestalteten, Wahren.

Wir brauchen die Natur. Nicht nur deswegen, weil sie die Schöpfung Gottes ist, die uns zur Bewunderung veranlaßt. Sondern auch darum, weil wir Gott in ihr erkennen können.

EINSTIMMUNG

»Was man von Gott erkennen kann, ist den Menschen offenbar. Gott hat es ihnen offenbart. Seit Erschaffung der Welt wird seine unsichtbare Wirklichkeit an den Werken der Schöpfung mit der Vernunft wahrgenommen, seine ewige Macht und Gottheit.« (Röm 1, 19–20)

Wo immer ich mein Herz der Natur auftue, verblassen meine Sorgen und Probleme. Ich fühle mich als Teil eines großen Ganzen. Verspüre Geborgenheit. Hast und Unruhe schwinden. Ich bin auf dem Weg, ein seelisch gesunder Mensch zu werden.

Es ergeht mir wie dem einsamen Mann, der durch die Steppe von Tibet wandert. In weiter Ferne sieht er vor sich die Höhenzüge des Himalaja mit dem Mount Everest, dem höchsten Berg der Erde. Er hält Daumen und Zeigefinger vor das Auge, um abzumessen, wie klein der Bergriese aus dieser Entfernung erscheine. Er meint ihn zwischen den Fingern zerdrücken zu können.

Endlich, nach langem, langem Wandern, steht der Mann am Fuße des gewaltigen Berges. Da ist er von dessen Größe und Wucht so überwältigt, daß er im Gefühl seiner Nichtigkeit auf die Knie sinkt und Gott preist, der ein solches Werk geschaffen.

Auf der Tiberinsel in Rom steht ihr Mutterhaus. Alle nennen sie, im imperativen Sinne auffordernd, »Fate bene, fratelli«, »Tut Gutes, Brüder«. Wir hingegen, weniger prosaisch, der Nüchternheit unseres Idioms entsprechend, titulieren sie »Barmherzige Brüder«.

Bei ihnen liegen die Wurzeln dieses Buches »Kräuter für die Seele«.

Ein gewagtes Unternehmen schien es vorerst, als im »Granatapfel«, dem Gesundheits- und Familienmagazin der Barmherzigen Brüder, ab 1989 meine neue Serie »Seelenkosmetik-Kräuter« veröffentlicht wurde. Doch dem Mutigen gehört die Welt. Die Tat fand Anerkennung.

EINSTIMMUNG

Die Zusammenhänge im Leben, sind sie nicht eigenartig?

Kommt morgens in die Pension »Bergblick«, in Vigaun am Toten Gebirge, im Salzburgerischen, wo ich übernachtet hatte, ein kleiner Knirps in den Frühstücksraum. Hält dem Hausherrn etwas vor die Nase.

»Nachbar«, sagte er, »leih mir deine Taschenlampe, die Kindergarten-Tante braucht sie. Ich will ihr helfen.« Mich beeindruckten Mut und Tat eines Fünfjährigen. Da braucht jemand eine Lichtquelle. Ein kleiner Bub verschafft sie ihm.

»Kräuter für die Seele« nennt mein Freund und ORF-Mann Dieter Dorner meine Rundfunkserie. Kommentiert und moderiert sie. Bringt sie auch in der »Nachlese«: »Der Waldviertler Kräuterpfarrer Hermann-Josef Weidinger möchte Ihnen mit seiner neuen Serie helfen, gewisse Alltagsprobleme besser als bisher zu meistern. Ist der Mensch in der rechten seelischen Verfassung, so kann er Schwierigkeiten leichter begegnen. Das Um-uns-Herum betrifft das In-Uns.«

1200 Besucher in der Veranstaltungshalle Braunau am Inn. Sie lauschten meinen Ausführungen. Abschließend die Kultur-Stadträtin: »Der Vortragende hält ein großes Stück auf die Würde der Frau, das konnte man klar vernehmen. Dafür sei ihm Dank ausgesprochen.«

Wunder, wenn meine Sendereihe im ORF, im »Magazin für die Frau«, größte Achtung findet? Weil damit ein neuer Weg aufgezeigt wurde, um Engpässen zu entfliehen, Bedrängnissen zu entgehen. Ziele anzusteuern.

Den Lebensmut verloren? Der Zaghaftigkeit in die Hände gelaufen? – Nicht zimperlich werden. Hier ist der Wilde Majoran oder Dost richtig am Platz. Er läßt bald wieder geistige Wärme verspüren. Der würzige Geruch hilft nämlich, den inneren Kräftehaushalt in Ordnung zu bringen.

Und dort, wo die Willensstärke fehlt? Es nicht zu einem Neuaufbruch kommt? Greif nach dem Rosmarin. Er ist der »Geheimagent des guten Willens«. Hebt das Selbstbewußtsein

EINSTIMMUNG

und die Willenskraft. Rosmarin geht in die Tiefe. Fängt bei den Nieren an. Erfaßt den gesamten Magen-Darm-Trakt. Baut vor allem Gärungs- und Fäulniszustände ab. Begünstigt die Denkfähigkeit des Gehirns.

Wenn Minderwertigkeitskomplexe niederdrücken, alles Gute in uns lahmlegen? Dann stellt sich die Minze an deine Seite. Schafft freien Atem, geistig und körperlich. Ihr Bezug zu Leber und Darm, wo Zellen in ungeheurer Geschwindigkeit leben und sterben, entspricht ihrem Wesen. Die vitalen Ströme wieder anzukurbeln, das ist ihre Aufgabe.

Wer kennt sie nicht, die sanfteste Heilpflanze, die unbedenklich für alltägliche Kräutermischungen herangezogen werden kann? Nach einer Tasse Melissentee fühlt man sich eigenartig beschwingt und beruhigt zugleich.

»Steht ein Mann vor mir, nett angezogen, den Krawattenknopf eng und fest, reicht mir seine Rechte, ich gebe ihm die meine. Wir haben einander die Hände gereicht, wir verstehen uns. Ich schau' ihn an und denke mir: Das ist ein Löwenzahn-Typ.«

Und Dieter Dorner im »Magazin für die Frau« als Gestalter der Sendung: »Das ist die Weise, wie unser Waldviertler Kräuterpfarrer Hermann-Josef Weidinger Bekanntschaften einleitet – eine liebevolle Art, in den Mitmenschen Blumen zu sehen ...«

Reisen, nicht rasen. So der stumme Mahner am Rand der Autobahn Bludenz–Arlberg. Wie ein Korkenzieher bohren sie sich ein, die Worte. Nicht in den Hals einer leblosen Flasche, sondern in meinen Herzensgrund. Der wahrhaftig lebt, leidet und erlebt.

Zwischen zwei Vorträgen im Ländle bleibt Zeit, die »Einstimmung« für das neue Buch zu schreiben.

Allerseelen-Monat. Aus den Bergschluchten des Montafons lösen sich Nebelschwaden. Dort, wo einst acht Schmelzöfen standen, die Silber, Kupfer und Eisen lieferten, sind

EINSTIMMUNG

heute von den sichtbaren Spuren des ehemaligen Bergwerkes die Grubenöffnungen durchwegs verrollt, überdeckt und überwachsen.

Die Berghänge übertreffen sich in ihrer Buntfärbung. Birken, Buchen, Eschen, Ahorn, Lärche und Erlen zeigen ihre letzte Pracht, bevor frostig-scharfer Herbstwind der Schau ein jähes Ende setzt und kahle Nacktheit um Erbarmen bettelt.

Weithin sichtbar. Auf einem riesigen Bergrücken – der sich bescheiden in das umgebende Hochgebirge einschiebt – gelegen. In 1087 Meter Höhe. Das ist die Wallfahrtskirche Sankt Bartholomä. Das Juwel im Tale Montafon, dem »Grubenberg«.

Dort oben in den Bergen des Ländles habe ich dem Schöpfer mein Werk in SEINE Hände gelegt. Heimgekehrt, war bald die »Einstimmung« fertig und konnte in »Gottes Namen« dem Verlag übergeben werden.

Die Menschheit besteht aus einer Unzahl von Individuen. In dieser Welt der Lebenden bin ich meine eigene Welt. Etwas Selbständiges, Einmaliges. Wahrlich ein »Unikat«, ein Einzelstück. Eine »einmalige Ausgabe«, von der es keine Neuauflage gibt.

Tabellen können mein Leben nicht regeln. Um zu ermitteln, was und wieviel von diesem oder jenem für mich gut und heilsam wäre. Nein, in der Natur muß ich mich umschauen. Lauschen muß ich der Stimme meines Herzens. Inspirieren muß ich mich lassen.

Ein Siegel drückt sich sehr gut in weiches Wachs ein, aber nicht in harten Stein.

Das ist aber nicht die Schuld des Siegels, sondern die Schuld trägt der Stein, der widerspenstig ist, die Form des Siegels nicht in sich aufnehmen will.

Das menschliche Denkvermögen ist im Kopf lokalisiert. Und der Kopf birgt somit auch alle rational-kausalen Voraussetzungen für Denkprozesse. Folgt man diesen Überlegungen,

EINSTIMMUNG

so liegt es doch auf der Hand, daß Kopfschmerzen derzeit so häufig auftreten.

Warum?

Der Mensch unserer Tage hat vielfach die Verbindung zu den Wurzeln des menschlichen Seins verloren und lebt ganz und gar in den Kategorien der Ratio, der Vernunft.

Er kalkuliert alle nur möglichen Sicherheiten ein und verläßt sich auf sie. Schirmt sich auch gegen das ab, was möglicherweise noch sein könnte.

So stumpft der Mensch ab. Heute mehr denn je zuvor. Er ist durchwegs glücklich – oder vermeint es zumindest zu sein – mit dem faßbaren materiellen – also beweisbaren – Besitz. Und kümmert deshalb geistig schlecht und recht dahin.

Eine Parabel erzählt von einem Tier, das eines Tages anfing zu reden. Die Menschen hörten es und waren vorerst darüber sprachlos. – Am zweiten Tag lachte man nur mehr über die neuartige Erscheinung. – Am dritten Tag nahm man keine Notiz mehr davon. Rief ihm nur mehr zu: »Schönes Wetter heute, was?« – Und das Tier antwortete resigniert: »Jaa, schönes Wetter heute.«

Der Geist ist es, der mich erhebt. Weit über das Tier hinaus. – Weil ich ein Mensch bin. Ein einmaliger Mensch.

Unsere Lebensenergie ist die Quelle der Lebensfreude. Jede Krankheit beginnt mit einer Erschöpfung der Lebensenergie. Sollte dieser Zustand anhalten, wird irgendein Körperorgan Ziel der Krankheit sein. Gesundheit ist Harmonie mit mir und in mir.

Lebensenergie hat im Laufe der Geschichte oftmals den Namen gewechselt.

Hippokrates nannte sie »Heilkraft der Natur«. – Paracelsus hingegen »Archaeus«. – Die Chinesen sagten dazu »Ch'i«. – Die Ägypter »Ka«. – Die Hindus »Prana«. Schließlich die Einwohner Hawaiis »Mana«. Vielfältige Ausdrucksweise, die immer dasselbe aussagt.

EINSTIMMUNG

Gesundheit bedeutet Schönheit, Energie, Reinheit, Heiligkeit, Glück. Ist jener Zustand, in dem der Mensch der höchste Ausdruck der Macht und Güte seines Schöpfers ist, den man kennt.

Ein Mensch, in seinem Wesen, seinem Körper und seiner Seele vollkommen, trägt ganz andere Voraussetzungen in sich. Er ist logischerweise vollkommen und harmonisch in seinen Anpassungsmöglichkeiten und Handlungen. Lebt in vollkommener Harmonie mit der Natur, mit seinen Mitmenschen und nicht zuletzt mit Gott.

So ein Mensch befindet sich im Zustand der Gesundheit.

Lebensenergie, Lebenskraft, Vitalität sind nicht mit Aktivität gleichzusetzen.

Eine Katze im Ruhezustand. Sie ist handlungsbereit, wenn es erforderlich werden sollte. Ich beobachte das Tier und verspüre den von ihm ausgehenden stärkenden Effekt.

Ein Haflinger-Pferd auf der Weide. Es ist voll Energie. Seine Bewegungen sind fließend und frei. Seine Haltung ist ausgezeichnet. Ich sauge das Bild in mich auf. Und muß feststellen, daß es energiesteigernd wirkt.

Ich schließe die Augen, um zu sehen und zu hören. Zuerst sehe ich nichts. Ich werde warten, im einfachen Dasein. Dann beginne ich, langsam und leise zu sehen und zu hören. Es wird sich etwas zeigen. Ganz fein vielleicht und nur andeutungsweise. Etwas wird aufsteigen in mir. Mein Herz wird erfüllt. Ich beginne, anders zu sehen.

Und von dorther, wo ich gewartet habe, da wird mir offenbar, was sonst noch nie da war. Nie dagewesen wäre, wenn ich nicht gewartet hätte im schlichten Dasein. Jetzt gehe ich getrost weiter, weil ich eines weiß: Alle Dinge werden sich auftun, wo sie vom Licht des Geistes beschienen werden. »Gott nahe zu sein ist mein Glück.« (Ps 73, 28)

LEBENSKRAFT   Blutweiderich

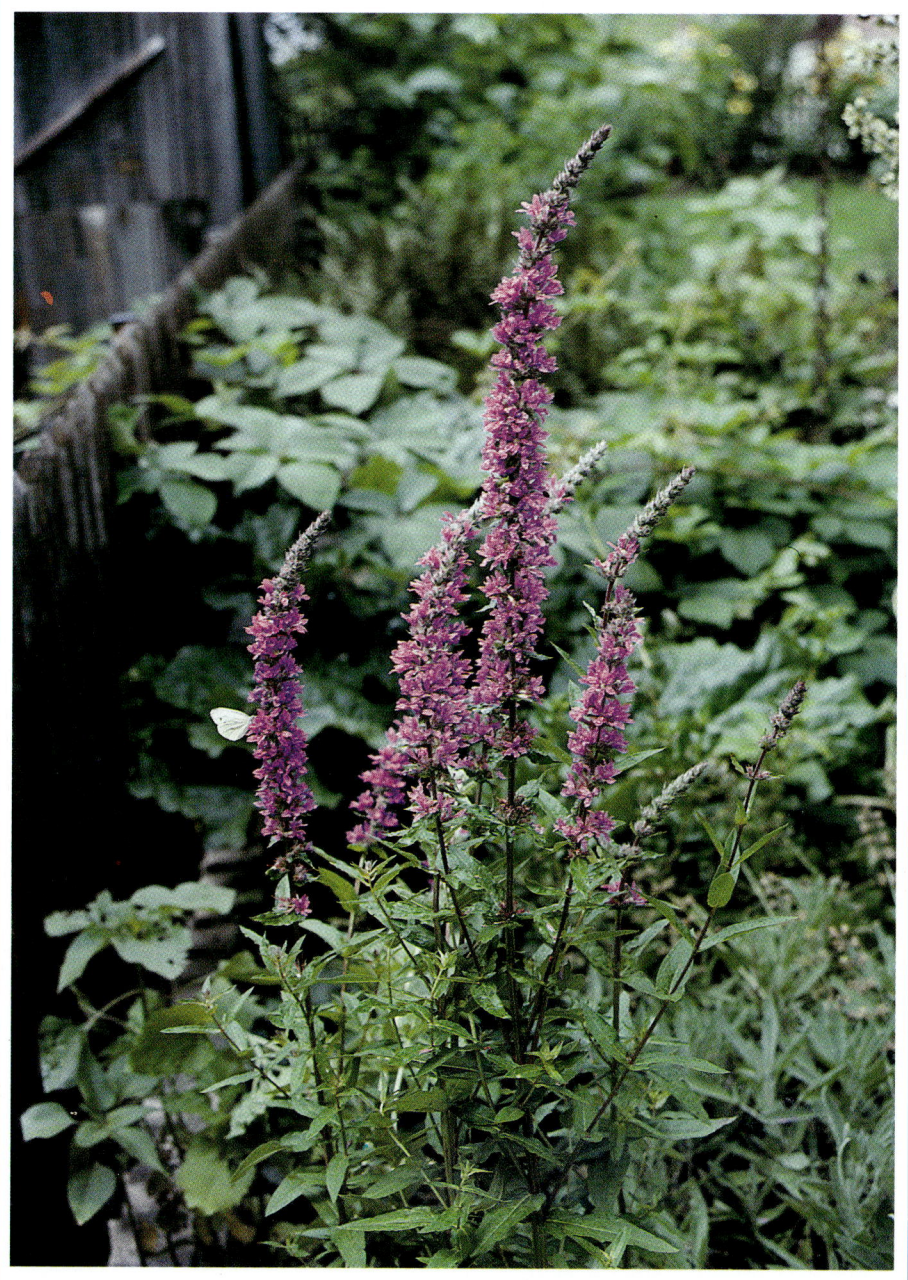

| LEBENSKRAFT | Seelenblicke |

Leben ist Gegenwart. Erfahrung ist unersetzbar. Verwandlung findet im Herzen statt. Nur wenn Seele, Geist, Körper und Umwelt ein Ganzes werden, tut sich Hoffnung, tut sich Zukunft als ein Tor auf.

Derwische, Mitglieder eines religiösen Ordens des Islam, sind geistige Leiter und Lehrer der Jugend, Helfer der Notleidenden. Sie leben in Klöstern, einem Oberen unterstellt. Müssen selbst für ihren Unterhalt sorgen, den sie aber auch durch fromme Stiftungen bestreiten.

So ein Derwisch saß einmal friedlich am Fluß. Das schien einem Vorübergehenden nicht zu gefallen. Er ließ sich dazu hinreißen, dem Gottesmann einen Schlag in den Nacken zu versetzen. Es machte ihm Spaß, den Schlag auf den Nacken knallen zu hören. Aber der Derwisch – den ein stechender Schmerz durchfuhr – sprang erbost auf, in der Absicht zurückzuschlagen.

»Warte eine Minute«, sagte der Angreifer: »Du kannst mich schlagen, wenn du willst. Aber zunächst beantworte diese Frage, die sich mir plötzlich stellte: Rührt der Knall von meiner Hand her oder von deinem Nacken?«

Daraufhin der Derwisch: »Das kannst du dir selbst beantworten. Mir tut es so weh, daß ich keine Lust zum Theoretisieren habe. Du bist dazu imstande, weil du nicht fühlst, was ich fühle.«

Sünde ist Finsternis, ist Verblendung. Solange sich die Augen eines Menschen an die Finsternis gewöhnt haben, bemerkt er gar nicht, daß er im Finstern war und Licht brauchte.

Erst wenn einer aus einem stockfinsteren Verlies ans Tageslicht gelangt ist, kann er die Herrlichkeit des Lichtes und dessen Kostbarkeit begreifen. Der Erleuchtete allein weiß, was Sünde ist. Denn er wurde hingeführt zu Gottes Licht. Nicht der Sünder. Dieser bleibt im Finstern stehen.

LEBENSKRAFT　　　　　　　　　　　Seelenblicke

Unsere Sünde erkennen wir bloß durch Gottes Offenbarung, nicht durch die Vernunft. Nur wer Christus tiefer erfährt, kann die Gnade der Umkehr ganz ausschöpfen.

Der heilige Paulus dachte auch, Gott einen Dienst zu erweisen, als er die Kirche verfolgte. Erst nachdem er Christus begegnet war, wird ihm der Zustand seiner Seele bewußt. Von nun an bezeichnet er sich als den Geringsten unter den Aposteln. Nicht einmal wert, Apostel zu heißen, weil er Schuld auf sich geladen hatte. (1 Kor 15, 9) Paulus geht sogar noch einen Schritt weiter und nennt sich den ersten Sünder unter den Sündern. (1 Tim 1, 15) Das alles aber sagte er nicht so von ungefähr. Um all das einzusehen, mußte er dem Herrn begegnen.

Bei Petrus war es gar nicht anders.

Zuerst entdeckt er, wer Jesus wirklich ist. Dann erst ruft er aus: »Herr, geh weg von mir, ich bin ein Sünder!«

Zachäus kehrt um und bekehrt sich, nachdem der Herr in sein Haus gekommen war. Er wird vom Zolleinheber und Halsabschneider zum Künder Christi.

Maria Magdalena vergießt Tränen der Liebe und der Umkehr, als sie den Herrn trifft.

Die in uns blockierte Lebensenergie soll frei werden. Sie ist jene Kraft, die uns gesund macht und gesund erhält. Es ist die innere Kraft. Die Pflanzen wachsen läßt, Babys zum Gedeihen verhilft.

Je mehr Lebensenergie alle Wesen, ob Mensch, Tier oder Pflanze, zur Verfügung haben, desto gesünder sind sie.

Positive Gefühlszustände spornen uns an, negative lähmen die innere Triebkraft. – Haß, Zorn, Eifersucht, Neid, Geiz, Freßsucht und unbeherrschte Geschlechtslust verringern den Fluß der Lebensenergie.

Liebe, Glaube, Mut, Vertrauen, Gelassenheit, Starkmut, Demut, Gerechtigkeit und Mitgefühl erhöhen ihn. Helfen mit bei der Bewältigung von seelischem und körperlichem Streß. Fördern Kreativität und Produktivität.

LEBENSKRAFT   Seelenblicke

Bewirken, daß das göttliche Licht und Leben im Innersten eines jeden Wesens kernhaft gegenwärtig ist. Während alle äußeren Formen nur Masken des Ewigen sind.

Es gibt verschiedene Temperamente, wie es auch in Gottes Schöpfung verschiedene Bäume und Sträucher gibt.

Wie langweilig wäre es auf Erden, wenn es nur Apfelbäume oder nur Tannenbäume gäbe. Oder nur gelbe oder nur rote Blumen auf Wiesen oder Feldern. Erst die Mannigfaltigkeit der Farben und Formen macht die Welt schön.

Ähnlich ist es auch beim Menschen. Jedes Temperament hat seine starken und seine schwachen Seiten. Die Vielfalt der verschiedenen Mischungen ist es, welche die Umwelt und ihre Geschichte reich und anziehend macht.

Keinem Menschen fiele es ein zu sagen, weil der Marmor so hart ist, sei er ein minderwertiges Material.

Im Gegenteil.

Je härter der Stoff, je mehr Schwierigkeiten er seiner Bearbeitung entgegensetzt, umso mehr wird die Arbeit geschätzt. Umso dauerhafter ist in der Regel auch das daraus entstandene Kunstwerk. Genauso verhält es sich mit dem Menschen und seinem Temperament.

Die innere Schau und das Bedürfnis, sich für Gottes Gnadenfülle frei und offen zu halten, wird einem erst geschenkt, wenn man im bewußten Heiligkeitsstreben vorwärtsgekommen ist.

Aber nur dann, wenn uns klargeworden ist, was es bedeutet, Gott zu lieben und von IHM geliebt zu werden: Wenn wir den HERRN gesehen haben. Von IHM berührt worden sind.

LEBENSKRAFT   Blutweiderich

D**er Allerweltsgeselle Blutweiderich stellt sich den negativen Kräften im Organismus entgegen. Sammelt und koordiniert alle positiven Strömungen. Wird so zum Akkumulator der Lebensenergie.**

Der Blutweiderich steht mit dem Mond in Übereinstimmung. Daher sind wäßrige Stauungen in den Geweben und im Lymphstrom mit Blutweiderich und seinen Mischungen besonders günstig bei abnehmendem Mond zu behandeln.

Die Pflanze zeigt einen stark erdgebundenen Charakter. Sie übt in den Schleimhautregionen des Verdauungsapparates eine wachstumshemmende Wirkung auf Mikroorganismen aus.

Das Zusammenspiel von polyphenolischen Gerbstoffen und Pektin durch den rohen Stoffkomplex Salicarin, glücklich ergänzt durch Schleimstoffe, Farbstoffe und ätherisches Öl, wirkt sich günstig auf Magen- und Darmschleimhäute und auf die Nieren aus. Wie bei vielen anderen Pflanzen so auch im Blutweiderich wird gerade im Blütenstand der Höchstwert an Heilkraft erreicht.

Der Blutweiderich kann in der Volksheilkunde als Hausmittel vielfach eingesetzt werden   Die Haupteigenschaft ist zusammenziehend, stopfend und entzündungshemmend. Deswegen wird er gerne bei Blutfluß, Durchfall, Ruhr, Katarrhen und bei Magenuntersäuerung herangezogen. Die Heilanzeige kurz zusammengefaßt: Magen, Darm, Blut, Luftwege und Infektionskrankheiten. Besonders wertvoll bei Gebärmutterblutungen, innerlich angewandt. Äußerlich hingegen bei Scheidenentzündung, bei Juckreiz in der Scheide. Bei offenen Krampfadern, bei Hautkrankheiten und Ekzemen.

Blutweiderichtee richtig zubereitet   1 vollen Eßlöffel getrockneter und zerkleinerter blühender Zweige mit 1/4 l kochendem Wasser übergießen. 1/2 Stunde ziehen lassen. Abseihen, langsam und schluckweise lauwarm trinken.

LEBENSKRAFT   Blutweiderich

Einsatz bei hartnäckigem Durchfall und argen Leibschmerzen   Täglich 3 bis 4 Tassen Blutweiderichtee verabreichen. Vor allem morgens auf nüchternen Magen und abends vor dem Zubettgehen wirkt er am besten.

Blutweiderich-Tinktur, ein gutes Hausmittel   35 g getrocknete und zerkleinerte Blutweiderich-Blütenzweige werden mit 1/4 l gutem Obstbrand übergossen und 14 Tage lang im verschlossenen Glas in die Sonne gestellt. Täglich einmal durchschütteln. Abseihen, mit ebensoviel abgekochtem und ausgekühltem Wasser auswaschen. Abseihen und anschließend filtrieren. Der ersten Flüssigkeit beimischen.

Davon werden längere Zeit hindurch täglich 2mal 15 Tropfen mit etwas lauwarmem Wasser eingenommen. Stärkt die Lebensenergie. Reinigt gleichzeitig Magen und Darm.

Blutweiderichsirup, empfehlenswert bei Darmschleimhaut-Entzündung   250 g getrocknete und zerkleinerte Blutweiderich-Blütenzweiglein werden mit 1 1/2 l kaltem Wasser 24 Stunden in einem warmen Raum angesetzt. Ausdrücken und der Flüssigkeit im gleichen Gewichtsverhältnis Zucker beifügen. Anschließend aufs Feuer setzen und bis zur richtigen Sirup-Konsistenz unter Umrühren eindicken lassen.

Von diesem Sirup verabreicht man täglich 50 bis 100 g. Auch bei Kleinkindern anwendbar.

Blutweiderichpulver, ein sehr konzentriertes Hausmittel   Abgezupfte, getrocknete Blüten in ausreichender Menge werden in einem Mörser pulverfein zerstoßen. Im Laufe eines Tages nimmt man davon 2 bis 3 Teelöffel voll mit etwas Honig oder Marmelade vermischt ein.

Das Pulver gut verschlossen, gegen Licht und Feuchtigkeit geschützt, aufbewahren.

Mischtee bei Gebärmutterblutungen   Seiner stark zusammenziehenden Wirkung wegen eignet sich Blutweiderich bestens, um lästige Blutungen der Gebärmutter zu stillen. Zu diesem Zwecke mischt man ihn zu gleichen Teilen mit Kamillenblüten. Die Zubereitung erfolgt wie bei »Blutweiderichtee«. Täglich 2 bis 3 Tassen mäßig warm und

LEBENSKRAFT — Blutweiderich

schluckweise trinken. – Blutungen, die öfter auftreten, gehören unter ärztliche Behandlung.

Konzentrierte Blutweiderich-Abkochung 5 volle Eßlöffel oder 40 g getrocknete und zerkleinerte blühende Zweige und 1 l Wasser, das man 20 bis 30 Minuten bei milder Hitze kochen läßt. Hat man die Flüssigkeit durchgesiebt, so verwendet man sie für Umschläge, Waschungen und Kompressen.

Scheidenentzündungen erfolgreich behandeln Ein Gazestreifen wird in durchgesiebter und filtrierter konzentrierter Blutweiderich-Abkochung eingeweicht, mit ganz sauberen Fingern leicht ausgedrückt und als Einlage eingeführt. Gleichzeitig äußerlich eine Kompresse anbringen und befestigen. Nach 5 Stunden erneuern. Nachtsüber oben lassen. Normalerweise spürt die Patientin nach 2 bis 3 Tagen schon einen beachtlichen Erfolg.

Juckreiz in der Scheide Hier kann man die gleiche Behandlung wie bei »Scheidenentzündung« anwenden.

Offene Krampfadern mit konzentrierter Blutweiderich-Abkochung betreuen Mäßig warme Kompressen anbringen. Tagsüber alle 4 Stunden erneuern.

Bei Hauterkrankungen und Ekzemen Die betreffenden Stellen mit konzentrierter Blutweiderich-Abkochung gründlich abwaschen. Einziehen lassen. Vor der vollständigen Abtrocknung mit Blutweiderichpulver gut einpudern.

Verwendung in der Küche Die jungen Triebe und Blätter werden im Frühjahr zur Frischverwendung gepflückt. Unter kaltem Fließwasser reinigen, abtropfen lassen. Kleingeschnitten vor dem Servieren in die Suppe geben. Salaten beifügen. Der leicht bittere Geschmack rührt vom Gerbstoff her. Die Pflanze erhält durch ätherisches Öl eine angenehme Note. Das Flavon Vitexin trägt seinen Teil dazu bei. Pektin verstärkt die Wirkung. So daß Blutweiderich als Wildgemüse die Magen-Darm-Tätigkeit fördert, herz- und kreislaufwirksam wird. Auch die Frühjahrsmüdigkeit kann man auf diese Weise abschwächen.

LEBENSKRAFT   Blutweiderich

Da wir die Pflanze an Bächen, Gräben, Seeufern und nassen, zeitweise überschwemmten Wiesen vorfinden, ist die Sammeltätigkeit gleichzeitig gesundheitsfördernd.

Blutweiderich-Kaltansatz   Gibt die wertvollen Inhaltsstoffe ohne Abstrich weiter. – 1 voller Eßlöffel kleingeschnittener frischer Blätter oder Triebspitzen wird mit 1/4 l kaltem Wasser übergossen. 12 Stunden lang zugedeckt in der Küche stehen lassen. Abseihen, zimmerwarm trinken. Die beste Zeit hiefür ist der Morgen. Sehr wirksam bei Gastroenteritis, Magen-Darm-Katarrh, Magen-Darm-Entzündung.

Blutweiderich und die Haarpflege   2 Handvoll kleingeschnittene frische Blütenwipferl mit 1 l heißem, aber nicht kochendem Wasser 3 Stunden lang ansetzen. Abseihen, die Haare gründlich damit durchwaschen. Anschließend fönen. Festigt die Haare und fördert den hellblonden Ton.

Eine vorzügliche Hausteemischung   5 Teile Blutweiderichblätter, je 2 Teile Brombeerblätter, Erdbeerblätter, Himbeerblätter. Je 1 Teil Melissenblätter, Pfefferminzblätter und Ysopblätter. – 2 Teelöffel der Mischung für 1/4 l Wasser im Heißaufguß zubereitet. – Geschmacklich kann dieser Haustee, der sich zum Frühstück oder Abendessen bestens eignet, noch mit echtem Bienenhonig verbessert werden.

Bei der Zubereitung von Backwaren beigeben   Blutweiderich-Kaltansatz leicht angewärmt, verursacht eine schöne Färbung. Dies wird auch in der Zuckerbäckerei angewandt.

Die Erdgebundenheit der Pflanze drängt das kühlfeuchte Element in den Vordergrund. Um es dann vom Wäßrigen in das Luftige überzuführen und so niedere Kräfte für einen höheren Zustand aufzuschließen.

Dies kommt durch die Wirkung des Blütenhaften auf das ganze Oberbauchgebiet, einschließlich Stoffwechsel, zum sichtbaren Ausdruck. Weil die Region oberhalb des Blattes beim Menschen ihr Gegenstück im Bereich unterhalb des rhythmischen Systems besitzt.

SELBSTACHTUNG — Alant

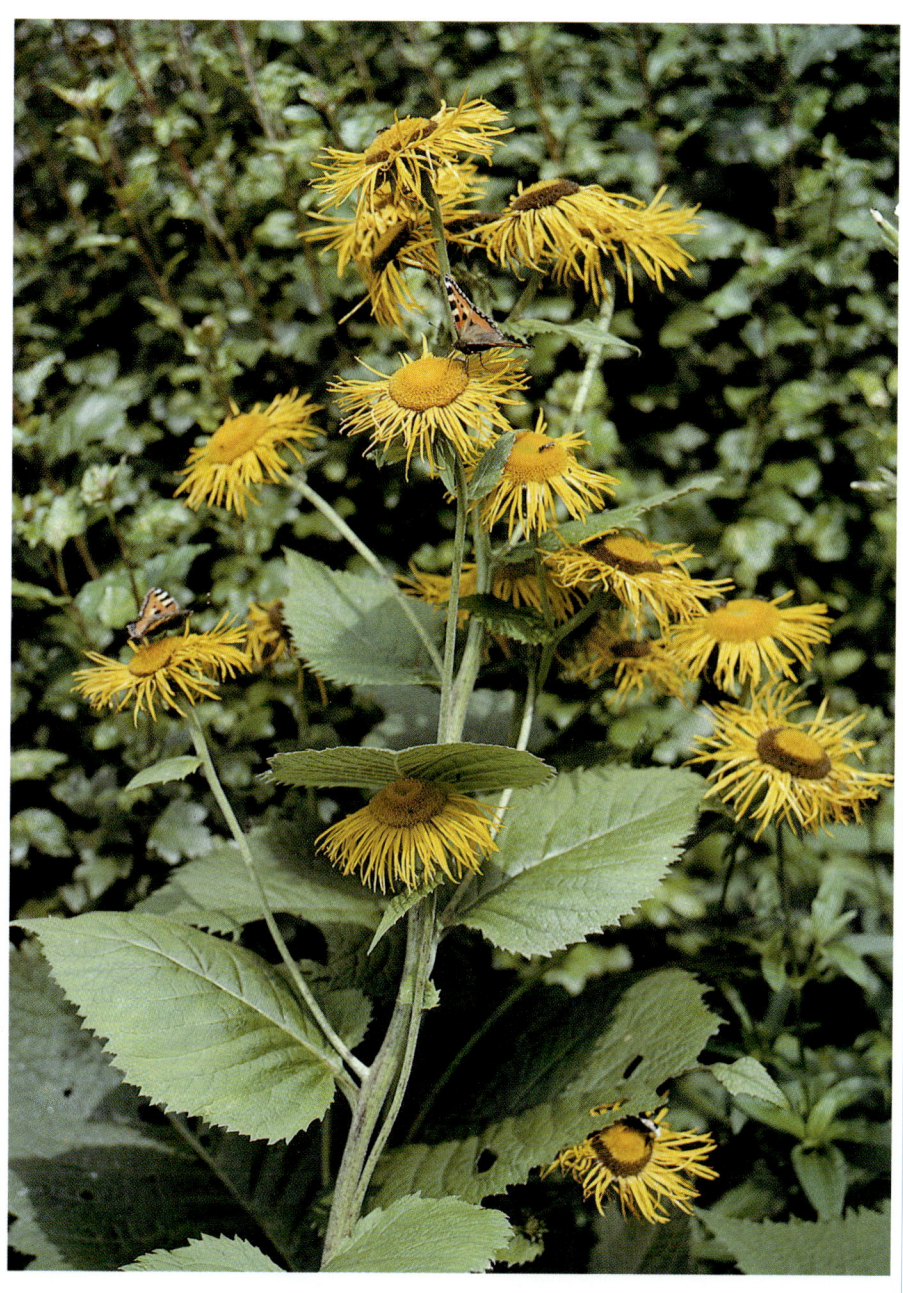

SELBSTACHTUNG   Seelenblicke

Der Glaube ist die Grundlage sittlichen Lebens. Wer an Gott nicht glaubt, schmiedet sich seine Gesetze selbst. Entbehrt aber auch der Kraft und Stärke, die aus dem Glauben kommen.

Viele Jahrhunderte vor Christus lehrte der chinesische Weise Tschuang-tse in Übereinstimmung mit den heiligen Büchern der Chinesen: »Im Zustand des ersten Himmels – im Urzustand – war der Mensch in seinem Innern mit der höchsten Vernunft einig. Und übte auch nach außen alle Werke der Gerechtigkeit.

Sein Herz erfreute sich an der Wahrheit. Und es war keine Falschheit beigemischt.

Die vier Jahreszeiten folgten einander damals in fester Ordnung ohne alle Abweichung.

Nichts schadete dem Menschen, und der Mensch war niemandem schädlich.

Damals herrschte in der Natur allgemeine Harmonie.«

Dann heißt es nach derselben Überlieferung weiter: »Die Säulen des Himmels wurden gebrochen. Die Erde wurde in ihren Grundfesten erschüttert. Da der Mensch sich gegen den Himmel empört hatte, wurde die Ordnung des Alls verwirrt und die allgemeine Harmonie gestört. Übel und Laster bedeckten die Erde.«

Der christliche Glaube ist Gnade. Die Gnade des Glaubens erspart dem Menschen das Ringen nicht. Man glaubt mit der ganzen Person, mehr aber mit dem Herzen als mit dem Kopf allein.

Der Naturforscher und Schriftsteller Bettex erzählt in seinem Buch »Naturstudium und Christentum«, wie er einmal bei einem Freund auf Besuch war.

Während der Unterhaltung kam die Rede auch auf das Paradies. Da nahm der Freund den Naturforscher beim Arm und führte ihn ans Fenster. Sein Besitz breitete sich in voller

SELBSTACHTUNG — Seelenblicke

Pracht vor den Blicken der beiden Männer aus. Zufrieden und selbstbewußt lächelte der Freund, wies mit der Hand auf das Gut und sagte: »Das ist mein Paradies.«

Wenige Jahre waren verflossen. Wieder trafen einander die beiden Freunde. Aber welche Veränderungen waren in dieser kurzen Zeit vor sich gegangen! Aus dem reichen Lebemann war ein gebrochener Mann geworden. Stockend berichtete der Gutsbesitzer dem Besucher von seinen Schicksalsschlägen.

Er hatte seinen Sohn verloren, bei einer Kahnpartie war er ins Wasser gefallen und ertrunken. Die Tochter hatte »standesgemäß« geheiratet, aber ihre Ehe war unglücklich. Er selbst, einst von blühender Gesundheit, glich jetzt einem hinfälligen Greis, den der Tod gezeichnet hatte. Eine unheilbare Krankheit verzehrte das Lebensmark des Mannes.

Der kranke Mann war noch am Erzählen seines Ungemachs, als seine Tochter ins Zimmer trat, Spuren des Grams auf dem jungen, hübschen Gesicht. Sie fragte: »Vater, ich fahre in die Stadt. Soll ich dir etwas mitbringen?«

Da drangen wie ein Verzweiflungsschrei aus tiefster Seele die Worte: »Ja, eine Pistole!«

Des Menschen Lebenszeit ist ein Geschenk, das auf ihn zukommt. Gibt ihm die Möglichkeit zur Umkehr. Zur Aufarbeitung von Schuld. Und zur Wiedergutmachung von Fehlern.

Kein Sterblicher, auch nicht der gläubige Christ, hat eine genaue Kenntnis der Zukunft.

Auch er muß die Ungewißheit ertragen und teilhaben am Schicksal Abrahams, von dem der Hebräerbrief sagte: »Aufgrund des Glaubens gehorchte Abraham dem Ruf, wegzuziehen in ein Land, das er zum Erbe erhalten sollte; und er zog weg, ohne zu wissen, wohin er kommen würde.« (Hebr 11, 8).

Jeder Mensch ist zur Freiheit berufen. Seine eigene Zukunft kann er bis zu einem gewissen Umfang selbst gestalten.

SELBSTACHTUNG — Seelenblicke

Die führende Hand und das wachende Auge Gottes begleiten den Menschen auf seinem Lebensweg.

Was Gott an Kräften und Chancen in SEINE Schöpfung hineingelegt hat, birgt noch Zukunftskraft und bedarf der geduldigen Entfaltung durch den Geist des Menschen.

Im Vaterunser bitten wir darum, den göttlichen Willen zu erfassen. Um nur so vertrauensvoll der Ankunft des Reiches Gottes entgegengehen zu können. Von uns wollen wir wenig, vom Reich Gottes sehr viel halten. Weil es untrüglich ist.

Es gab in dem Leben des heiligen Pfarrers von Ars eine Zeit, wo ihm durch Widerspruch das Leben so schwer gemacht wurde, daß er beschloß, einen Beschwerdebrief an den Bischof zu schreiben. – Der Brief war geschrieben und sollte eben besiegelt werden. Da besann sich der Heilige und sprach: »Heute ist Freitag, der Tag, an dem unser Herr sein Kreuz getragen hat. Ich muß doch auch das meinige tragen.« Damit zerriß er das Schreiben. Menschliches Leben bedeutet Entscheidung. Selbstachtung unser selbst aber verlangt, daß wir uns immer wieder auf Christus hin ausrichten.

Unser Bemühen, sich von »Lebenslügen« zu befreien, ist eine unverzichtbare Voraussetzung für ein glückendes Leben. Nur wer sich selbst bestimmt, von seinen Begabungen und Fähigkeiten und deren Grenzen her, kann sich ein reales Bild seiner selbst schaffen.

Ein Wunderwerk ist unser Körper, ein Abbild des Schöpfers. Eine Einheit in der Vielfalt, die dem Endziel der Verherrlichung entgegengeht. Selbstachtung ist Gottesverehrung.

Die Erschließung der individuellen Eigenart bleibt jedem einzelnen Menschen vorbehalten. Er allein kann Zugang zu seinem ureigenen Wesen finden. Deshalb sich Zeit nehmen zur Besinnung.

SELBSTACHTUNG   Alant

Ein Volksbrauch fordert sein Recht. Die Weihbuschen zur Kräuterweihe am Mariahimmelfahrtstag, dem 15. August, haben so viele Alantblüten zu enthalten, wie Menschen und Großvieh am Hofe anwesend sind.

Verwildert wächst er an Ufergebüschen, Hecken und Zäunen, der Korbblütler Alant.

Die Wege winden sich hin und her. Der Aufstieg wird immer mühsamer, der Blickwinkel aber weiter. Schließlich ist der Gipfel des Berges erstiegen. Was früher stückweise vom Auge erobert, in Teilansichten geschaut, wird jetzt in einer erhebenden Ganzheit geschenkt.

Nicht anders ergeht es dem Volkskundigen und Pflanzenforscher. Das Studium der Pflanzenfamilien erst tut ihm innere Zusammenhänge kund. So schenkt die Natur dem Korbblütler Alant den Vorzug, ein Sonnenkind zu sein.

Dann ist es auch verständlich, warum der Alant im »Würzwisch« am 15. August in der Kirche geweiht wird. Nach der Kirchweihe heimgetragen, hängt man ihn in den Stall oder in die Stube. Im Volksglauben wird ihm heute noch eine dämonabwehrende Kraft zugebilligt.

In der Steiermark werden am Christabend die Stuben und Ställe mit Alant ausgeräuchert. Zu Zeiten der Pest wurde er als Mittel der Abwehr betrachtet.

Alant verdient in jedem Hausgarten ein Plätzchen   Geerntet werden dreijährige Pflanzen im Herbst oder Frühjahr. Zum Trocknen schneidet man die Wurzel in Scheiben oder der Länge nach durch.

Alant in der Symbolsprache   Das »Helenenkraut« war in der Antike eine berühmte Heilpflanze. Der Sage nach soll sie aus den Tränen der Helena entsprossen sein. – Im Christentum hingegen bedeutet sie Erlösung.

Heilwirkung und Anwendung des Alants   Hsün fu-hua nennen ihn die Chinesen. Nach fernöstlicher Anschauung bringt er das Blut in Bewegung. Behebt Stauungen, löst hartnäckigen Schleim, heilt Muskelrisse und Brüche.

SELBSTACHTUNG Alant

Heute verwendet man Alantwurzeltee in der Volksheilkunde mit Erfolg zu Waschungen bei Hauterkrankungen, Hautunreinheiten sowie für Umschläge bei Hautjucken und Krätze.

Alanttee hat weiters eine Reihe von Heilanzeigen. Er wird zur Steigerung des Stoffwechsels, zur Unterstützung bei Zuckerkrankheit, gegen Magenschwäche, bei Darmverschleimung, Darmentzündung, Durchfall, Gelbsucht, gegen Verschleimung der Atmungsorgane eingesetzt. Auch die Blutarmut beeinflußt er günstig, denn Alant gilt als eine blutreinigende und blutvermehrende Heilpflanze.

Alanttee-Zubereitung 1 gehäufter Teelöffel feingeschnittener frischer oder getrockneter Wurzel wird mit 1/4 l kaltem Wasser übergossen, 3 Stunden ziehen lassen, erwärmen, nicht kochen, abseihen. – 2 bis 3 Tassen täglich schluckweise trinken.

Alanttee mit Honig gesüßt Wird bei Verschleimung der Atmungsorgane und auch sonst zur allgemeinen Stärkung verabreicht.

Bei Magersucht und gegen Appetitlosigkeit Kleine Stückchen getrockneter Alantwurzel regelmäßig vor den Mahlzeiten gut durchkauen.

Frische Alantblätter auflegen Fördern die Heilung, lindern Schmerzen, ziehen Geschwüre auf und erweichen Geschwülste. – Alantblätter von jüngeren Pflanzen nehmen.

Alant-Teekur behebt Harnleiden Täglich früh und abends je 1 Tasse ungesüßten Alanttee getrunken, 6 Wochen lang, beseitigt Urinbeschwerden.

Alantwein, ein Stärkungsmittel Bei Lungenschwäche empfohlen. Ebenso bei körperlichem Verfall und bei allgemeiner Schwäche und Erschöpfungszuständen.

Alantwein-Zubereitung 40 g gut gereinigte Alantwurzel wird in Scheiben geschnitten, mit 1/16 l Ansatzweingeist, 70%ig, übergossen und 24 Stunden zugedeckt ziehen gelassen. Daraufhin mit 1 l gutem Weißwein an der Sonne oder in Herdnähe 8 Tage ansetzen. Auspressen und durch ein Stück

SELBSTACHTUNG — Alant

Leinentuch filtrieren. – Dieser Alantwein, stamperlweise vor der Hauptmahlzeit getrunken, hat schon vielen schwachen Menschen großartig geholfen.

Alant-Tinktur 3mal täglich 15 bis 20 Tropfen jeweils vor den Mahlzeiten eingenommen, behebt Magenschwäche, Appetitlosigkeit und Verschleimung der Atmungsorgane.

Alant-Tinktur-Zubereitung 50 g feingeschnittene Alantwurzel, 50 g süße Orangenschalen, 30 g Tausendguldenkraut und 20 g Wermut werden in 1/2 l 60%igem Ansatzalkohol 14 Tage lang bei Zimmertemperatur angesetzt und abgeseiht. Den Rückstand mit 1/2 l abgekochtem und ausgekühltem Wasser auswaschen, abseihen, filtrieren und der ersten Flüssigkeit beigeben. Nochmals 14 Tage im warmen Raum stehen lassen. In kleine Fläschchen füllen. Dunkel und kühl lagern.

Alantwurzel-Tee für die Atemwege Der aromatische Geruch, der bitterscharfe Geschmack und das reichlich vorhandene ätherische Öl durchdringen die ganze Pflanze. Und der Blütenprozeß steigt bis in die Wurzel hinab.

Doch dringt man ein wenig tiefer in die Zusammenhänge ein, dann versteht man auch, daß die Heilwirkung dementsprechend ist, den ganzen Körper durchströmt und sich im Lungengebiet fortsetzt. Sodaß Bronchialkatarrhe mit starker Verschleimung, Reiz- und Kitzelhusten Hilfe erfahren. Selbst gewisse Formen der Tuberkulose sind mit ihr behandelt worden, und das mit Erfolg.

Getrocknete Alantblätter als Tabak geraucht In Siebenbürgen und im Spreewald wurden früher fehlerlose, schöne Alantblätter bei voller Sonne geerntet, im Schatten getrocknet. Feingeschnitten als Tabak verwendet, in die Pfeife gestopft und bei Brustkrankheiten geraucht.

Alantwurzel vor der Mahlzeit kauen In der Volksheilkunde wird empfohlen, bei Magenbeschwerden – wie Magendrücken, Blähbauch, schlechter Verdauung, empfindlichem Magen – vor den Mahlzeiten ein kleines Stück getrocknete Alantwurzel zu kauen. Den Rest aber ausspucken.

SELBSTACHTUNG   Alant

Alantwurzel getrocknet und pulverisiert 1/2 Teelöffel voll davon vor den Mahlzeiten einnehmen und einen Schluck Tee oder warmes Wasser nachtrinken, hilft bei Magengeschwüren. Alle scharfen Speisen meiden und auf vitalstoffreiche Vollwertkost umsteigen.

Alantwurzel-Pulver und feuchte Hände Da feuchte Hände immer auf Nervenüberlastung schließen lassen, kann mit Alantwurzel-Pulver Abhilfe geschaffen werden. Die Hände gut mit besagtem Pulver einreiben. In ein Waschbecken ziemlich warmes Wasser geben. Sich hinsetzen, die Hände hineinlegen. 10 Minuten lang Waschbewegungen an den Händen durchführen.

Alantwurzel-Pulver und Schweißfüße Hier kann ich ebenfalls raten, die Füße mit Alantwurzel-Pulver richtig abzureiben. Dann ein Fußbad von 10 Minuten Dauer nehmen. Dabei einen Fuß abwechselnd gegen den anderen reiben.

Alantsalbe Gilt als gut heilendes Hausmittel für Wunden. Die erkrankten Hautstellen werden mit Alantsalbe bestrichen und mit einem Schutzumschlag versehen. Nach 8 Stunden erneuern.

Alantsalbe-Zubereitung Die gereinigte und feingeschnittene Alantwurzel mit etwas Wasser unter ständigem Zerstoßen und Umrühren zu einem Brei kochen. Noch warm wird Schweineschmalz beigemengt. Die gut verrührte warme Mischung durch ein Tuch in den zur Aufbewahrung vorgesehenen Tiegel seihen.

Der Alant hebt sich durch seine ungewöhnlich großen und zahlreichen Blätter von der Umgebung ab.
Er erfaßt in seiner durchdringenden Wirkung den ganzen Menschen in den lebenswichtigen Funktionen der Verdauung und der Atmung. Auf diese Weise wird das gesamte Wesen des Menschen zu enger Zusammenarbeit angespornt und vereint. So ist dieses in der Lage, zur Achtung seiner selbst geführt zu werden.

GESUNDUNGSWILLE Heidekraut

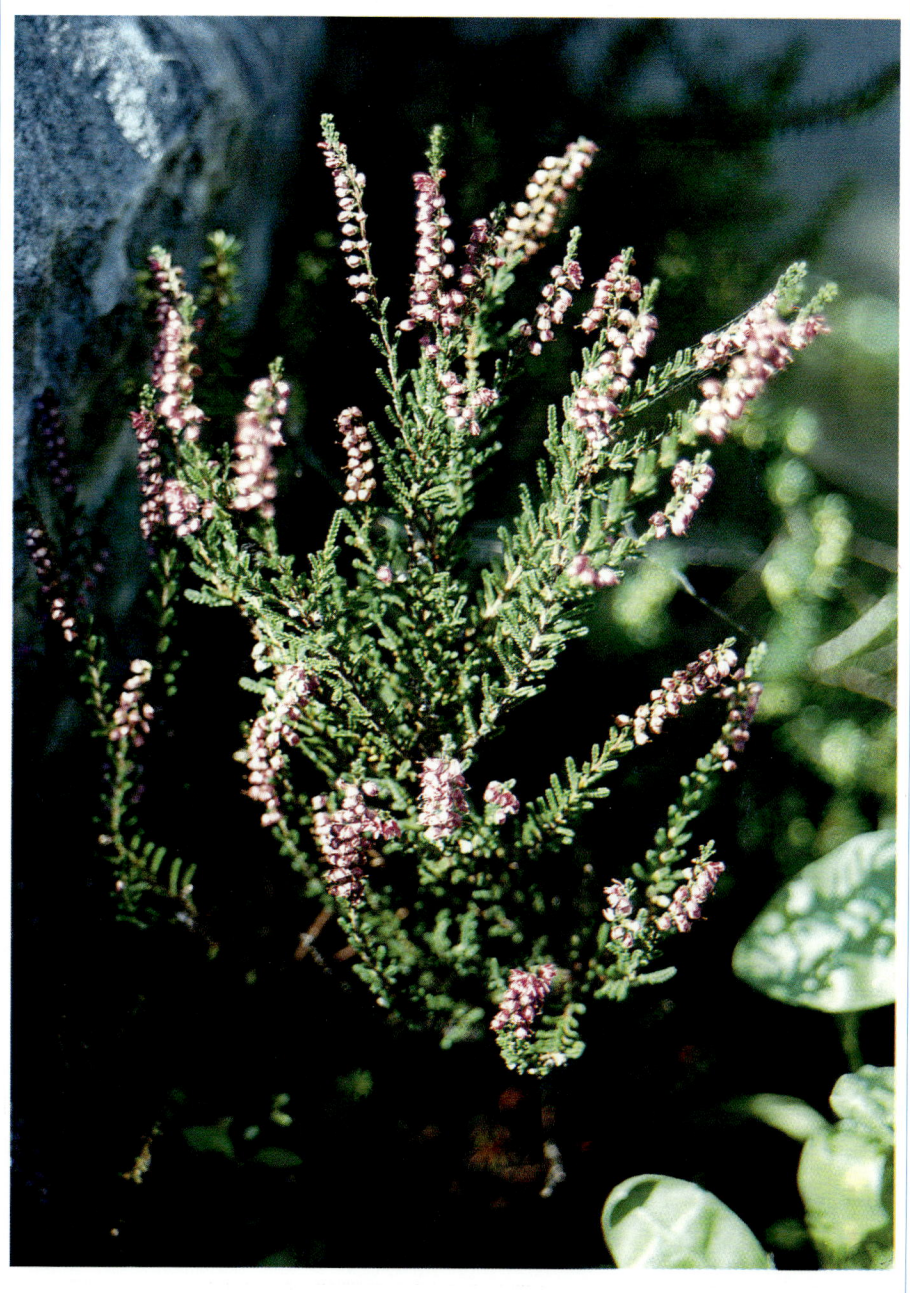

GESUNDUNGSWILLE　　　　　　　Seelenblicke

Leben-Wollen ist eine positive, gesundende Kraft. Denn alles Leben kommt vom »lebendigen Gott«, ist mir geschenkt und gleichzeitig anvertraut. SEIN Odem in mir befähigt mich zu atmen.

Als Mensch stehe ich über allem Geschaffenen. Habe aber in zwei Punkten Gemeinsames mit den Pflanzen und Tieren. In der Endlichkeit und Tödlich-keit meines Lebens.

Trotzdem empfange ich als Mensch ein irdisches Leben von höherer Qualität als die übrigen Lebewesen.

Nämlich ein Leben nach Gottes »Abbild«. Und damit zugleich die Verantwortung für alles Lebendige.

Als getaufter Christ, ob jung oder alt, verdanke ich ewiges Leben der Erlösungstat Jesu Christi. ER ist »Brot und Licht des Lebens«.

Und nur wenn sich dieses ewige Leben in der konkreten Bruderliebe bewahrheitet, ist es echt. Denn: »Wir wissen, daß wir aus dem Tod in das Leben hinübergegangen sind, weil wir die Brüder lieben. Wer nicht liebt, bleibt im Tod.« (1 Joh 3, 14).

Geradlinig verläuft kein Leben. Weder die zeitliche Abfolge von Freud und Leid noch die biographischen Zusammenhänge aller Ereignisse und Entwicklungen einer Person, von der Geburt an bis zum Tod.

Mein Leben ist zwar eine Einheit, läßt sich aber dennoch als dreigliedrig am Sonnentag orientieren.

Lebensmorgen – Lebensmittag – Lebensabend.

Sinnbilder mit Ausdruckskraft und Symbolwert.

Daß der Mensch nicht im gestaltlosen Zeitfluß völlig ertrinken muß, wenn er im Einklang mit der Natur lebt. Nicht als ihr Zerstörer gilt.

Er durch alle Veränderungen seines Lebens hindurch beten kann: »In DEINER Hand steht meine Zeit.« Und davon überzeugt ist: »Der HERR ist die Kraft meines Lebens: Vor wem sollte mir bangen?« Ganz so, wie es der Psalmist vorspricht.

GESUNDUNGSWILLE   Seelenblicke

Der Gesundungswille ist die wirksam-mächtige Kraft, die große heilende Macht in uns. Er zerreißt die Gleichgültigkeit. Fegt die Unentschiedenheit hinweg. Führt zur Bereitschaft und zum Sich-offen-Halten.

Offensein für den immer wieder neuen Anruf Gottes in der Einmaligkeit jeder gegebenen Situation.

»Ich fand dich nicht, o Herr, weil mein Suchen dort fehlging: warest du doch in meinem Inneren.« So der suchende Aurelius Augustinus vor seiner Bekehrung.

Meine innere Haltung spielt nicht nur im geistig-seelischen Bereich eine Rolle. Weil sie diese Grenzen durchbricht und in die körperlichen Funktionen eindringt. Sie stärkt oder schwächt.

Daß der Mensch Leistungen vollbringt, kann nicht schaden. Mörderisch hingegen ist die Spannung des Leistungszwanges, das »eiserne Muß«. Betätigung als solche ermüdet nicht, wohl aber die damit verbundene Anspannung.

Unser Leben ist reich an »falschen Spannungen«. Das wirkt sich natürlich auf unseren Gesundheitszustand, auf unsere Gesamtkonstitution, recht nachteilig aus.

»Falsche« Spannungen beeinflussen stets den natürlichen Atemrhythmus. Passiert etwas in unserem Leben, was den natürlichen Gang der Dinge behindert oder verschiebt, sich nicht mit unseren Erwartungen vereinbaren läßt, dann schauen wir vorerst atemlos zu. Warten ab, wie die Sache weitergeht, ausgeht.

Hier befinden wir uns auf einer Wegkreuzung. Wir müssen uns entscheiden. Das »Wie« ist so wichtig für unseren Gesundungswillen.

Sobald wir uns der »falschen« Spannung bewußt werden, sind wir auf dem richtigen Weg, hin zum entspannten Atmen.

Was verlangt der zweite Schritt von uns?

Daß wir unsere Lebensumstände in Ordnung bringen. Das will heißen, jede Tätigkeit, die falsche Spannungen erzeugt, auf ein Minimum reduzieren. Und der Prüfstein hiefür

GESUNDUNGSWILLE   Seelenblicke

ist nicht »das Viel-Geld-Verdienen«, sondern das Bewußtsein »des Lebensglückes«.

Der dritte Schritt auf dem Weg zu einer guten Atemtechnik liegt bei der Entspannung des Zwerchfells. Beginnen Sie den Tag in der offenen Tür oder am offenen Fenster. Atmen Sie siebenmal hintereinander kräftig durch die Nase ein und durch den offenen Mund aus.

Entspannen Sie tagsüber mehrmals Ihr Zwerchfell, indem Sie ein paarmal kräftig still gähnen oder lachen.

Achille Ratti unternahm im Jahre 1899 die Erstbesteigung eines Gipfels des Monte Rosa. In Erinnerung an dieses unvergeßliche Erlebnis schreibt er später, als Papst Pius XI.: »Ich danke Gott, daß er mir erlaubt hat, aus nächster Nähe Schönheiten bewundern zu können, die gewiß zu den größten und gewaltigsten dieser von ihm geschaffenen sichtbaren Welt gehören. Die Schwierigkeiten und Unbequemlichkeiten gehen vorüber. Lassen aber Körper und Geist gestählt zurück.

Unauslöschlich bleibt die Erinnerung an das geschaute Große und Wunderbare, das ich gesehen zu haben stets mich rühme.« So erlebt der Mensch die Versprühung Gottes in die Millionen Funken, die wir als Weltbild sehen und erträumen.

Träumend steht das Schilf am Weiher. Träumend schwebt die Libelle im Mittagsdunst.

Wir spielen selber Gott, verfahren mit unserem Leben, wie wir wollen. Strapazieren und vergeuden unsere Gesundheit. Meinen gut sei, was uns paßt.

Gott ist entmachtet und keine Persönlichkeit mehr bei uns. ER ist nur mehr Fluidum ohne Augen, ohne Ohren, ohne Gesicht. Ein blutleerer Gott, dessen man sich bedient wie des Regenschirms, der Krawatte und der Manschettenknöpfe.

GESUNDUNGSWILLE   Heidekraut

Wenn das Heidekraut bis an die Spitze der Zweige hinaus dicht mit Blüten besetzt ist, wird ein früher und kalter Winter erwartet. Blüht es von unten her, so sollte man eine zeitige Roggensaat machen.

So sprachen Menschengeschlechter durch Jahrhunderte. Sie hatten mit ihrer Naturverbundenheit in viele Geheimnisse Eingang gefunden. Erahnten manches, was uns heutigen Dampfgeistern verborgen bleibt oder bereits verlorengegangen ist. So sind die Bauernregeln entstanden.

Auch hinter das Verborgene des Heidekrautes hatte der Spürsinn des Volkswissens getastet. Dieses Kraut diente in bäuerlichen Gegenden als Wetter- und Ernte-Orakel.

Wendet sich heute auch die Pflanzenheilkunde nach genauer wissenschaftlicher Prüfung wieder der Besenheide zu, dann deswegen, weil in ihr Kräfte schlummern, die nicht nur unser Heilwerden begünstigen, sondern auch unseren Gesundungswillen über Seele-Geist und Körper festigen und zu bewegen verstehen.

Der Volksglaube hat im Heidekraut, früher Haidekraut geschrieben, einen fruchtbaren Boden gefunden.

So galt weißblühendes Kraut als Glücksbringer. Unters Kopfkissen gelegt, sollten die Träume wahr werden. Einen Kranz von Heidekraut um den Spiegel gehängt, vermochte nach der Volksmeinung alles Unglück vom Hause abzuhalten.

Eine Tatsache ist, daß die »Haide« oft große Bergstrecken bedeckt und dem Jäger ein behagliches Lager bietet.

Einst wurde aus der »Haide« auch Bier gebraut. Diesbezüglich erzählt eine irische Sage, daß die Elfen das Brauen dieses »Haidebieres« von den Dänen erlernt hätten.

Das Heidekraut bevorzugt kieseliges Gestein und Sandböden. In solchen Bereichen überwiegen kosmische Kräfte gegenüber den abgeschwächten Erdenkräften. Kiesel ist in gewisser Art mineralisiertes Licht. So betrachtet, wird auch seine seelische Wirkung auf das Gemüt des Menschen verständlich.

GESUNDUNGSWILLE — Heidekraut

Das Heidekraut wird dreißig Zentimeter und darüber hoch. Besiedelt magere, sandige Böden in Heiden, Mooren und lichten Wäldern. Verwandt mit ihm sind Heidelbeere, Bärentraube und Preiselbeere.

Ein immergrüner Zwergstrauch mit kleinen lanzettförmigen, gegenständigen Blättern an den Zweigen.

Früher zum Binden von Besen verwendet, daher rührt der Name »Besenheide«.

Die hellpurpurroten Blüten des Heidekrautes sind in endständigen Trauben angeordnet und alle nach derselben Seite hin ausgerichtet.

Die Blütezeit erstreckt sich von August bis in den Oktober hinein. Zur beginnenden Blüte werden die weicheren Zweigspitzen gesammelt und im Schatten bei entsprechendem Luftzug getrocknet.

Gilt als wertvolles Hausmittel in der Volksheilkunde. Vielfältig ist seine Anwendung.

Fördert und treibt den Harn, baut Harnsäure ab, wirkt keimtötend und schmerzlindernd, bekämpft Depressionen und Minderwertigkeitskomplexe. Reinigt und entgiftet das Blut. Hebt den inneren seelischen Zustand und löst gleichzeitig psychosomatische Verkrampfungen.

Heidekraut vertreibt Schwermut, erhebt aus inaktiver, negativer und depressiver Lebenslage. Läßt die echten Werte unseres Daseins wieder gelten. Ist Menschen zu empfehlen, die ihren Willen stärken wollen.

Heidekraut, ein Hausmittel, das den ganzen Menschen erfaßt, körperlich und seelisch.

Heidekraut-Blütenspitzen-Tee Er beschert am Abend einen günstigen Ausgleich bei Frustration, Komplexen, Fehlschlägen, nervösen Störungen und bei geistiger Übermüdung. – 2 Teelöffel zerkleinerter und getrockneter Blütenspitzen mit 1/4 l kochendem Wasser übergießen, 15 Minuten

GESUNDUNGSWILLE　　　　　　　　　　Heidekraut

ziehen lassen, dann abseihen. Mit Lindenblütenhonig süßen, 2 Teelöffel Zitronensaft und 2 Eßlöffel Karottensaft dazugeben.

3wöchige Heidekraut-Teekur wirkt erhebend 1/4 l Tee aus den Blütenspitzen im Aufguß zubereiten, 1 vollen Eßlöffel Heidehonig darin auflösen, 2 Teelöffel Zitronensaft hinzufügen. Früh und abends je 1 Tasse getrunken, 3 Wochen lang, führt zu einer gewissen Loslösung von irdischen Sorgen. Schärft das Verständnis für Höheres. Hilft mit, auch die Willensbereitschaft dafür aufzubringen.

Gleichzeitig sollte man während dieser Zeit Schweinefleisch zur Gänze meiden. Ansonsten Fleisch sparsam nehmen. Hingegen mehr Obst essen, Fruchtsäfte tagsüber trinken. – Nach einer solchen Kur empfiehlt sich eine Pause von 3 Wochen.

Heidekrautbad ist schwermütigen Personen gelegentlich zu empfehlen 150 g blühende, frische oder getrocknete Heidekrautspitzen zerkleinern, mit 2 l kochendem Wasser übergießen, 20 Minuten ziehen lassen. Den Absud ins mäßig warme Badewasser geben. 15 Minuten Badedauer. Nicht abtrocknen, mit ein paar Tropfen ätherischem Wacholderöl nachreiben. – Sehr wertvoll bei Ekzemen und Hautausschlägen, aber auch bei Augenentzündungen.

Heidekrautöl-Bad steigert die Selbstachtung, fördert die Persönlichkeit Heidekraut und Schönheitspflege sind einander von alters her nicht fremd. Besteht doch im Heidekraut die Schönheit in seiner Bescheidenheit. Oder ist vielmehr Schönheit selbst Bescheidenheit? 50 g Blütenspitzen 14 Tage lang in 1/2 l kaltgepreßtem Olivenöl ansetzen. Täglich schütteln. Dann abseihen, den Rückstand auspressen. So erhält man das wertvolle Heidekrautöl. Ein ausgezeichnetes Mittel zur Gesamtkörper-Einreibung nach Kräuterbädern. – Will man ein Bad haben, das matte Haut wieder aufhellt und spröde Haut geschmeidiger macht, nimmt man von diesem Öl 3 volle Eßlöffel, rührt es mit 3 Tropfen »Tween 80« aus der Apotheke gut ab und gießt es dem Badewasser bei.

GESUNDUNGSWILLE   Heidekraut

Heidekrauttee-Anwendung läßt nervenschwache Personen leichter schlafen Einreibungen mit einem Gemisch von 1 : 4 Kornbranntwein und Heidekrauttee abends durchgeführt, bringen Ischiasschmerzen zum Schwinden.

Heidehonig, ein Energiespender, der über das Blut Kraft verleiht Der Heidehonig stammt von Heidekrautgewächsen: Dazu zählen die Besenheide, die Schneeheide, die Glockenheide, die Alpenrosen, die Heidelbeeren, die Preiselbeeren und die Moosbeeren. – Heidehonig ist gallertartig, von rostiger Farbe und charakteristischem Geschmack. Kristallisiert sehr rasch, jedes Umrühren mit einem Metallöffel aber macht ihn vorübergehend wieder flüssig.

Heidehonig kann wegen seiner Festigkeit nicht geschleudert werden. Die Waben drückt man auf einen Metallrost, dessen Eisenzäpfchen die Deckel durchbrechen und in die Zellen eindringen. Durch die Berührung mit dem Metall schwindet die Härte, und der Heidehonig fließt aus.

Heidehonig gilt als unmittelbarer Energiespender. Kräftigt das Herz. Besonders zerfahrenen, unaufmerksamen Kindern zu empfehlen, die Schwierigkeiten haben, ihre Energien auf bestimmte Aufgaben hin zu konzentrieren.

Heidehonig enthält viel assimilierbares Eisen, ist günstig für Menschen, die ihre Tatkraft entfalten wollen.

Die »Haide« deutet auf Einsamkeit, Selbständigkeit, Bewährung und vor allem auf guten Willen hin. Der gute Wille ist eben eine Macht, die man nur schwer ersetzen kann. Um diesen zu stärken, schenken uns gerade die Heidekrautgewächse manch Wertvolles.

Die Wirkung des Heidekrautes durchbricht den rein körperlichen Bereich. Dringt weit in die seelisch-geistige Sphäre vor.

GELÖSTSEIN　　　　　　　　　　　　Mädesüß

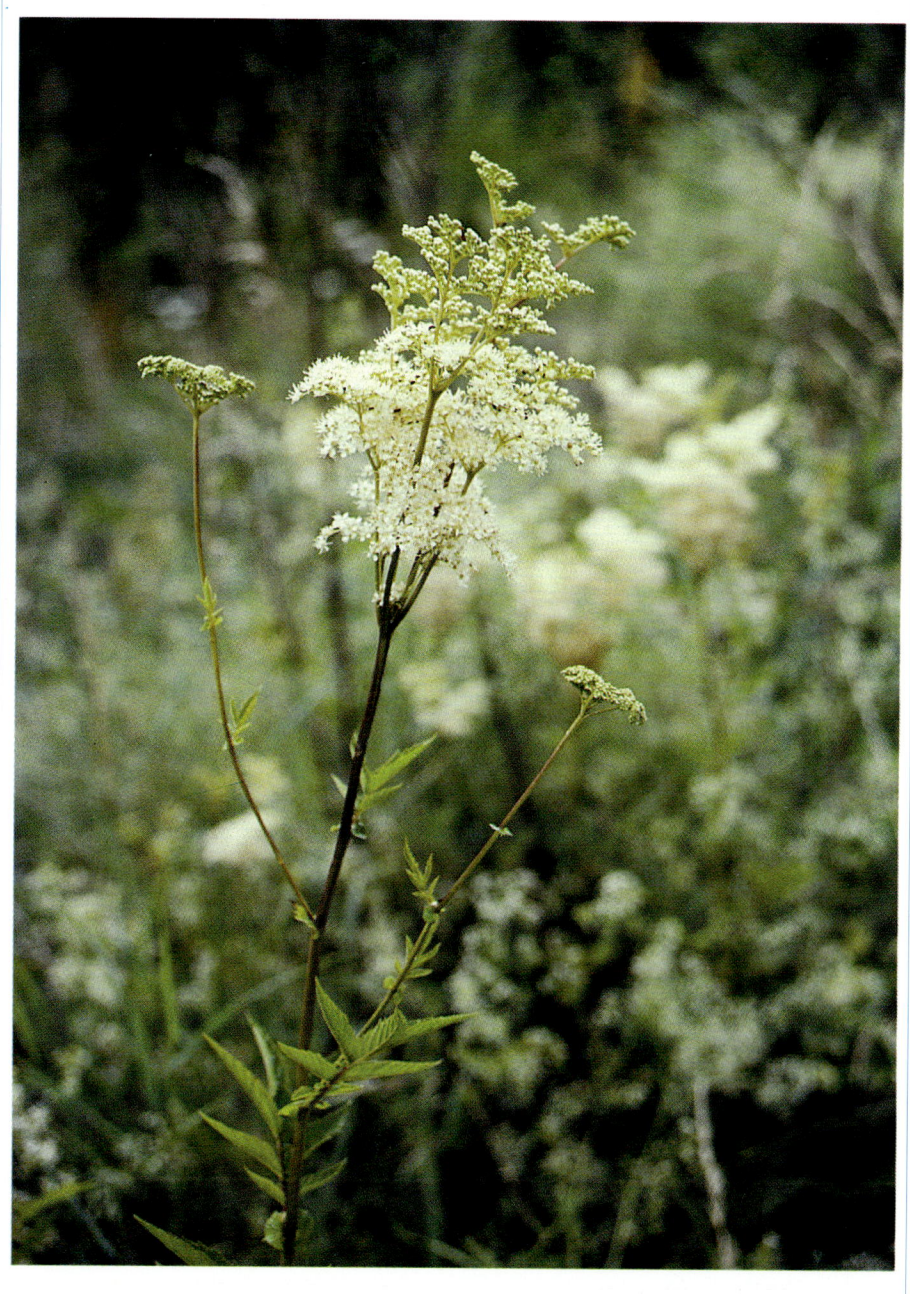

GELÖSTSEIN   Seelenblicke

Die schlummernden Kräfte eines Menschen zu aktivieren? Ja, sinnvoll und zielführend ist es. Löst Verspannungen, kann Berge versetzen. Man spricht von einer inneren Dynamik, einer Seelen-Dynamik.

Mein inneres Auge ist manchmal von einer Art Nebelfeld umgeben. Das alles einhüllt, mir die helle Sicht raubt.

Ich tappe umher, bleibe im Unklaren über so manches. Bekomme es in meiner Tiefe zu verspüren.

Dann teilt sich unerwartet der Nebelschleier. Ein Bodennebel klebt sich fest. Unten undurchsichtbar trübe.

Ein wenig höher steigen. Denn dort oben wird es helle. Das Verkrampftsein schwindet. Ich fühle mich offen, gelöst.

Daran dachte ich vor wenigen Monaten in Bozen, Südtirol, zu einer Rundfunksendung eingeladen.

Knapp nach meiner Ankunft, am Vorabend, strahlte RAI-uno, Programm eins, in italienischer Sprache das Leben des großen Heiligen und Apostels der Jugend, Don Bosco, aus.

Da stand so ein kleiner Knirps neben dem großen Meister und gütigen Vater. Wollte ihm in die Augen schauen.

Alles Aufbäumen nützte nichts. Er war zu klein.

Wie traurig wirkte er zuerst. Da erfaßte ihn ein Gedanke. Er lief davon. Kam bald darauf auf Stelzen wieder zurück.

Stolz blickte er jetzt auf Don Bosco herab. Der zu ihm aufschauen mußte. – Beide lächelten und waren glücklich.

Ja, auch der Kleine kann groß werden, über sich selber hinauswachsen, ... wenn er es versteht.

Gefühle verleihen dem Leibhaften, dem Erleben und Verhalten Spannkraft, Richtungssinn und Farbe. Gefühle entstehen durch Sinneseindrücke von außen. Aber auch durch Wiederbelebung früherer Erfahrungen von innen aus dem Dort und Damals. Durch Motivbefriedigung im Hier und Jetzt. Und aus dem Zusammenwirken von Innen und Außen. Gefühle können nur dann in der Tiefe unseres Seelen-Bodens gedeihen, wenn Verkrampfung ihnen nicht den Zugang verwehren. Unser inneres Gelöstsein sie aufnimmt.

GELÖSTSEIN   Seelenblicke

Christliche Lebenshaltung hat ihren eigenen Charakter. Wird geprägt vom Ruf von innen. Ist Nachfolge im Kreuztragen. Nicht erzwungen, im Ja zum Willen Gottes angenommen. Wird zur Gewohnheit.

Parabeln sind Gleichnisse. Sinnvolle Anspielungen, belehrende Erzählungen. Können oft ohne viele Umschweife, auf direktem Weg, hin zum Herzen finden.

Einmal lehnten sich die Menschen gegen den »Schicksalsmacher« Gott auf. Er würde in seiner Werkstatt Kreuze zimmern, meinten sie, die unpassend wären. Und die Folge? Die Menschen, die mühten sich nur sinnlos ab mit ihrer schweren Last.

Da war einer darunter, dem das lange Herumreden und Debattieren unsinnig vorkam. Kurzerhand sägte er ein gutes Stück von seinem Kreuzbalken ab. Ging erleichtert weiter.

Nach langer Pilgerschaft kamen alle an einen Abgrund. Hilflos standen sie da.

Wie soll es weitergehen? Weit und breit keine Brücke, die in das Land führen sollte, das ewige Freude und Gottes sichtbare Nähe versprach.

Ein kurzes Zögern. Dann legten sie alle ihre Kreuze über den Abgrund. Und siehe da, sie paßten genau. Der Weg in die heile Zukunft war aufgetan. Nur einem nicht. Derjenige, der sein Kreuz abgesägt hatte, um es leichter zu haben, der stand nun betroffen und in Verzweiflung da. Ihm fehlte jetzt gerade jenes Stück, das ihm früher als zu lang und als zu schwer erschienen war.

Dein Lebensalltag bleibt ein Auf und Ab.

Die heilige Theresia von Lisieux ist einen Weg des Vertrauens und der Liebe gegangen.

»Sie fragen mich oft, wie man zur reinen Liebe komme: Vergessen Sie sich und suchen Sie nie sich selber.«

»Ich habe das glücklichste Leben geführt, das man haben kann. Wenn man sich zurückstellt, erhält man seinen Lohn schon auf Erden.«

GELÖSTSEIN   Seelenblicke

»Ja, ich bin wie ein Buchfink, außer wenn ich Fieber habe. Glücklicherweise besucht es mich gewöhnlich nur am Abend, zu der Zeit also, wo die Buchfinken schlafen, den Kopf unter den Flügeln. Ich wäre nicht so glücklich, wenn Gott mir nicht zeigte, daß die einzige Freude auf Erden darin besteht, seinen Willen zu erfüllen.«

»Die Freude liegt nicht in den Gegenständen, die uns umgeben, sie findet sich tief in unserer Seele.«

Dieselbe Heilige hat aber auch bekannt, daß Speise und Trank, so einfach sie auch im Kloster waren, ihr Gemüt, ihr seelisches inneres Gefüge beeinflußt haben.

Gewissen Krankheiten liegen seelische Ursachen zugrunde. Werden Emotionen und Gefühle nicht aufgearbeitet, dann führen sie nicht zum Gelöstsein, sondern verursachen Schmerzschübe.

Der Mensch ist ein abhängiges Wesen, an die Dinge gebunden. Nach der klassischen Lehre von den Elementen paßt Gefühl zu Wasser. Rheuma ist zumeist die Folge psychischer Kälte, der gestörten Beziehung zu seiner Umwelt.

Wenn man Kontakt mit einem an Rheuma leidenden Menschen unterhält, mit ihm denkt und fühlt, gewinnt man den Eindruck, »er friert an seiner Seele«.

Kälte im allgemeinen hemmt den Menschen und beschränkt ihn in seiner Bewegungsfreiheit.

Alle körperlichen Disharmonien entstehen im Menschen. Seinem Verstand haften sowohl die göttlichsten als auch die teuflischsten Züge an. Er kann und muß das Seine zum Heilungsprozeß beitragen.

Die Natur verfügt über ein unvorstellbares Regenerationsvermögen. Gibt gerne Geheimnisse preis, wenn man sich loslöst von jeglicher Jetzt-Kram-Bindung. Sich die Mühe macht, mit freiem Blick um sich zu schauen.

GELÖSTSEIN   Mädesüß

Unvollständig verarbeitete Gefühle und Eindrücke werden für unseren Körper zu einem drückenden Ballast. Hier hilft das Mädesüß dank seines hohen Gehaltes an Salizylsäureverbindungen.

Gräben, Bachufer, moorig-feuchte Wiesen sind die Lieblingsstellen des Spierstrauches, der gerne auch Mädesüß oder Wiesenkönigin genannt wird.

Schon von weitem macht sich diese stattliche Heilpflanze bemerkbar. Ihre Blütentriebe überragen Gras, Gestrüpp und Schilf. Ein eigenartiger Duft durchwürzt die Zeit der Heumahd. Am Ende eines schlanken Triebes mit fein und klar geformten, unpaarig gefiederten Blättern dampft sozusagen wie eine weiße Dunstwolke der Blütenstand heraus.

Die kleinen gelblichweißen Blüten haben einen starken, flüchtig-süßen und gleichzeitig doch herben Duft.

Die ganze Pflanze mutet wie ein Natur-Selbstheilprozeß an. Sie ist im wahrsten Sinne des Wortes »Wiesenkönigin«. Wird zur Sonne der Hoffnung, wenn wir Gefahr laufen, seelisch in einem Sumpf zu versinken.

Das Sumpfig-Feuchte ihres Standortes wird ins Luftig-Lichte emporgehoben und gleichsam hinausgeschwitzt durch die sommerlichen Kräfte.

Ist es ein Wunder, wenn durch die Eigenart der Pflanzenprozesse im Mädesüß auch die entsprechende Anregung der Ausscheidung und Reinigung bewirkt wird?

Der Harn wird regelmäßig abgeleitet. Das Blut gründlich gereinigt. Rheuma- und Gichtleiden ausgeheilt.

Sammeltips der Mädesüßpflanze   Sie blüht in den Monaten Juni bis August. Man schneidet den oberen Teil, wenn die Blüten voll erblüht sind. Bündelt sie und hängt sie zum Trocknen auf. Um auch die abfallenden Blüten nicht zu verlieren, legt man ein Tuch unter. Nur bei raschem Trocknen behält das Sammelgut seine natürliche Farbe, ohne braun zu

GELÖSTSEIN   Mädesüß

werden, bei. Die Temperatur darf jedoch 40 Grad Celsius nicht überschreiten.

So wird Mädesüßtee zubereitet 2 Teelöffel der getrockneten und kleingeschnittenen Ware mit 1/4 l heißem, nicht kochendem Wasser übergießen und 15 Minuten ziehen lassen. Nach dem Abseihen den Tee 3- bis 4mal täglich trinken.

Mädesüß-Teekuren müssen richtig gemacht werden Will man eine Mädesüß-Teekur mit Erfolg durchführen, muß man ein entsprechendes Naturgesetz mit bedenken: Krankheiten, die sich im Laufe einer langen Zeit entwickelt haben, benötigen auch lange Zeit zur Ausheilung.

Die Familienzugehörigkeit hat ihre Bedeutung Das Mädesüß gehört der Familie der Rosengewächse an. Diese Pflanzengemeinschaft hat ihre Prädikate: Das Zusammenwirken von Kohlehydratprozessen und Wärmeprozessen, verbunden mit starker Blütenhaftigkeit – eine Eigenschaft, die von vornherein auf das Stoffwechselgebiet weist –, gibt der Familie eine Leberbeziehung.

Der Salizylprozeß ist ein Astralisierungsprozeß besonderer Weise Aus dieser Eigenart der inneren Pflanzenaktivität geht auch die Heilwirkung hervor, die den Astralleib in die Flüssigkeitsorganisation zu energischen Anregungen der Abscheidevorgänge eingreifen läßt, das sind Schweiß, Harn und Kot.

Schweißtreibend, harntreibend, blutreinigend, antirheumatisch wirken alle Zubereitungen aus dem Mädesüß. Insbesondere aus dessen Blüten.

Warum man bei der Mädesüßtee-Zubereitung kein kochendes Wasser verwenden darf Weil andernfalls der Gehalt an Salizylsäure reduziert werden würde. Und gerade auf diesem Inhaltsstoff beruht zu einem wesentlichen Teil die Heilwirkung des Mädesüß.

Mädesüß-Sirup 50 g getrocknete und zerkleinerte Pflanzen läßt man eine Nacht lang in 1/2 l warmem Wasser ziehen. Am Tag darauf abseihen und 900 g Zucker darin auf-

GELÖSTSEIN Mädesüß

lösen. Auf kleiner Flamme zu einer dickflüssigen Masse einkochen. Davon nimmt man je nach Bedarf 4 bis 5 Eßlöffel voll täglich ein.

Nicht nur die Volksmedizin Mädesüß ist mehr als ein Hausmittel. Die amtliche Medizin verwendet dieses Heilkraut ebenfalls. In erster Linie setzt sie diese Droge zur unterstützenden Behandlung bei Erkältungskrankheiten ein.

Was der Ausdruck »Droge« heißen soll »Drogensüchtig«, das ist in letzter Zeit zu einem Begriff geworden, der viele Menschen aufschrecken läßt. Andere wieder zum Mitleid drängt. Weil sie dieses Wort mit »abhängig« assoziieren.

Es bedarf einer sachgemäßen Erklärung des Wortes, so wie wir es im Wörterbuch medizinischer Fachausdrücke finden können.

Unter »Droge« versteht man allgemein ein Präparat pflanzlichen oder tierischen Ursprungs. Es handelt sich dabei um getrocknete, zerkleinerte Kräuter oder Tierteile, wie Lebertran, Moschus oder Walrat, die zunächst als Rohdrogen in den Handel kommen.

Die zweite Bedeutung von »Droge« bezieht sich auf Stoffe, die eine psychische und physische Abhängigkeit – einen Zwang zu weiterem Verbrauch – erzeugen können. Man bezeichnet sie als »Rauschdrogen«.

Wenn man von Dosierung der Mädesüß-Drogen spricht Dann versteht man für den täglichen Gebrauch – falls vom Arzt nichts anderes verordnet wurde – 2,5 bis 3,5 g Mädesüßblüten oder 4 bis 5 g Mädesüßkraut, entsprechend der Zubereitung. Das soll aber nur als Richtlinie und nicht als »stur verpflichtend« gelten. Überdosierung verursacht keine Schäden. Doch garantiert die richtige Dosierung die höchstmögliche Wirksamkeit.

Ein feines Aromamittel Des feinen Duftes wegen können reine und abgezupfte Mädesüßblüten zum Aromatisieren von Getränken verwendet werden. In Norddeutschland wurde früher der Met oder Honigwein mit Mädesüßblüten geschmacklich aufgewertet.

GELÖSTSEIN   Mädesüß

Mädesüßwein, Stolz der Hausfrau   2 bis 3 Blütenzweige in eine Literflasche geben. Guten Weißwein nachfüllen. Verkorken, 8 Tage lang im warmen Raum stehen lassen. Abseihen, filtrieren. In eine saubere Flasche geben und verschließen. Im Keller flach lagern.

Homöopathische Essenz »Spiraea ulmaria« D2   Von rötlichbrauner Farbe. Aus der frischen Mädesüßwurzel hergestellt. Wird bei rheumatischen Herzbeschwerden, Nieren- und Blasenerkrankungen, Magen- und Darmkatarrh sowie bei Kopfschmerzen, verbunden mit Blutandrang zum Kopf, und bei Schwindelgefühlen empfohlen.

Die dumme Kuh als Lehrmeisterin   Die Mädesüßpflanze entwässert den Körper und wirkt zusammenziehend. Das aber auch auf seelischer Ebene. Hier werden die unvollständig verarbeiteten Gefühle »filtriert« und abgeleitet, alles Schwammige, Unkonzentrierte zusammengezogen. Somit wird die Seele-Geist-Leib-Einheit geschützt. Der Körper entledigt sich dadurch des überflüssigen Ballastes.

In diesem Zusammenhang ist es interessant, das Verhalten von Kühen zum Vergleich heranzuziehen. In nassen Sommern nämlich, bei Sturm und Regen, fressen sie besonders gerne das Mädesüßkraut, das an Grabenrändern und an den Entwässerungsrinnen feuchter Weiden wächst. Sie scharen sich dann förmlich um solche Stellen und kehren ihr Hinterteil der Wetterseite zu. Man könnte meinen, die Tiere hätten sich mit der Pflanze richtig angefreundet.

Immer wieder brauch' ich Boden unter meinen Füßen. Wird dieses Bewußtsein nicht gestärkt, dann verliere ich mich selbst. – Deshalb kämpfe wie ein Löwe. Sei beharrlich wie ein Steinbock. Bete wie ein Mensch. Aber glaube wie ein Kind.

Suche dir einen sauberen Sumpf oder ein schlammiges Bachbett aus. Geh zur Sommerszeit bewußt dorthin. Denk an den obigen Spruch.

ERFOLGSSTREBEN   Birke

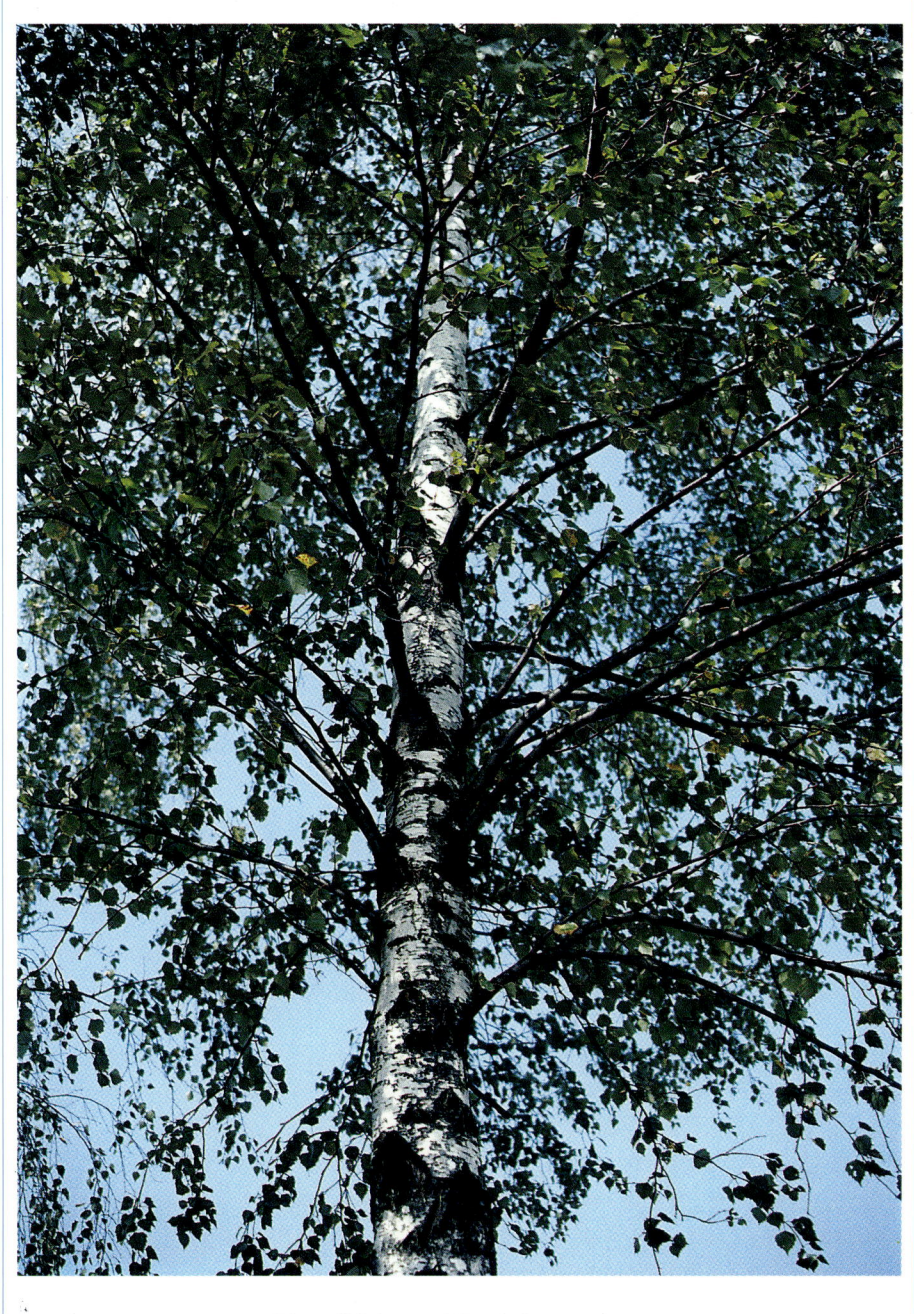

ERFOLGSSTREBEN   Seelenblicke

Eine verborgene Kraft schlummert in dir. Die Macht des Guten, sie harrt der Entfaltung. Gott hat dir Talente gegeben, gebrauche sie! Lasse sie nicht verkümmern. Pflege und fördere sie.

So wie die Sonne jeden Tag mit der Finsternis kämpfen muß, um sich durchzusetzen, so mußt auch du immer bewußter von innen nach außen leben. Bejahe und erkenne, daß das Gesicht der Welt, die um uns kreist, von der Richtung deines Denkens bestimmt wird.

Gottes Kraft ruht nicht. Sie will sich weiterentfalten. In dir. Du mußt fühlen, wie Gottes Sonnenkraft das Eis bei Enttäuschten, Verbitterten und Gehemmten zum Schmelzen bringt.

Deshalb laß dein Gottvertrauen alles Tabu zerbrechen und dich zum Dir-Selber-Trauen führen.

Ein griechischer Bildhauer rief beim Anblick eines rohen Marmorblockes aus: »Welch göttliche Schönheit verbirgst du!« Laßt uns unter der rohen Außenform das werdende Idealbild unseres Selbst erkennen.

Verborgen begegnet uns so vieles in unserem Leben.

Moses wird lebendig in mir. Und das immer wieder, wenn ich ernstlich auf der Suche nach mir unterwegs bin. So werden Moses und ich zu einer Einheit. Stehen vor dem Brennenden Dornbusch. Dem Symbol der durch die Sünde entweihten Welt. »Dornen und Disteln soll sie tragen.«

Nun tritt Gott auf und beweist, daß ER ein Vater ist. ER kleidet sich in die Gestalt des nicht ausgehenden Feuers. ER spricht: »Ich bin der ich bin da.« ER ist der ständig Anwesende und der für SEINE Kinder jederzeit Erreichbare. Aber unter einer Bedingung nur. Insofern sie wie Moses bereit sind, die Schuhe auszuziehen, auf denen soviel Staub und Erde klebt. Dann erst auf den heiligen Boden übertreten, auf welchem der Vater Vater und das Kind Kind sein kann.

ERFOLGSSTREBEN Seelenblicke

Das Erfolgsstreben erfaßt die Menschen. Läßt sie nachdenklich werden. Verlangt vollen Einsatz und eisernes Durchhaltevermögen. Auf diese Weise wurde auch die Geschichte der Erfindungen geschrieben.

Zwischen China und St. Louis in den USA liegen mehrere tausend Kilometer. Zwischen dem chinesischen Tee-Kaiser Shen-Nung und dem Frühling 1904 mehrere tausend Jahre.

Was war in dieser Zeit geschehen?

Einem Amerikaner verdankt der Tee seine naheliegende, aber bis dahin von niemandem gemachte Erfindung. Den »Eis-Tee«. Richard Blechynden, ein unternehmungslustiger junger Mann, war im Jahre 1904 zur Weltausstellung nach St. Louis gekommen, um dort Ceylon-Tees zu propagieren.

Blechynden hatte aus Ceylon ein paar junge Singhalesen mitgebracht, die in ihren bunten Turbanen und Jacken vergnüglich aussahen. Sie sollten dem Publikum diesen Ceylon-Tee anbieten. Die Leute schlenderten an den ratlosen braunen Burschen vorbei und dachten nicht daran, heißen Tee zu trinken. Bei den »Iced-drinks« nebenan kam man hingegen mit dem Ausschenken gar nicht mehr nach.

Blechynden machte in seiner verständlichen Verzweiflung ein Experiment. Er füllte hohe Gläser mit Eisstückchen, goß den heißen Tee darauf, ließ ihn entsprechend abkühlen und diese Getränke durch seine Singhalesen den Durstigen anbieten.

Der eisgekühlte Tee, kupferfarben und erfrischend, verlockte tatsächlich die Leute. Einer sagte es dem andern, jeder war begeistert, und als die Weltausstellung schloß, war »Eis-Tee« bereits ein bekanntes Getränk. Der »Iced Tea« war erfunden, das National-Getränk Amerikas.

Christlich gesehen, versteht man unter »Tätigkeit, Tun, Streben« nicht einfach ein äußeres Beschäftigtsein, sondern die Verleiblichung des Inneren und die Verwirklichung des Willens Gottes.

ERFOLGSSTREBEN   Seelenblicke

Die zahlreichen Schriften des englischen Kanzlers Thomas Morus zeugen von Geistesschärfe, Mut, Frömmigkeit und Humor. Er kam von einer Gesandtschaftsreise vom Festland zurück und hielt sich noch am Hof des Königs auf, da wurden im Monat August ein Teil seines Hauses und all seine Scheunen – die eben mit der neuen Ernte gefüllt worden waren – durch die Unvorsichtigkeit eines Nachbarn ein Raub der Flammen.

Das Unglück wurde ihm von seiner Gattin brieflich mitgeteilt. Er aber schrieb ihr die schöne Antwort zurück: »Geliebte Alice! Ich erfahre von Dir, daß unsere Scheune sowie die einiger Nachbarn mit allen Vorräten durch Feuer zugrunde gegangen sind. Wohl ist der Verlust sovieler Früchte zu bedauern, weil es aber Gott so gefallen hat, müssen wir die über uns ausgestreckte Hand Gottes nicht nur geduldig, sondern auch willig ertragen. Da er es wieder genommen, so geschehe der Wille des Herrn. Nie wollen wir deshalb murren, sondern, wie es recht und billig ist, Gott von ganzem Herzen danken, im Unglück nicht minder als im Glück.

Und so ist, wenn wir richtig und genau rechnen, dieser Schaden eine größere Wohltat Gottes als der größte Gewinn, denn was uns frommt und zum Heile ist, weiß Gott wohl besser als wir.«

Das Streben nach Erfolg und nach Selbstverwirklichung darf die Tätigkeiten, die der Alltag bringt, nicht ausklammern. Hier gilt es, die Nüchternheit des Glaubens, der Hoffnung und der Liebe einzuüben.

»Nicht jeder, der zu mir sagt: Herr! Herr!, wird in das Himmelreich kommen, sondern nur, wer den Willen meines Vaters im Himmel tut.« (Mt 7, 21) In der Tiefe liegt das Wertvolle und Erfüllende.

ERFOLGSSTREBEN — Birke

Die Birke bringt Licht und Fröhlichkeit in die Seele. Führt zu positivem Denken. Entspannt und beruhigt die Nerven. Hält vor Übertreibung zurück. Stärkt das richtige Einschätzungsvermögen.

In der Stille ward die Offenbarung. Die Heilwirkung der Birke kann man erlauschen. Ein sanfter Wind und ein feines Flüstern in den Birkenblättern – man hat den Eindruck, die Birke plaudert. Weiß etwas zu erzählen. Wunder? Gehört dieser Baum doch astrologisch zum Merkur, dem Götterboten.

Übertragen wir das auf die Wirksamkeit der Birkenblätter für unsere Gesundheit, landen wir bei den bewegungsgebundenen Prozessen im Körper.

Sei es der Kreislauf oder der Verdauungsprozeß. Aber auch die Motorik gehört dazu, vor allem die Bewegung der Arme, Hände und Finger.

Rheumatische Erkrankungen hemmen uns in unseren Bewegungsabläufen.

Erstaunlich ist der Flüssigkeitsstrom der Birke im Frühjahr. Bei feuchtem Standort kann ein einziger Baum bis zu 70 Liter Wasser am Tag über die Blätter verdunsten. Dieser Flüssigkeitshaushalt ist auch der Quell der Birkensaft-Gewinnung.

Birken üben von ihrem Standort eine heilende Kraft aus. Sind in ihrer ganzen Art und in ihrem Wesen anspruchslos. Finden bald irgendwo ein Daheim, in Laub- und Nadelwäldern eingestreut. Strecken zwischen dunkle Tannen ihre frischgrünen Häupter. Genauso schrecken sie vor schwankendem Moorboden nicht zurück. Auf Heide und Ödland bestehen sie. Bleiben in der Ebene, steigen aber auch ins Gebirge hinauf. Trocken oder feucht, beides ist ihnen recht. Sie brauchen nicht viel. Wollen nur eines: leben möchten sie.

Die heilende Kraft der Birkenblätter Der aus jungen Bättern bereitete Tee gilt als ein sicher wirksames harntreibendes und blutreinigendes Mittel. Seine Verwendung ist daher sehr breit gefächert. Bei Harnübersäuerung, Nieren- und

ERFOLGSSTREBEN   Birke

Leberleiden, aber auch bei Beinanschwellungen und Wassersucht. Birkenblättertee wirkt stark bakterienwidrig und entzündungshemmend. Kann mit Erfolg gegen Gicht, Steinbildung, Rheumatismus und Hautausschläge eingesetzt werden.

Sammeln und Verwerten der Birkenblätter Die Blätter nach dem vollen Austrieb und vor dem Ledrigwerden ernten. Das ist von Ende Mai bis Mitte Juli. Man zupft sie einzeln ab oder streift sie von den Zweigen. Kätzchen und Holzteile dürfen nicht mitgenommen werden.

Im zugigen Raum oder bei künstlicher Wärme bei 35 Grad Celsius trocknen. Wobei fleckige, angefressene oder vom Pilz befallene Blätter zu entfernen sind.

Die getrockneten Blätter rollen sich zusammen und sollen die Farbe der frischen Birkenblätter zeigen. Das Trockengut ist in guten Papiersäcken oder in Glasgefäßen aufzubewahren und öfters zu überprüfen.

Getrocknete Birkenblätter riechen angenehm eigenartig und schmecken schwach bitter. Birkenblättertee wirkt milde, er reizt die Nieren nicht.

Birkenblättertee-Zubereitung und Anwendung 2 gehäufte Teelöffel Birkenblätter werden mit 1/4 l kochendem Wasser übergossen und nach 15 Minuten abgeseiht. Den Tee soll man mäßig warm trinken. 3 Tassen pro Tag sind die richtige Dosis. Nach Beendigung einer Entwässerungskur muß der reine Birkenblättertee wieder abgesetzt werden.

Bei Entwässerungskuren hat man sich strikt an die Anordnung des behandelnden Arztes zu halten. Ansonsten ist es ratsam, nach 1 Kurwoche 1 Woche Rast einzulegen.

Birkenblätter-Anwendung ist durchaus auch heute noch gebräuchlich Die Anwendungsgebiete lassen sich gut von den Inhaltsstoffen her erklären.

Durch die Saponine wirken die Birkenblätter harntreibend und eignen sich somit für Nieren- und Blasentees. Aufgrund von Untersuchungen konnte besonders dann ein guter Erfolg nachgewiesen werden, wenn es um mangelnde Harn-

ERFOLGSSTREBEN — Birke

ausscheidung ging. Bei Gesunden ließ sich hingegen nur ein geringer harntreibender Effekt erzielen.

Durch die harntreibende Wirkung sind die Birkenblätter ebenso ein fester Bestandteil in stoffwechselanregenden Teemischungen. Diese werden gerne bei Gicht, Rheuma und Hautkrankheiten getrunken.

Die in den Blättern enthaltenen Bitterstoffe rechtfertigen durchaus auch die Verwendung bei Magen- und Darmbeschwerden.

Die Gerbstoffe der Birkenblätter wirken zusammenziehend, so daß sie als Bestandteil eines Durchfalltees und äußerlich zur Wundbehandlung verwendet werden.

Birkensaft-Gewinnung Den Birkensaft gewinnt man im Frühjahr, wenn die Säfte aufsteigen. Mit einem zentimeterdicken Bohrer ein 5 Zentimeter tiefes Loch in 20 bis 30 Zentimeter Höhe vom Boden weg im Stamm herstellen. In das Bohrloch ein Röhrchen oder eine Rinne geben und das Auffanggefäß – aber nicht aus Metall – darunterstellen. Der Saftfluß setzt umgehend ein.

Anzuzapfende Bäume sollen vom Erdboden weg auf 1 Meter Höhe gemessen einen Stamm-Durchmesser von wenigstens 20 Zentimeter haben. Ein so beschaffener Baum kann 2 Liter Saft hergeben, ohne Schaden zu leiden. Mit einem zugespitzten Birken-Holzpfropf oder mit Baumwachs wird das Bohrloch nach Herausnehmen des Röhrchens oder der Rinne wieder abgeschlossen. Nach 2 Jahren kann man zu diesem Baum wieder zurückkehren.

Birkensaft-Anwendung Seit Jahrhunderten wird dem Birkensaft eine besondere Heilkraft zugeschrieben. Als ausgezeichnetes Naturmittel gegen Gelbsucht, Erkrankungen der Harnwege.

Bei andauernden hartnäckigen Hautunreinheiten, bei geschwollenen Gliedern, starker Rachitis und überall dort, wo Vitamin-C-Mangel vorhanden ist.

Birkensaft schmeckt angenehm süßsäuerlich. Erweist sich auch als hilfreich bei Bleichsucht junger Menschen.

ERFOLGSSTREBEN   Birke

Birkenblätter-Kissenfüllung   Die Birke kann als eine Pflanze unruhigen Wesens bezeichnet werden. Man denke nur an das Rascheln des so beweglichen Birkenlaubes.

Deswegen passen Birke und bewegliche, nach Erfolg strebende Menschen zusammen. Werden sie von rheumatischen Beschwerden befallen, dann empfinden sie dies als besonderen Schicksalsschlag. Hier mein guter Rat, im Monat Juni gesammelte und getrocknete Birkenblätter in einen Bettpolster zu füllen und darauf zu schlafen.

Schwierigkeiten mit zwischenmenschlichen Beziehungen Birken-Menschen haben oft das seelische Empfinden, daß es für sie keine echte Bindung zu einem anderen Menschen gibt. So daß der Betroffene das Gefühl hat, »in der Kälte zu stehen« oder »kaltgestellt« zu sein.

In solchen Fällen ist eine »entsäuernde« Diät mit reichlich Basenbildnern zu empfehlen. Wenig Fleisch, viel Obst und Gemüse. Die geeignetste Zeit hiefür ist der Monat Juni. Man trinkt täglich 2,5 l Kräutertee folgender Mischung: zu gleichen Teilen Birkenblätter und junge Brennesselblätter. Wobei man für 1 l kochendes Wasser 2 volle Eßlöffel Birkenblätter und ebensoviel Brennesselblätter verwendet.

Behandlungsbeginn bei Gelenksschmerzen   Birke ist vor allem im Anfangsstadium des Leidens angebracht, wenn die ersten Schmerzen an den Gelenken verspürt werden. Zu einem Zeitpunkt, wo das Übel noch nicht »tief« sitzt.

V‌**or den Erfolg haben die Götter den Schweiß gesetzt. So sagte man schon in der Antike. Und der heilige Augustinus meint: »Dein Tun ist soviel wert wie die Absicht, in der du es verrichtest.«**

Schweiß und rechte Absicht sind zwei Reinigungsmittel. Der eine entbindet unseren Körper von belastenden Stoffen. Die andere macht lauter unser Denken. Läßt das Ziel uns ungetrübter schauen.

DANKBARKEIT   Engelwurz

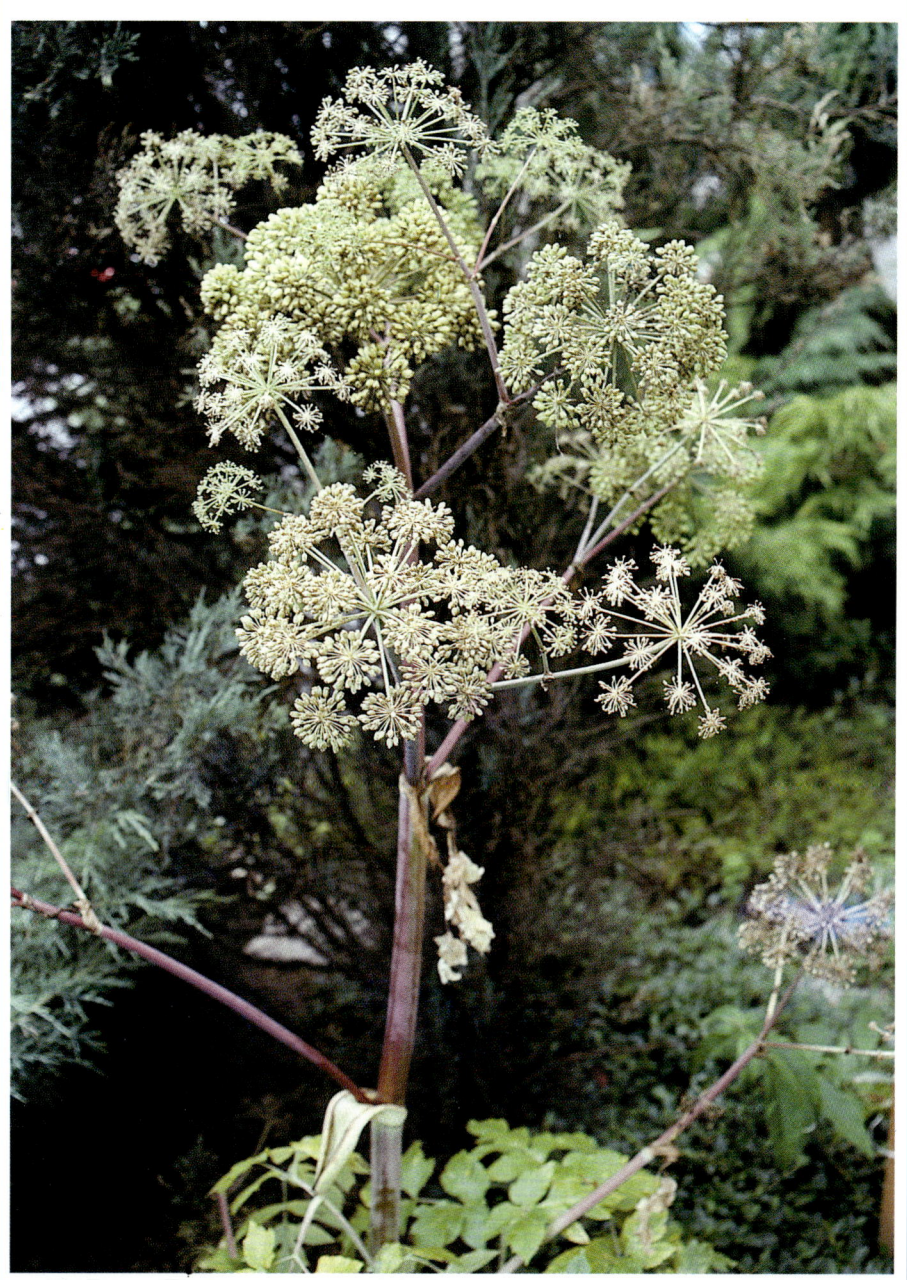

DANKBARKEIT   Seelenblicke

Selbsterkenntnis nennt man den Blick nach innen, der uns den Seelenzustand klar erschauen läßt. Damit wir erfassen können, wie es um uns steht. Unsere Fähigkeiten erkennen und richtig einsetzen lernen.

Jahre sind vergangen. Die Generation von damals ist verschwunden. Menschen, die er geformt hatte, leben kaum mehr. Und dennoch ...

Sein Name lebt weiter. Heinrich Abel, Wiener Jesuitenpater.

Am 23. November 1926 in Wien gestorben. Wirkte 35 Jahre lang für die volksmissionarische Erneuerung katholischer Frömmigkeit in Österreich. Mit Recht gilt er als »Männerapostel von Wien«. Unvergeßlich werden seine großen Männerwallfahrten zum Marienheiligtum Mariazell bleiben.

Kommt eines Tages ein armer, verzweifelter Mann zu ihm. Klagt ihm seine Not und bittet, ihm doch dringend das Geld für einen neuen Hut zu geben. Er müsse sich nämlich irgendwo vorstellen, um Arbeit zu bekommen, und habe keine Kopfbedeckung, mit der er sich sehen lassen könne. – Gutherzig wie er war, besorgte ihm Pater Abel einen passenden Hut.

Der Mann hatte Arbeit gefunden und verdiente nicht schlecht. Da begegnet der Pater dem Bittsteller auf der Straße. Und siehe da, dieser würdigte ihn keines Blickes. »Er trug den von mir geschenkten Hut auf dem Kopf und brachte es nicht über sich, ihn vor mir zu lüften.«

Hat das alte Sprichwort unrecht? »Dankbarkeit ist kein Unkraut, das auf jedem Boden gedeiht. Sie ist eine zarte feine Pflanze, die in harten verdorrten Erden sowenig als im nassen, verschwemmten Boden gut fortkommt.« Worte von Johann Heinrich Pestalozzi, dem Schweizer Pädagogen, 1746 bis 1827, Hauptanreger moderner Erziehungslehre.

Es gibt eben auf dieser Welt kein schöneres Übermaß, als das der Dankbarkeit. Und der heilige Bischof von Mailand, Ambrosius, schaut mit seiner Erkenntnis tief in des Menschen Herz. »Es sind nicht viele, bei denen die Dankbarkeit

DANKBARKEIT   Seelenblicke

länger dauert als das Geschenk. Häufiger ist's, daß die Gabe nicht länger in der Seele bleibt als im Gebrauch.«

»Was erwürbe so sicher allgemeine Gunst als Dankbarkeit?« So Seneca, berühmter Redner-Bildner der Antike.

Kleinmut kommt von innen. Fest verankert sind die Wurzeln im Herzen. Die Selbsterziehung ist nie abgeschlossen. Ein Leben lang müssen wir mit uns selber fertig werden. Kleinmut richtet großen Schaden an.

Vertrauen auf Gottes Hilfe und dankbar sein, ist der einzige Weg, der zum Ziele führt. Eine alte Legende berichtet. Eines Tages meldete der Teufel Ausverkauf an. Es ging um eine alte Waffensammlung. Angeboten wurden alle Waffen, die der Teufel benutzte, um die Menschen zu Fall zu bringen.

Haß und Neid stand da zu lesen. Zorn und Unzucht fehlten nicht. Betrug und Klatsch waren in großer Auswahl und Vielfalt vorhanden. Und die übrigen Waffen der Finsternis gab es in überschwenglichem Angebot. Waffen, die die Menschen aus eigener Erfahrung kennen. Jedes Stück trug einen Vermerk mit dem Preis.

Abseits von den übrigen lag eine anscheinend harmlose Waffe. Ein Blick genügte und man konnte sehen, daß sie viel gebraucht war. Ihr Preis war höher angesetzt als bei den anderen. Verwundert darüber, wurde der Verkäufer mit Fragen bestürmt. »Diese Waffe heißt Kleinmut«, sagte er.

»Und warum hast du den Preis so hoch angesetzt?« Mit erstaunter Stimme kommt die Frage.

Der Teufel selbstzufrieden: »Weil diese Waffe mir mehr genützt hat als irgendeine von den anderen.

Mit dieser vermag ich mir den Weg zu Herzen zu bahnen, denen ich auf eine andere Weise nicht beikommen kann, um sie zu Fall zu bringen.

Du siehst, wie vielgebraucht und abgenutzt die Waffe ist. Klein ist auch die Schar jener Menschen, die wissen, daß der Kleinmut von mir kommt.«

DANKBARKEIT Seelenblicke

F**instere Gedankengänge können uns die Klarsicht rauben. Eine Verdunkelung des Geistes bewirken. Wertvolle Talente in uns brachlegen. Ihre Entwicklung verhindern und so uns selbst frustrieren.**

Der Irrgarten des Minos von Kreta wurde zum phantastischen Symbol für Verwirrung, Verstrickung und Ausweglosigkeit. Eine diesbezügliche Sage meldet.

In uralten Zeiten befand sich auf der Insel Kreta das Labyrinth. Es war ein Gewirr von unterirdischen, finsteren Gängen, die sich beständig durchkreuzten. In der inneren Hölle des Labyrinths lauerte ein schreckliches Ungeheuer, das die Verirrten zerriß.

Einmal wurde ein edler Jüngling als unschuldiges Schlachtopfer vom Kreterkönig in das Labyrinth geworfen.

Die mitleidige Königstochter Ariadne aber steckte ihm heimlich einen Knäuel Garn zu, dessen Faden er am Eingang befestigte und dann in seiner Hand ablaufen ließ.

Er erschlug das Ungeheuer im Innern des Zauberbaues. Fand mit Hilfe des Fadens ohne Mühe den Ausgang wieder.

D**anken und Denken, zwei Wörter innig miteinander verbunden. Daraus entsteht die Grundhaltung eines Menschens, der – sittlich gereift – erkannt hat, daß in ihm unendlich viele Fäden zusammenlaufen. Um aus ihm das zu machen, was er in der Tat ist.**

Dankbarkeit gehört zum Menschsein des einzelnen wie der Gemeinschaft. Führt geradewegs zur inneren Freude und zur Verbundenheit. Öffnet Kanäle hin zum kindlichen Gemüt und zum Lebensglück.

DANKBARKEIT   Engelwurz

Nur der von Ängsten losgelöste Mensch kann an das Danken auch denken. Menschen, die von Angst zu versagen gequält werden, finden in der Engelwurz Befreiung. Die Unsicherheit schwindet, Ruhe kehrt ein.

Man beschäftigt sich dann nicht mehr mit Spannung erzeugenden Fakten, sondern mit der Erkenntnis des wirklichen »Seins«. Im Tao te king, den »Sprüchen und Sinngedichten« des »Alten Meisters« Lao-tse, wird dies ausgedrückt. Dieser fragt nach dem ursprünglichen Sinn des Lebens jenseits der Gesellschaft. Eine Weisheitslehre, die von vornherein auf Einsamkeit und Ruhe aufbaut. Die dem Ich in der Meditation größere Erfahrungsbereiche erschließt.

»Wer auf Zehen steht, der hält sich nicht. – Wer die Beine spreizt, der wandelt nicht. – Wer sich selber sieht, ist nicht erleuchtet. – Wer sich selber recht gibt, ist nicht anerkannt. – Wer sich selber aufspielt, hat keinen Verdienst. – Wer sich selber rühmt, wird nicht erhöht. – Auf den Weg übertragen heißt das: Zuviel der Speisen und prunkender Wandel sind den Geschöpfen allzumal ein Überdruß. Wahrlich: Wer den Weg hat, weilt nicht dabei.«

Die Engelwurz wird in China »dang gui« geheißen, das bedeutet »Befreiungswurz«. Weil sie »zur Erkenntnis« führt, den Sinn des »Seins« richtig zu erfassen.

Der innerlich »reine« Mensch, in dessen Herzen die Dankbarkeit wohnt, hat eine wirksame Ausstrahlung. Er dringt zum »reinen« Gewissen, zur Erfassung der Urwahrheit vor.

Im Mittelalter wurde die Echte Engelwurz um ihrer heilsamen Eigenschaften willen von Mönchen angebaut. Die stark würzig-wärmenden Kräfte, in der Pflanze verdichtet, machten sie bald weltweit berühmt.

So gilt auch heute noch die »Heiliggeistwurz« als allgemeines Kräftigungsmittel. Weil das Geheimnis ihrer Heilkraft nicht in der Region des an die Sinne gebundenen Ver-

DANKBARKEIT Engelwurz

standes gefunden werden mußte. Vielmehr in der Welt der übermenschlichen Wesen. Durch geistige Anschauungskraft nämlich. In der Sinneswelt sind die Todeskräfte zu Hause. Die Heilkräfte hingegen wohnen in der darüber gelegenen übersinnlichen Region, in der Ätherwelt, die zugleich die Welt der Engel ist.

Als der Schwarze Tod Europa heimsuchte, soll niemand Geringerer als der Erzengel Gabriel auf die außerordentliche Hilfe dieser Pflanze hingewiesen haben. Weswegen man sie auch »Engel-Wurz« nannte.

Paracelsus schätzte ihre Kraft gegen »Ansteckung« durch Stärkung der inneren Abwehrkräfte gegenüber dem »Sich-Aufgeben« angesichts des Schwarzen Todes.

Eine stattliche, kräftig und doch edel gewachsene Pflanze. Eine der vollkommensten Repräsentantinnen der großen Familie der Doldengewächse. In der sich die Kräfte des Lichtes und der Wärme vereinen.

Die dreifach fiederschnittigen, fast meterlangen hellgrünen Laubblätter strecken sich wie waagrechte Hände dem Lichte und der Luft entgegen. Um beide aufzufangen und der Riesenwurzel zuzuleiten. Diese saugende, vitale Wurzel hält die ganze Pflanze mit all ihren Sprießkräften im und am Boden fest.

Ein mächtiges Einatmen ließ die armdicke Grundachse mit schleimig-harziger Milch, Rohrzucker und aromatischen Ölen sich strotzend füllen.

Nun aber hat die Pflanze ihr ganzes Wesen restlos nach außen und oben ausgeatmet. Sie ist ein einziger riesiger, mannshoher Blütenstand geworden.

Wir zerreiben ein Blatt, zerdrücken einen Samen, ritzen den Stengel auf, zerschneiden den Wurzelstock. Jeder Teil haucht erfrischenden, würzig-flüchtigen Duft aus. Es ist das feinste Aroma der Doldenblütler.

DANKBARKEIT — Engelwurz

Von einem ganz harmonischen, dankerfüllten Ineinanderweben der Bildkräfte des Flüssigen und Luftigen, wohltätig durchwärmt von der sommerlichen Natur, kündet dieser Duft.

Von einem dankbaren Gleichklang durchdrungen und beseelt sind auch das Wirkungsfeld und die Heilkraft dieses Himmelsgeschenkes. Ein Gruß von oberhalb der Wolken.

Alle Teile der Pflanze können verwendet werden Die frischen Blätter und Blattstiele wandern in die Küche. Die Blüten im Stadium des Aufblühens eignen sich für Tees und Auszüge. Die Blütenknospen, der Kräftigung der Wurzel wegen ausgeschnitten, dienen der Likörerzeugung.

Ernte-Vorschriften Die Wurzel im Herbst vorsichtig graben, damit weder die Hauptwurzel noch die Nebenwurzeln Schaden erleiden. Gleichzeitig aber soviel wie möglich im Boden belassen, so daß für den Nachwuchs gesorgt ist.

Nach der Ernte die Wurzeln gründlich mit kaltem Wasser reinigen, spalten und in der Sonne trocknen.

Seelische Hintergründe Angstgefühle, wenn sie das Tun und Denken eines Menschen beständig beherrschen, führen unweigerlich zur Verkrampfung. Sowohl in körperlicher als auch in geistiger Hinsicht.

Seine »Lebenssäfte« sind verunreinigt und vergiftet. Grippe, Lungenentzündung oder zumindest eine Erkältung stellen sich dann bei ihm ein. Zwischen der Entwicklung einer Krankheit und dem Vorhandensein von Angstgefühlen besteht eine direktere Verbindung, als sich ein Mensch vorstellen kann, der nur von Ursache und Vernunft ausgeht.

Für Infektionen machen wir ja Bakterien oder Viren verantwortlich. Kausal oder ursächlich gesehen, läßt sich das auch nicht bestreiten. Die eigentliche Ursache aber liegt viel tiefer.

Ein angstloser Mensch kann von Bakterien und Viren nicht angegriffen werden. Die Krankheitsanfälligkeit liegt im Menschen selbst. Das sind die seelischen Hintergründe, wie die heilende Wirkung der Engelwurz zustande kommt.

DANKBARKEIT   Engelwurz

Bei Mutlosigkeit getrocknetes Engelwurzkraut verwenden   Zu gleichen Teilen Johanniskraut hinzunehmen. 2 Teelöffel davon im Heißaufguß. Täglich 3 Tassen trinken.

Tritt eine tiefwurzelnde Mutlosigkeit auf   Hier ist es ratsam, das Homöopathikum »Angelica« D3 anzuwenden. Täglich 3mal 7 Tropfen oder ebensoviele Globuli.

Angelikawurz-Wurzelpulver   Die getrocknete Wurzel zu feinem Pulver verreiben. Täglich 2 Teelöffel voll in einer Tasse Wasser aufgelöst oder mit Honig, Joghurt oder Marmelade gemischt einnehmen. Bei Migräne, Schwindelanfällen, Wadenkrämpfen und Ausbleiben der monatlichen Blutungen.

Wurzeltee-Zubereitung   40 g Angelikawurzel übergießt man mit 1 l kochendem Wasser, läßt 1/2 Stunde stehen, seiht dann ab. 1/2 Stunde vor den Mahlzeiten lauwarm trinken.

Angelikawurzel-Wein, ein Stärkungsmittel   30 g fein zerkleinerter Wurzel und 4 g Zimtpulver läßt man mit 1 l Qualitätswein in einem verschlossenen Glas 4 Tage lang ziehen und filtriert anschließend. Man verabreicht ihn morgens, nachmittags und abends vor dem Schlafengehen eßlöffelweise.

Wein als Verdauungshilfe   In 1 l trockenem Weißwein 60 g getrocknete und fein zerkleinerte Angelikawurzel 14 Tage lang ansetzen. Abseihen und filtrieren. Nach jeder Mahlzeit nimmt man davon 1 Eßlöffel voll ein.

Engelwurz verleiht dem Menschen Vertrauen. Durch ihre tonisierende Kraft merzt sie die innere Leere aus. Steigert das Gefühl der Sicherheit und Dankbarkeit. Bewirkt Selbstaufwertung und Förderung der positiven Selbsteinschätzung. Macht aus dem Betroffenen einen neuen, dankerfüllten Menschen.

Engelwurz führt zur Neugestaltung des »Ich«. Baut Minderwertigkeitskomplexe ab.

GEDULD   Spitzwegerich

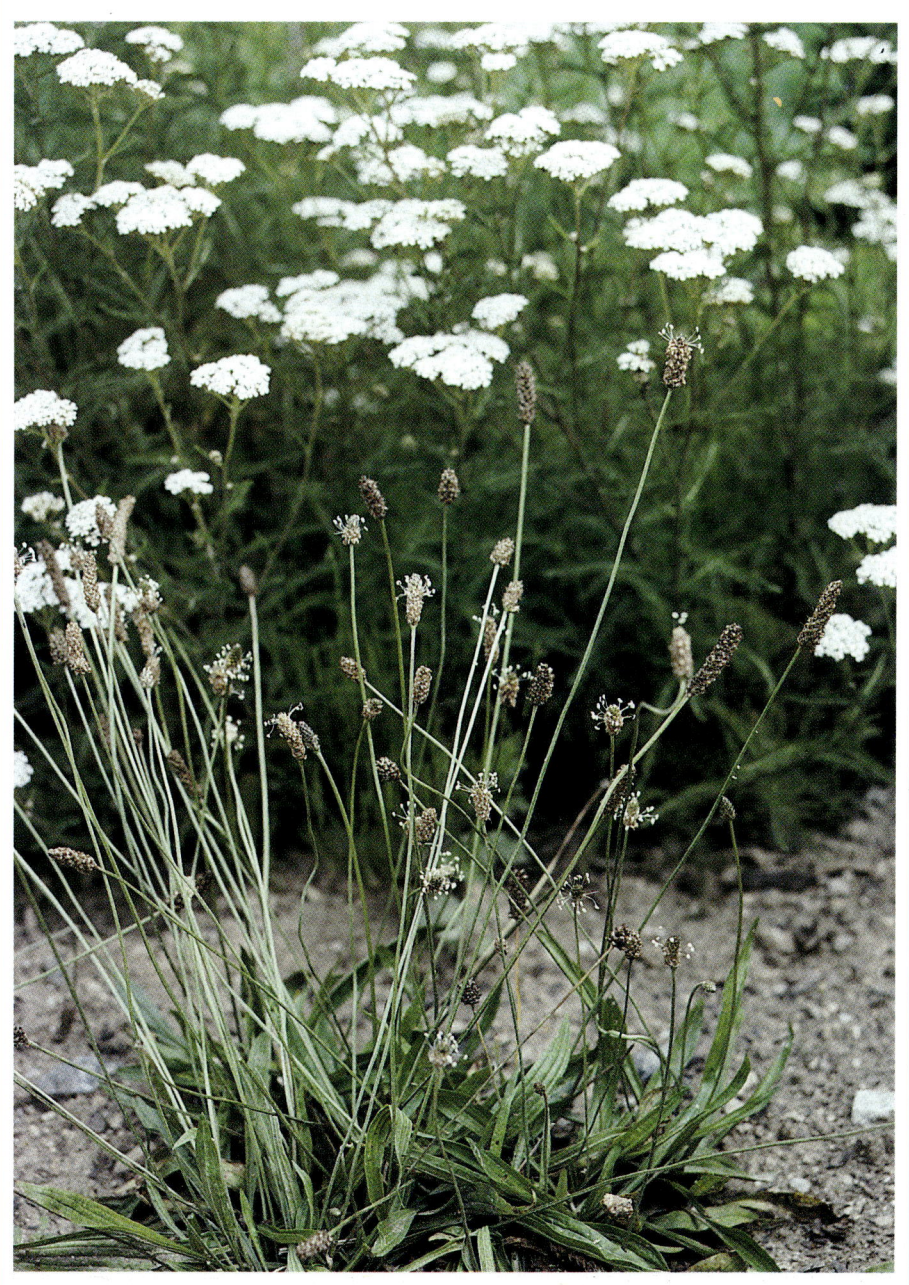

GEDULD	Seelenblicke

Geduld heißt tragen und ertragen können. »Wir wissen: Bedrängnis bewirkt Geduld, Geduld aber Bewährung, Bewährung Hoffnung.« (Röm 5, 3) Der Weg zum wahren Glück führt nach innen.

Wir Menschen nördlich der Alpen meinen, dem gemäßigten Klima unserer Gegend einen »ausgeglichenen Charakter« verdanken zu dürfen.

Fügen dann noch die Eigenschaften »strebsam und zielbewußt« hinzu, damit das Maß des Selbstbetruges ja voll ist.

Leicht kommt man so zur Folgerung, daß »Zeitmessen« und »Zeit-Besessensein« Tugenden seien. Hält Menschen für faul und arbeitsscheu, die in ihrer Sprache von »la pazienza«, von »Geduld« reden. Antwortet im Sinne der Selbstverteidigung, nur Schafe wären geduldig. Und hetzt weiter.

Dem Wort »Geduld« liegt »dulden« zugrunde, »tragen« und »ertragen«. Nur wer Geduld übt, erlangt das Wissen: Daß alle Dinge Zeit zur Reife benötigen. – Daß alles Leben Warten ist. – Daß man Abstand zum sichtbaren Erfolg braucht. – Daß wir in der Geduld allein durch das Fenster der Jetztzeit nach »Drüben«, ins Göttliche schauen können. – Daß jener Mensch, der nicht warten kann, kaum zur Tiefe seines Wesens gefunden hat. – Daß sich in Gott allein alles trifft.

Nur dort laufen alle Fäden zusammen: christliche Vollkommenheit, Ruhe, Frieden, Geduld, Nachsicht, Sanftmut, Gelassenheit.

Ikebana ist die Kunst des Blumensteckens. Natürliche Blumen, Zweige, Blätter und Früchte nach Regeln der Ästhetik und der Ethik in edlen, schöngeformten Gefäßen harmonisch zusammenzufügen.

Die Bezeichnung ist aus den japanischen Wörtern »ikeru«, »lebendig sein«, und »bana«, »Blüte«, entstanden.

Ikebana will jeden einzelnen Pflanzenteil an seinem Platz zur Wirkung bringen und damit Atmosphäre schaffen. Es ist

GEDULD   Seelenblicke

gerade das Gegenteil der westlichen Sitte, Sträuße dicht geordnet in eine Vase zu stellen und so auf jede Teilwirkung zu verzichten.

Ikebana bedeutet mehr als nur ein ästhetisches Spiel mit Pflanzenteilen. Es ist Ausdruck einer Lebens- und Geisteshaltung und wird in Japan schon seit Jahrhunderten in jahrelangem Studium erlernt.

Es gibt in Wahrheit in dem uns so mit Geduld rätselvoll erscheinenden Osten nichts, was nicht auch von uns gemeistert und begriffen werden könnte. Vorausgesetzt, man läßt sich nicht von der Ungeduld hinreißen. Übersieht das Naheliegende und denkt nur an das Entfernte, Unerreichbare. Denn ... geistiges Wachstum gedeiht nie im Gedränge.

Wenn eine Ähre, wie sie millionenfach auf unseren Feldern wächst, von ihrem Leiden erzählen könnte. Was wüßte sie nicht alles zu berichten von jener Stunde an, als sie im Körnlein in die schwere Scholle sank.

Erst lange Grabesnacht und Grabesstille, nachdem des Bauern Egge den Ackerboden ganz geschlossen hatte.

Dann kam der Winter. Der Boden wurde eisigkalt und fror zusammen, hartem Felsgestein gleich. Wie lange das Korn so wehr- und hilflos da unten lag in seinem dunklen Grab, das wußte es nicht.

Nun spürte es langsam, ganz allmählich, die Ackerkrume weicher und wärmer werden. Neue, ungeahnte Lebenskräfte regten sich in ihm. Ganz zaghaft streckte es ein zartes Wurzelfaserchen in den Ackerboden, und aus dem anderen Ende drang ein feiner Keimling empor.

Doch eines Tages, nach einer warmen Frühlingsnacht, geschah das Große. Die grüne Spitze durchstieß die letzte Schollenschicht. Und siehe da, sie war im Licht.

Hoch über ihr stand die Sonne und sah freundlich herab. Und nun begann das Wachsen. Auch da gab es noch schwere Stunden zu durchkämpfen.

GEDULD   Seelenblicke

Da kam der März mit seinen frostkalten Nächten. Der April mit seinen unberechenbaren Stürmen. Der Mai war schön, eher trocken. Der Juni brachte die ersten Gewitterschrecken. Aber der Jüngling wuchs heran zum Halm. Setzte Korn um Körnlein an. Immer mehr neigte sich die mit Segen beladene Ähre.

War es schon die Zeit der Ernte, von der die Menschen sprachen, wenn sie am Felde vorbeigingen und wohlgefällig auf die Fluren sahen?

Aber nein, das Schwerste kam erst noch.

Das war in den Wochen, da die Sonne Tag für Tag auf die Erde niederbrannte, kaum daß die Nacht ein wenig Kühlung brachte. Und die Ähre konnte nichts anderes tun, als dastehen und des Tages Last und Hitze ertragen und warten. Warten, was ihr das Schicksal bringe.

Sie wurde reif. Wartete nur noch darauf, daß der Bauer kam und sie als Ernte einbrachte.

Schicksal der Ähre?

Nicht nur. Auch der Mensch hat seine Bestimmung.

Ist es nicht auch des Menschen Schicksal hier auf Erden, im wachen Hören auf den Heiligen Geist zu beurteilen, darauf zu antworten, verbindlich zu werden, sich zu entscheiden?

Willst du bei Tag die Sterne sehen, steig in einen tiefen Brunnen. Im tiefen Leid geht dir das Ewige auf. – Ein Maler überlegt sich sorgsam jeden Strich auf dem Bilde. So sollen auch wir in Geduld unsere Seele formen, damit wir sie ganz besitzen können.

Nicht im Gedränge gedeiht geistiges Wachstum. In der Gelassenheit im Handeln, in der Besonnenheit im Überlegen, in der Sanftmut beim Durchsetzen.

GEDULD   Spitzwegerich

Faule, böse, fließende Schäden am Körper werden nicht nur durch Wunden verursacht. Viel ärger ist der Schaden, wenn der Draht nach oben gerissen ist. Dann wird man das Opfer der Zeitenhast.

Die Griechen nannten die Wegerichpflanzen »hepta pleuros«, das heißt »sieben Rippen«. In der Tat besitzt jedes Wegerichblatt sieben Rippen. Und nach der Signaturlehre, der Symbol- oder Zeichensprache der Pflanzen, können wir von den Rippen, den Blattnerven, Rückschlüsse auf die Nerven des menschlichen Körpers ziehen.

Die Zahl Sieben weist unter anderem auf eine Analogie zu den sieben »alten Planeten« hin. Sonne, Mond, Merkur, Venus, Mars, Jupiter und Saturn.

Nur wer die vollkommene Übereinstimmung mit dem Gesetzmäßigen zum Ausdruck bringt, der wird sich selber in Geduld besitzen können.

Wir aber haben den Blick für die Urgesetzmäßigkeit unseres Seins verloren. Eine Gesetzmäßigkeit, symbolisiert durch die sieben »alten Planeten«.

Bei Erkrankungen der Luftwege, die sich aus einer verspannten Situation als Folge von Vertrauensmangel entwickelt haben, kann Spitzwegerich hilfreich sein.

Unsere Seele gleicht einem Akkumulator. Er speichert Empfindungen. Diese aber müssen fließen, ihren Weg nach außen finden können. Gelingt dies nicht, dann greif zum Spitzwegerich.

Diese Pflanze tut nicht nur unseren Luftwegen gut, sondern mehr noch unseren Nerven. Sie befähigt uns zu mehr Geduld und dadurch zu freierem Atmen.

Der Spitzwegerich enthält in seinen Blättern viele Schleimstoffe, die sich günstig auf die Luftwege und den Darmbereich auswirken. Die Verdauungsorgane des Menschen sind ja eng an sein Seelenleben gebunden.

GEDULD   Spitzwegerich

Wenn heute so viele seelische Störungen auftreten, so kommt man nicht daran vorbei, dies mit den minderwertigen, denaturierten Lebensmitteln in Zusammenhang zu bringen. Wir werden durch das Essen allein schon krank.

Bekommt der Körper nur »minderwertige Eindrücke« zu verarbeiten, wird auch die Seele daran leiden. Der große Umsatz an Beruhigungsmitteln könnte wahrscheinlich stark sinken, würde man wieder auf die natürlichen, unveredelten und nicht chemisch behandelten Lebensmittel zurückgreifen. Aus Nahrung kann nämlich Medizin werden.

Das Anwendungsgebiet von Spitzwegerich liegt vornehmlich bei Erkrankungen der Luftwege als Folge starker Nervosität. Löst die nervliche Überbelastung ein »Echo« im Bereich der Luftwege aus, nimm ohne Zögern und Zaudern beim Spitzwegerich Zuflucht, auch über einen längeren Zeitraum hinweg.

Geduldig steht er da im harten Kies am Wegesrand. In der aussichtslosen Enge der Zäune. Auf ausgebrannten Wiesen und Weiden. Wacht und harrt aus, weil er warten kann und helfen will.

Als uralte und ureigene deutsche Pflanzen gelten die Wegerich-Arten. Schauen der Sonne zu. Lassen sich treten und bedrängen.

Vor tausend Jahren sagte man über sie: »Offen nach Osten – mächtig im Innern.« Und nannte sie »Wegbeherrscher«.

Weit haben wir uns heute vom echten, wahren Wissen unserer Vorfahren entfernt. Wir können den Lebewesen nicht mehr in ihr innerstes Sein schauen. Sind einzig und allein an der äußeren Wirksamkeit hängengeblieben.

Der Wegerich – allen voran der Spitzwegerich, welcher der heilsamste ist – gilt nicht nur als ein gutes Hustenkräutl. Er zeigt dem Menschen auch den Weg zur wahren Erkenntnis. Den Weg zum Lichte, den Weg nach Osten.

GEDULD   Spitzwegerich

Er ist »mächtig im Innern«, nimmt die »faulen, bösen, fließenden Schäden«.

Spitzwegerichblätter-Ernte   Verwendet werden die von April bis September gesammelten Blätter, frisch oder im Schatten getrocknet.

Spitzwegerichtee-Zubereitung   2 Teelöffel voll zerkleinerter Blätter mit 1/4 l kochendem Wasser übergießen, 15 Minuten ziehen lassen, abseihen. 3 bis 4 Tassen täglich trinken. Besonders hilfreich, wenn mit echtem Bienenhonig gesüßt und unter Beigabe von echtem Zitronensaft.

Wirkung des Spitzwegerichtees   Erweist sich als zusammenziehend, entzündungshemmend und schleimlösend. Ein vorzügliches Heilmittel gegen Husten, Keuchhusten, Bronchitis, Asthma, Rachen- und Lungenkatarrh. Aber auch bei Verdauungsstörungen, bei Magen-Darm-Katarrhen mit Erfolg angewandt. Hat sich zur Blutreinigung bestens bewährt.

Spitzwegerichtee für Auflagen   Sie sollen alle 5 Stunden gewechselt werden. Bei Verletzungen, Hautentzündungen, Geschwüren und Insektenstichen anzuwenden.

Bei Mund- und Zahnfleischentzündungen   Eignet sich sehr warmer Spitzwegerichtee für mehrmalige Spülungen. Desgleichen für öftere Waschungen bei Augenentzündungen.

Spitzwegerichsaft, aus frischen Blättern gewonnen   Zu gleichen Teilen mit Mineralwasser gemischt, 2 bis 3 Eßlöffel voll pro Tag eingenommen, macht die Atemwege frei und läßt das Auge der Seele klar erschauen.

Die Chinesen nannten die Pflanze »che qian zi«   Sie verwendeten den Samen. Stuften den Wegerich seinem Wesen nach unter »süß und kalt« ein. Aufgrund der Wirkung der Leber, den Nieren, dem Dünndarm und der Lunge zugewiesen.

Die Heilanzeige wird als entwässernd, harntreibend, schleimlösend angesehen. Dazu kommt noch, daß Spitzwegerichsamen gegen Ruhr wirkt und die Sehkraft fördert.

Als medizinische Indikation gelten Schwierigkeiten und Schmerzen beim Urinieren. Durchfall der »Hitze-Völle«-Art,

GEDULD   Spitzwegerich

schmerzende und geschwollene Augen, unscharfes Sehen und, nicht zu vergessen, übermäßige Schleimabsonderung.

Die Samen können zu Speisen dazugegeben oder auch pur eingenommen werden. Als Tagesration gelten 15 g, aufgeteilt in Rationen.

Spitzwegerichsaft-Zubereitung Bei schönem Wetter werden am Vormittag die Blätter geschnitten. Mit wenig kaltem Wasser übersprüht 3 Stunden stehen lassen. In die Saftzentrifuge geben.

Bei Saftkuren Nimmt man täglich in Abständen 5 bis 6 Eßlöffel voll ein.

Nervliche Überbelastung Löst sie ein »Echo« im Bereich der Luftwege aus, dann findest du im Spitzwegerich deinen besten Helfer und Tröster.

Spitzwegerichwurzel-Abkochung, besonders in den Hochtälern beliebt Und dort vielfältigst angewandt. Bei Wechselfieber und Bluthusten bringt sie Erleichterung und Stärke. Als Mundwasser verleiht sie Atemfrische. – Gegraben wird die Wurzel im Herbst. Unter fließendem, kaltem Wasser reinigen. Bei Zimmerwärme trocknen und kleinschneiden. Wurzeltee im Kaltansatz zubereiten, vor der Anwendung erwärmen.

Getrocknete Spitzwegerichwurzel kauen Gilt als beliebtes Hausmittel bei Zahnweh und Mundfäule.

Besser als radikale Entfettungskuren 3 Wochen lang täglich 3mal 1 Tasse Spitzwegerichtee ungesüßt trinken.

Ein Mangel an Vertrauen in die Mitmenschen beeinträchtigt unsere Geduld. Wir unterliegen Zwängen. Und das kann uns »die Luft abdrücken«, aber auch »den Atem rauben«. Uns den Blick nach vorne verdunkeln, uns die Lebensfreude trüben.

Wir können durch die Umstände, die wir vielfach selbst heraufbeschworen haben, dermaßen angespannt und nervös sein, daß uns der Lebensodem förmlich entzogen wird. »Ein großes Herz aber ist geduldig.«

HERZENSWÄRME Goldmelisse

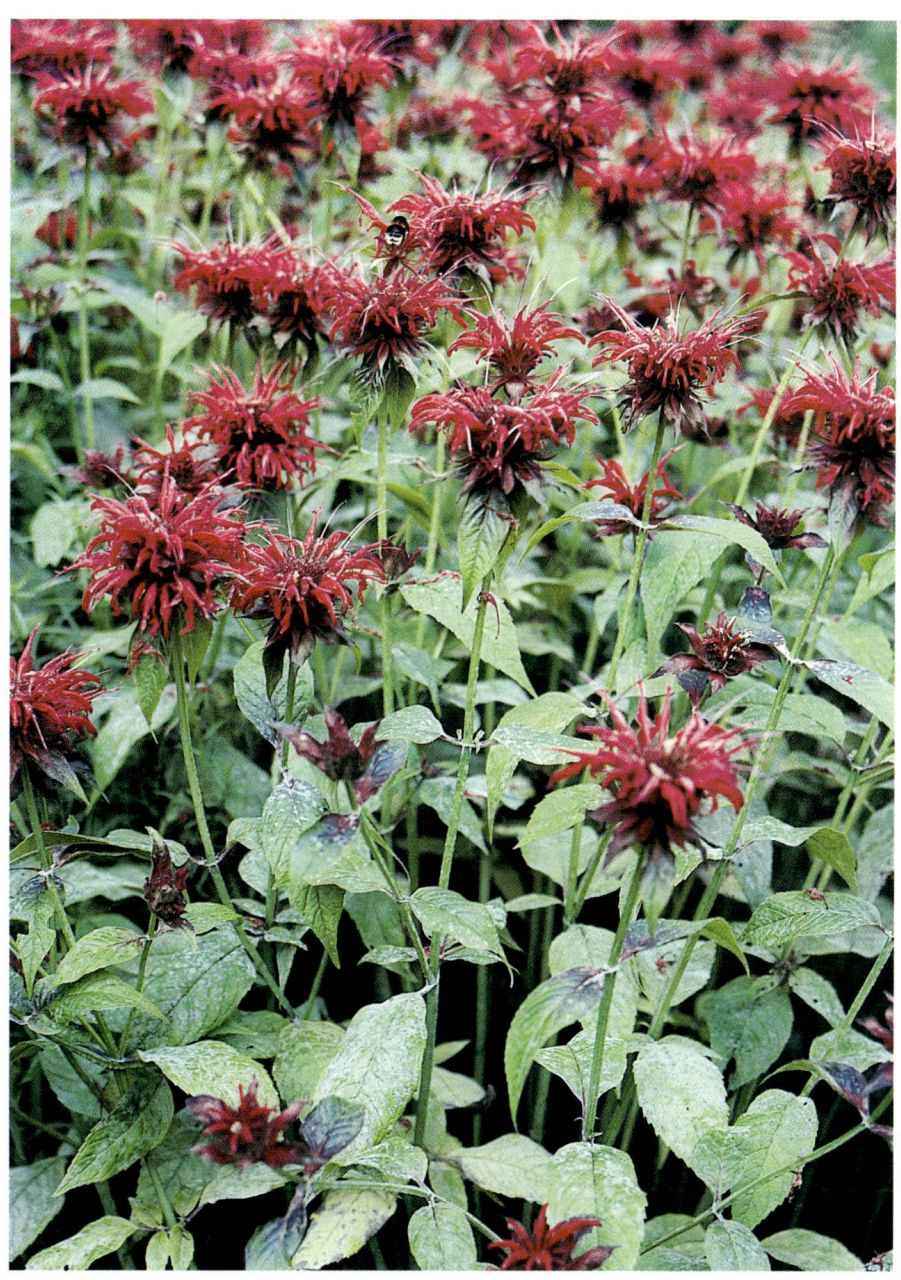

HERZENSWÄRME   Seelenblicke

Ich **kann mein Herz pflegen, damit in ihm die Lebendigkeit des Geistes wohnt. Die Be-Geisterung. Dann wird es warm. Erwärmt sich immer wieder, auch wenn frostige Stürme der Enttäuschung toben.**

Halbes Herz ist kein Herz. Die Natur macht nichts halb, sie geht aufs Ganze. Was nur halb funktioniert, ist kaputt. Weil die Hälfte eben nicht funkioniert.

Das Leben des Lebens ist und bleibt die Liebe.

Lieben ist ein Schenken, ein Ver-Schenken. Ein Geben, Her-Geben. Glücklichsein durch Geben-Dürfen. Kurz gefaßt: aktive Hingabe, Dienst am anderen.

Kommt aus der Herzenstiefe, wo keine Bequemlichkeit wohnt. Weil Bequemlichkeit steril ist, Liebe nicht gedeihen läßt. Herzenswärme ist eine geistige Gabe, die mich fähig macht, liebende Atmosphäre auszustrahlen. Tut gleichzeitig auch dem Physisch-Leiblichen gut.

Das **Leben ist Bewegung. Wir werden mitgerissen. Wer weniger mobil ist, benötigt mehr Mobilität für die, die mit ihm zusammenleben oder für ihn arbeiten. Denn Bequemlichkeit führt zu Rücksichtslosigkeit.**

Frau Sonne und Herr Wind sahen einst – es war im April – einen Wandersmann des Weges ziehen. Der aus Vorsicht einen Mantel über die Schulter gehängt hatte. Da gingen sie miteinander eine Wette ein, wer von beiden wohl zuerst den Wanderer dazu brächte, den Mantel abzunehmen.

»Das will ich schnell besorgen«, sprach der Wind und fuhr mit Brausen die Straße daher, dem Wanderer gerade in den Rücken. Der zog den Mantel dichter an sich und dachte: »Es war doch gut, daß ich den Mantel mitgenommen habe!«

Der Wind blies noch schärfer, diesmal von vorn, und jagte dem Wanderer endlich sogar Schloßen ins Gesicht. Aber je mehr er wütete, umso dichter hüllte sich der Wanderer in den Mantel ein.

HERZENSWÄRME Seelenblicke

Da sagte Frau Sonne zum Wind: »Nun will ich es mal versuchen.« Sie steckte den Kopf aus den Wolken und begann recht lind und warm auf die Erde zu scheinen.

Es dauerte gar nicht lange, da knöpfte der Wanderer den Mantel vorne auf und ließ ihn trocknen.

Nun trat die Sonne ganz aus den Wolken heraus und strahlte mit all ihrer Kraft auf den Wandersmann nieder.

Es dauerte keine Viertelstunde, da wurde es dem Wanderer zu warm, und fröhlich nahm er den Mantel auf die Schulter. Die Sonne hatte gesiegt.

Rücksichtnahme oder Toleranz kann nicht mit Standpunktlosigkeit gleichgesetzt werden. Sie bewahrt sich den Mut zum liebenden Widerspruch, zur brüderlichen Zurechtweisung, wo immer sie Verfehlungen oder der offenkundigen Rechtsverletzung begegnet.

Aber der Widerstand ist niemals das letzte Wort, die Hand zur Versöhnung bleibt ausgestreckt.

Wo Güte, da Liebe, wo Liebe, da Friede, wo Friede, da Gott und wo Gott, keine Not. Dieser alte Haussegen hing in der Stube meines Elternhauses. Er hat mich für mein ganzes Leben geprägt.

»Für einen Christen, der Gott lieb hat, kann es nichts Lieberes geben, als Christus um Christi willen zu verlassen.«

Das sagte kein Geringerer als der Apostel von Rom, der heilige Philipp Neri. Wahrhaft ein schönes Wort. Wenn er nämlich nach dem Gottesdienst auch noch so tief und innig in seine Danksagung versenkt war, so ließ er sich doch niemals Unwillen anmerken, wenn andere seine Dienste in Anspruch nahmen, sondern kam allen Bittstellern immer freundlich entgegen.

Liebe hat ihr eigenes Nest im Menschen, dort wird sie ausgebrütet. Das nennt man Herzenswärme. Und »Liebe ist erfinderisch«, lautet eine Redensart. Sollte sie weniger phantasiereich sein als die Geschäftstüchtigkeit?

HERZENSWÄRME   Seelenblicke

Thomas Sullivan, ein Amerikaner, besaß ein kleines Teegeschäft in New York. Er pflegte seinen Kunden Teeproben in Zinnbüchsen zu schicken, wie es damals üblich war.

Der einfallsreiche Geschäftsmann aber kam auf den Gedanken, daß kleine Beutel billiger wären. Ließ aus Seide ein paar Hundert davon anfertigen und versandte sie. Bald liefen die Bestellungen ein.

Zu Sullivans Erstaunen wünschten die Kunden den Tee in diesen kleinen Beutel verpackt zu erhalten. Sie waren nämlich darauf gekommen, daß man sich Zeit und Mühe sparen konnte, wenn man das kochende Wasser gleich über die Beutelchen goß.

Heute ist der Teebeutel so gebräuchlich, daß mehr als die Hälfte aller chinesisch-russischen Tees in diesen Beuteln gebrüht wird. Natürlich sind sie längst nicht mehr aus Seide, sondern aus Spezial-Filterpapieren. Die Herstellung und das Verpacken dieser »Tea Bags« beschäftigen weltweit eine eigene Großindustrie.

Unser Herz ist eine verborgene Quelle. Einfälle heben das Leben über die Gleichgültigkeit hinaus. Der Mensch ist das wert, was sein Herz wert ist.

Mein Herz wird leicht. Eine besondere Freude zieht ein, wenn ich an die Unendlichkeit, an die Güte und Milde Gottes denke. Der die Schwachen, die Hilflosen, die Versager und die mit Kummer Beladenen an sich zieht.

Ich blicke um mich, betrachte alles Geschaffene. Mein Herz wendet sich dem Schöpfer zu, eilt IHM entgegen. – Ja, von meinem Herzen hängt soviel ab.

HERZENSWÄRME   Goldmelisse

Die Monarde oder Goldmelisse, gut für Menschen, die leicht aus dem seelischen Gleichgewicht geworfen werden. In ihr vereinen sich ätherisches Öl und Gerbstoffe zur Betätigung der »Ich-Organisation«.

Liebe ist erfinderisch. Läßt sich etwas einfallen. Schärft den Blick. Läßt hinaussehen über den Zaun eigener Engstirnigkeit. Kann sich hineindenken in die Not und Bedürfnisse anderer Menschen.

Die Goldmelisse ist im wahrsten Sinne des Wortes ein Eisbrecher. Trägt Wärme hinein, kehrt Kälte aus. Aktiviert blockierte Kräfte, die von Depressionen festgehalten werden.

In den Schweizer Bergen, oben auf 1600 Meter Seehöhe, in der Nähe von Luzern. Im Kräutergarten eines Nonnenklosters sind die Schwestern gerade bei der Arbeit des Kräutersammelns, als ich schnaufend ankomme.

Was sehe ich? Vor mir zwei große Beete. Das eine im Tiefblau versunken, das andere in ein harmonisches Gemisch von hellscharlachrotem bis purpurrotem Farbenhauch gehüllt.

Viele Überraschungen habe ich in der Natur schon erlebt, erleben dürfen, aber diesen Anblick werde ich mein Leben lang nie mehr vergessen.

Beide habe ich in meinem Pfarrgarten, den Lavendel und die Monarde. Jedoch da oben auf den Bergen, in dieser Höhe, bei diesem Licht, da wurde mir so richtig warm ums Herz. Was ich da sah, beflügelte mein Dichten und Trachten.

Die Wirkung der Goldmelisse erstreckt sich vom Unterleib über den Magen-Darm-Trakt bis zu den Atemwegen.

Introvertierte Menschen, die an Wetterfühligkeit leiden und klimatischen Schwankungen unterworfen sind, können leicht das seelische Gleichgewicht verlieren. Diese sind »Monarden-Typen«.

Goldmelissentee öfters als Tagesgetränk genossen, festigt das »Ich«. Fängt Schwankungen ab, stellt das nötige innere Gleichgewicht wieder her.

HERZENSWÄRME   Goldmelisse

Bei den Oswego-Indianern Nordamerikas war eine Pflanze außerordentlich beliebt. Ein stark aromatischer Lippenblütler mit nesselähnlichen Blättern. Daraus machten sie einen angenehmen Tee.

Zur Zeit des großen Teesturmes von Boston, im Jahre 1773, lernten auch die weißen Siedler, durch die Not gezwungen, diesen indianischen Kräutertee kennen und schätzen. Bezeichneten ihn als »Oswego-Tee«. So kam die Goldmelisse oder Monarde zu ihrem Namen »Indianernessel«.

Der aus Blüten und Blättern im Aufguß bereitete Tee weist eine schöne goldgelbe Farbe auf.

Die Pflanze steht heute in hohem Ansehen. Wirkt nervenstärkend, beruhigend, wundheilend, blähungstreibend, mild anregend auf die Tätigkeit des Magens und des Darmes.

Wer im Garten Goldmelisse pflanzen will, frage seinen Gärtner nach Monarda-Jungpflanzen oder Stockteilungen.

Sie zählt zu den anspruchslosesten Heilpflanzen im Hausgarten. Jeder Platz ist ihr recht, ob trocken oder feucht. Auf trockenem Standort mit viel Sonne muß von Zeit zu Zeit gegossen werden. Ihr Aroma bildet sich hier bedeutend stärker aus als auf schattigen, nassen Stellen.

Die Goldmelisse ist eine sehr »verträgliche« Pflanze. Wird von der Quecke aber zum Verschwinden gebracht. Neben Herzgespann verkümmert sie und stirbt langsam ab. Dies aus meiner langjährigen Erfahrung.

Der Spanier Nicolas Monardes, der im 16. Jahrhundert als Arzt in Sevilla lebte und Verfasser von Werken über heilkräftige Kräuter war, verhalf der Goldmelisse oder Idianernessel zu ihrem klangvollen botanischen Namen »Monarda didyma«.

»Didyma« kommt aus dem Griechischen, heißt »Zwilling« und bezieht sich auf die Blütenform. Jede Blüte enthält zwei »Staubblätter« mit nach vorne verschmelzenden Pollen-

HERZENSWÄRME — Goldmelisse

säckchen. Kann aber auch mit den in Etagen übereinanderliegenden Blütenquirlen etwas zu tun haben.

Goldmelissentee-Zubereitung   Von den sich öffnenden Blüten bei schönem Wetter die Blütenblätter zupfen. Im Schatten trocknen. So erhält man die reine Blütendroge, welche die wertvollste ist. – Ein aus 2 Teelöffeln Blüten und 1/4 l kochendem Wasser im 15-Minuten-Aufguß zubereiteter Tee schmeckt köstlich. Mit Honig gesüßt, bedeutet er einen »gemütvoll herzigen« Abschluß des Tages.

Monardenwein kann man sich selbst herstellen   45 g Blüten werden mit 1 l naturbelassenen Rotwein übergossen. 8 Tage in die Sonne stellen. Abseihen, dunkel und kühl lagern. Stamperl- oder eßlöffelweise getrunken, fördert er die Herzenswärme. Verhilft der inneren Güte zum Durchbruch.

Monarde im Garten erwärmt die Herzen   Die Pflanzen verzweigen sich stark. Auch an den Seitentrieben erscheinen Blütenkränze. Goldmelissenbeete blühen während des ganzen Sommers üppig. Sie locken Bienen, Hummeln und Schmetterlinge in großer Anzahl an. – Eine wahre Freude. Wobei das Herz so richtig warm, ruhig und ausgeglichen wird. Die seelische Heilwirkung soll man nicht übersehen.

Die Indianernessel, eine stark aromatische Pflanze   Deswegen wird sie vielerorts auch Bergamottenpflanze genannt. Der Duft ist ein wenig eigenartig. Fachleute behaupten, es wäre ein Gemisch von Pfefferminze und Pferdestall.

Die homöopathische Essenz »Monarda«   Wird aus frischen blühenden Pflanzen zubereitet. Man nimmt 3mal täglich von der Urtinktur 15 Tropfen oder 12 Globuli ein. Bei hartnäckiger Bronchitis, bei Verdauungsbeschwerden und bei unregelmäßiger Menstruation.

Am Morgen ein frisches, ausgeruhtes Gesicht   Auch für die Körperpflege hat die Indianernessel ihre Bedeutung. Am Abend, 1 Stunde vor dem Schlafengehen, 1 Tasse Goldmelissentee getrunken, entspannt und verleiht dem Gesicht am nächsten Morgen ein frisches, ausgeruhtes Aussehen. Die Wirkung kann noch gesteigert werden, wenn man ein doppel-

HERZENSWÄRME　　　　　　　　　Goldmelisse

tes Quantum Blütentee zubereitet, die eine Hälfte trinkt, mit der anderen das Gesicht langsam und gründlich ohne Verwendung von Seife wäscht. Danach nicht abtrocknen, sondern in der Nähe des Ofens sitzend von selbst eintrocknen lassen.

Monardenöl ist ein vorzügliches Hautpflegemittel   Für das Gesicht, aber auch für die Körperhaut wirkt dieses Kräuteröl reinigend, erfrischend und stärkend.

Monardenöl-Zubereitung   Man sammelt die oberen blühenden Zweige der Pflanze, zerkleinert sie. 75 g Pflanzenteile für 1/2 l kaltgepreßtes Olivenöl, 14 Tage lang verschlossen ins Fenster stellen. Abseihen, den Rückstand gut auspressen und das gewonnene Öl in Fläschchen füllen. Verschließen, dunkel und kühl lagern.

Monarden-Tinktur regt den Appetit an   Der Auszug ist sehr aromatisch. Anstatt Öl wird 50%iger Obstbrand verwendet. Kann bei Gebrauch verdünnt werden.

Monardenessig für Gerichte   150 g Goldmelissenblätter kurz vor der Blüte sammeln. In ein Glas legen, mittels eines Holzlöffels zerdrücken. Mit 1 l Apfelessig übergießen. Verschließen, 8 Wochen im Zimmer stehen lassen. In kleine Flaschen füllen und 1 blühendes Monardenzweiglein hineinstecken. – Eignet sich verdünnt auch zum Gurgeln.

Die Indianernessel regt an und erwärmt. In ihr kommt so richtig die Wärmewirkung zur Geltung. Erhält das seelische Gleichgewicht oder stellt es wieder her. Damit die Herzenswärme nicht zu erlöschen droht.

In der mittleren Zone der Pflanze, im Blattgebiet, vollzieht sich das Wärmewirken, das sich dann auf die Blüten überträgt. So sind Blätter und Blüten die Träger der Heilkraft, die anregend, erwärmend ist, die »Ich-Tätigkeit« fördert und unterstützt.

TATKRAFT Odermennig

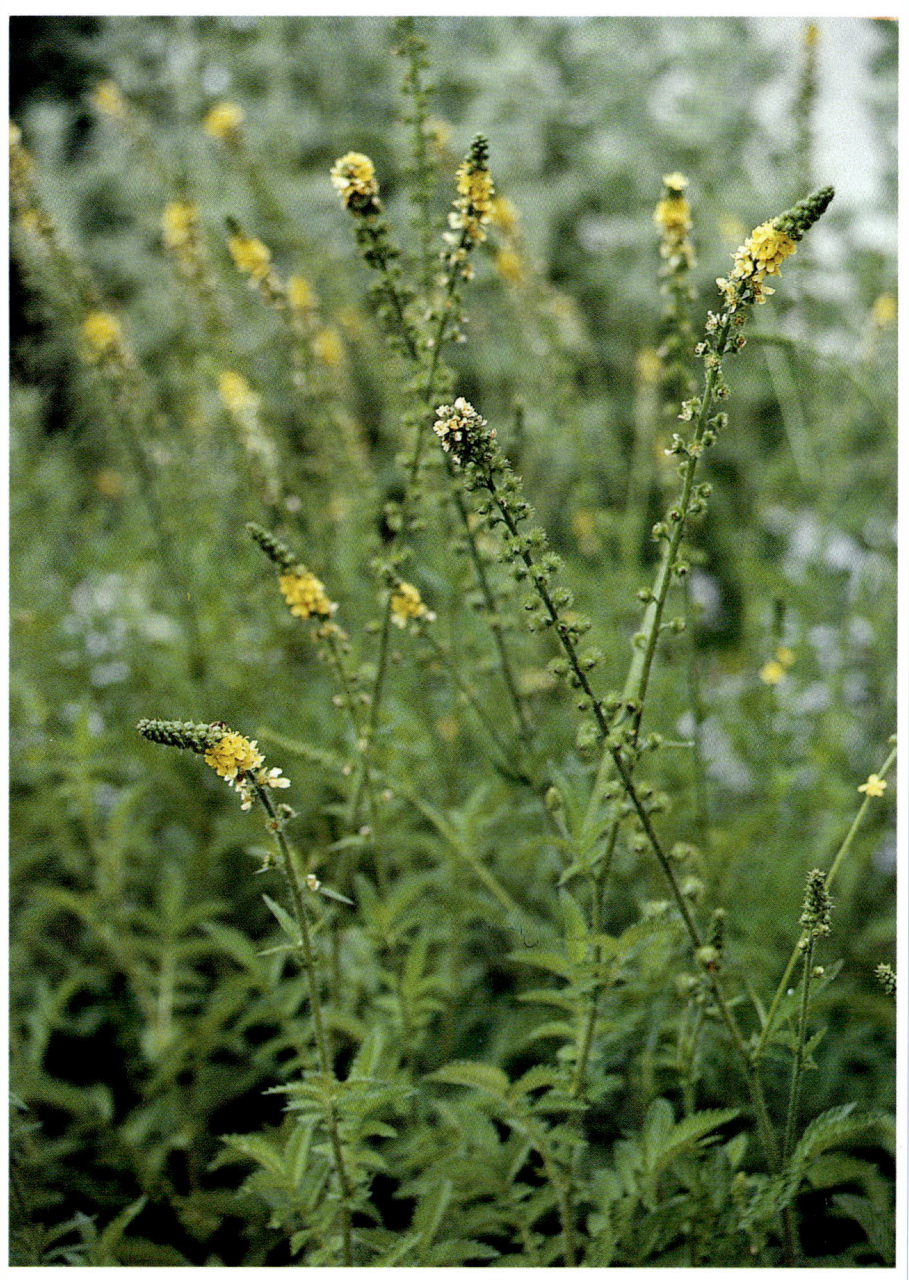

TATKRAFT   Seelenblicke

Mit Schwung und Tatkraft voran, den Aufwind der Begeisterung im Herzen. Die aus meinem Leben etwas machen will, mich hindrängt zum gesunden Ehrgeiz, der in mir wertvolle Taten gebiert.

Die Brandente oder Brandgans, eine Besiedlerin des Küstengebietes, im Binnenland sehr selten anzutreffen.

In der Langen Lacke, unweit des Neusiedlersees, wurde eines Tages ein Erpel gefunden. Mit gebrochenem Flügel.

Später traf ich ihn im Ententeich eines Gutshofes an. Der Oberverwalter hatte ihn aufgenommen und gepflegt. Ich sah ihn wieder fliegen und freute mich darüber.

Ohne Begeisterung dahinleben, dahindösen. Ohne Aufwind von innen. Mit gebrochenen Flügeln der Seele.

So und nicht anders liegen Menschen darnieder, bei denen das Krankheits-Denken im Vordergrund steht. Ihnen fehlen die Schwingen, die sie emporheben.

Im Gesundheits-Denken tun sich ungeahnte neue Tore auf. Die religiöse Einstellung leistet dabei große Hilfe.

Gott führt mich. Zu den rechten Menschen, zum rechten Geschehen. SEINE Kraft wird mir zuteil, wenn ich darum bitte.

Einen Anfang setzen. Keinen Rückzieher machen. Weil eben so vieles im Leben kein Schicksal ist, dem man nicht entrinnen könnte, wenn man mit Lust und Liebe an einer Aufgabe arbeitet.

Ein alter Einsiedler war mit seinem Schüler damit beschäftigt, einen Waldgrund, auf dem nur einige Zypressen wuchsen, zum Garten umzugestalten.

»Siehst du diese Zypresse, die eben aus dem Boden kommt?« sprach der Meister. »Reiß sie aus!« Der Schüler faßte sie mit einer Hand und riß sie ohne Mühe aus. »Schau diese Zypresse hier, die ist schon größer, auch die kannst du entfernen.« Jetzt mußte der Jünger beide Hände nehmen und sich anstrengen, die Zypresse aus dem Boden zu ziehen.

Dann führte ihn der Altvater zu einem dritten Baum, der war schon mehrere Jahre alt. Hatte einen festen Stamm und tiefe, starke Wurzeln. Wie da der Jünger sich mühte. Alle seine Kräfte konzentrierte. Ermüdet hielt er ein. »Mein Vater«, sprach er, »es geht nicht, der Baum ist zu alt, er hat zu tiefe Wurzeln.«

Da meinte der Alte: »Sieh, das ist das Bild des Bösen im Menschenherzen. Am Anfang, wenn es nicht eingewurzelt ist, kann man es leicht aus dem Herzen reißen. Je länger man es wachsen läßt, umso schwerer ist es auszurotten. Hat die böse Gewohnheit aber das ganze Herz mit ihren Wurzeln durchzogen, dann ist es ohne besondere Gnade Gottes unmöglich, über das Böse Herr zu werden.«

Wenn ein Funke aufs Kleid fällt und du löscht ihn gleich aus, so macht es nichts. Wartest du aber eine Zeitlang, so gibt es einen wüsten Brandflecken.

Fällt ein Funke in einen Reisig- oder Strohhaufen, so kannst du ihn noch zertreten. Wartest du aber, bis er das dürre Zeug entflammt hat, dann wirst du auch mit großer Mühe den Brand kaum mehr löschen können.

So werden uns Prüfungen und Versuchungen nicht schaden, wenn man sie anfangs niederschlägt. Behält man aber die schlechten Gedanken und Begierden eine Zeitlang freiwillig in der Seele, so gibt es die wüstesten Brandflecken der Sünde. Es entsteht leicht die Feuersbrunst der sündhaften Tat und des Lasters. Die man dann kaum mehr bewältigen kann.

Schwungkraft, Elan kommen nicht von selbst. Kommen auch nicht ohne dich. Weil du es ersehnen, erbitten, aus innigstem Herzen wünschen mußt. »Klopfet an und es wird euch aufgetan werden.«

Schwung und Spannkraft sind Aufwind für unsere Herzen. Gebären die Tat. Sind so nahe mit der Hoffnung verwandt.

TATKRAFT — Seelenblicke

Und Hoffnung ist eben ein goldener Schlüssel, der auftut so vieles im Leben.

Nicht Worte, sondern Taten sind gefragt. Über Aufbruch sprechen ist leicht. Hingegen das Gefühl zu vermitteln, daß es nicht auf das Reden, sondern auf das Tun ankommt, andere mitzureißen, das ist gar nicht leicht. Da bedarf es einer starken inneren Kraft, gepaart mit einer spürbaren Ausstrahlung.

»Salonrevolutionäre« richten nichts aus. Andere hetzen und selbst in Sicherheit und Bequemlichkeit sitzen, ist unwürdig. Ist feig und gemein.

Nicht nur und nicht zuerst Worte, sondern Taten zählen. Taten erst beweisen die Liebe.

Wer liebt, tut, was die Liebe eingibt. Und sie gibt viel ein.

Als Thorvaldsen seine berühmte Christusstatue in Italien fertiggemeißelt hatte, packte er das Kunstwerk sorgfältig in Heu und Stroh ein und reiste damit in seine Heimat nach Dänemark.

Daheim öffnete er die Kiste, nahm die Statue heraus und das Verpackungsmaterial wurde zerstreut.

Im nächsten Sommer blühten in Kopenhagen Blumen aus den Gärten Roms. Sie sprossen aus den Samen hervor, die unbemerkt in dem Packstroh nach Dänemark mitgekommen waren. Ließen den Boden ergrünen.

Gute Taten sind Samenkörner, die jemand im Grunde seines guten Herzens wachsen läßt. Sie fallen dann aus, werden weiß Gott wohin verstreut.

Und dort, wo man sie gar nicht vermutet, schlagen sie Wurzeln. Treiben neue Blätter. Erfreuen Herzen, mildern Leiden, tragen vielfache Frucht. Denn etwas Ewiges liegt im kleinsten Werk. Es gleicht einer Wasserader, die unter der Erde verborgen dahinfließt.

TATKRAFT   Odermennig

Der Odermennig hilft Menschen, die es nicht vermögen, ausgewogen zu sein. Ihr Körper bekommt zwar alles, was gut und recht ist. Er kann aber nicht viel damit anfangen, weil die Leber versagt.

Odermennig fördert die Leistungsfähigkeit der Leber, trägt viel zur Energie-Entfaltung bei.

Wird die Leber durch Ärger, durch Giftstoffe in den Lebensmitteln, durch Alkohol, Nikotin oder durch Entzündungen überlastet, dann verlangsamt sich die notwendige beständige Erneuerung der abgestorbenen Leberzellen. Es bildet sich ein totes Narbengewebe, das mit der Zeit schrumpft. Die Leber büßt dadurch an Leistungsfähigkeit ein, Schwung und Spannkraft sinken.

Odermennig liebt Sonne und trockene Böden. Er gehört zur Familie der Rosengewächse. Enthält ein wohlriechendes ätherisches Öl, Bitterstoffe und Gerbstoffe.

Die duftenden, gelben Blüten stehen in einer langen Traube. Werden nicht selten für kleine Königskerzen gehalten, was sie natürlich nicht sind. Die borstigen, klettenartigen Früchte bleiben leicht am Fell der Tiere und an unserer Kleidung hängen.

Odermennig, dieses sanfte Leberkraut, wirkt sich allgemein günstig auf den Stoffwechsel aus. Besonders bei Menschen, die ihre Eindrücke lange behalten und bei denen die Verdauung schleppend vor sich geht.

In der Volksheilkunde wird der Odermennig sehr gerne gebraucht. Bei chronischen Leberleiden wie auch bei Gallensteinen. Bei Magen- und Darmkatarrh. Bei Durchfall und Blasenleiden. Bei Katarrhen der Luftwege, aber ebenso bei Gicht- und Rheumaleiden.

Odermennigkraut-Ernte Gesammelt wird die ganze Pflanze in den Monaten Juni bis August. Im Schatten an einem luftigen Ort trocknen.

TATKRAFT					Odermennig

Tee-Zubereitung   2 Teelöffel des zerkleinerten Trockenkrautes mit 1/4 l kaltem Wasser übergießen. Ganz kurz aufwallen und zugedeckt 15 Minuten ziehen lassen, abseihen.

Bei Magen- und Darmbeschwerden, Gallen- und Leberleiden   Soll der Tee lauwarm und ungesüßt getrunken werden. Langsam und schluckweise, nach Möglichkeit 1/2 Stunde vor den Mahlzeiten.

Bei Gallenkoliken   Nimmt man für die gleiche Wassermenge bloß 1 Teelöffel Odermennigkraut und gibt 1/2 Teelöffel getrocknetes und zerkleinertes Wermutkraut bei. Tagesmenge und Anwendung wie oben.

Bei Durchfall   Wird täglich ebenfalls 3mal je 1 Schale Odermennigtee verabreicht. Vor jeder Mahlzeit unbedingt frisch zubereiten. Knapp vor dem Trinken fügt man pro Tasse 1 Tablette Traubenzucker und 1 Messerspitze Kochsalz hinzu. Rührt gut um und trinkt sofort.

Bei Mundschleimhautentzündung   Mehrmals täglich, insbesondere aber nach den Mahlzeiten, mit warmem Odermennigtee gurgeln.

Zu Vollbädern   Die man 1- bis 2mal, aber nicht öfter pro Woche nehmen soll, benötigt man 125 g getrocknetes und zerkleinertes Odermennigkraut. In 2 l kaltem Wasser ansetzen. 5 Minuten kochen und zugedeckt 10 Minuten ziehen lassen. Abseihen, dem Badewasser beigeben. – Schafft eine saubere Haut. Stärkt die Lebensfreude.

Alle 5 Stunden warme Odermennig-Auflagen anbringen Bei alten, vereiterten und schlecht heilenden Wunden. Und wenn die Lebensfreude und das Selbstvertrauen schwinden.

Hausmittel bei Hämorrhoiden   Abends vor dem Schlafengehen gibt man in den After eine Einlage, die mit warmem Odermennigtee getränkt ist. Morgens abnehmen und mit Johanniskrautöl nachbehandeln. Ein gutes Hausmittel bei Hämorrhoiden.

Für die Körperpflege   Auf Grund der zusammenziehenden Wirkung kann der Odermennig auch für die Körperpflege angewandt werden. Bei unreiner Haut und juckenden Haut-

TATKRAFT — Odermennig

ausschlägen kommen die wundheilenden Eigenschaften der Pflanze voll zur Geltung. Innerlich als Teeaufguß und äußerlich zu Waschungen mit verdünntem Tee.

Die Anwendung von Odermennig ist ungefährlich Denn Nebenwirkungen oder gar Vergiftungen sind nicht zu befürchten. Doch gilt hier der Grundsatz, daß eine Trinkkur, egal ob nur ein einzelnes Heilkraut oder eine Teemischung dazu eingesetzt wird, nie länger als höchstens 3 Wochen dauern darf. Nach einer Pause kann eine solche Teekur wiederholt werden.

Bei Magenschleimhautkatarrh und Darmleiden Kann ich eine gut erprobte Teemischung aufs wärmste empfehlen. Odermennig 3 Teile, Kamille 2 Teile, Benediktendistel 1 Teil. 1 Eßlöffel der Mischung mit 1/4 l kochendem Wasser übergießen, 15 Minuten ziehen lassen und im Laufe des Tages 2 bis 3 Tassen schluckweise trinken.

Odermennig in Verbindung mit Goldrute Wirkt stark blutreinigend und belebend. Die Mischung zu gleichen Teilen im Heißaufguß herstellen.

Wird eine Belebung des Stoffwechsels angestrebt Dann mischt man Odermennig mit Löwenzahn, Schafgarbe und Tausendguldenkraut zu gleichen Teilen. Im Heißaufguß zubereiten. Man kann anfangs 3mal täglich 1 Tasse Tee trinken, muß gleichzeitig aber die eigenen Aktivitäten zu intensivieren versuchen. Täglich an die frische Luft gehen, Arbeiten im Freien durchführen. Besonders wertvoll sind solche in Garten und Wald.

Für Menschen, im Zeichen der Waage geboren Die sich vor der »Stacheligkeit« einer Entschlußfassung fürchten, paßt Odermennig besonders gut.

Odermennig-Tinktur-Zubereitung 30 g zerkleinerte Blütentriebe 14 Tage lang in 1/4 l 70%igem Alkohol ansetzen. Abseihen, den Rückstand 3 Stunden lang in ebensoviel abgekochtem und abgekühltem Wasser ausziehen lassen. Abseihen, filtrieren und der ersten Flüssigkeit beifügen. Nochmals 14 Tage in die Sonne stellen. Dunkel und kühl lagern.

TATKRAFT							Odermennig

Odermennig-Tinktur-Anwendung   3mal täglich 1 Teelöfferl voll einnehmen. Bei Gallensteinen, Koliken, »schlechtem« Magen und zur Förderung der Verdauung. Aber auch zur Festigung des Charakters.

Odermennigwein-Zubereitung   In 1 l gutem Rotwein läßt man 50 g getrocknete und zerkleinerte Odermennigblätter 8 Tage lang ziehen. Siebt durch und trinkt zur Stärkung des Magens täglich 3 bis 4 kleine Gläschen pro Tag.

Odermennigwein zur äußerlichen Anwendung   150 g getrocknete Blätter läßt man 3 Minuten in 1 l Rotwein kochen und abkühlen. Abseihen, dunkel und kühl lagern. Man macht damit Waschungen bei Geschwüren, offenen Krampfadern, Venenleiden und jeder Art von Verletzungen.

Äußerliche Anwendung von Odermennig-Abkochung mit Honig   Man bereitet aus 2 Handvoll getrockneten Blättern und 1 l Wasser eine konzentrierte Abkochung, indem man sie auf 3/4 l einkocht. Abseihen, temperieren. In der noch warmen, aber nicht heißen Flüssigkeit 2 Eßlöffel Honig auflösen. Zum Gurgeln bei Mund- und Halsentzündungen heranziehen. Dieses tägliche Gurgeln stellt auch eine ausgezeichnete Vorbeugung gegen Halsweh, besonders gegen Angina, dar.

Ein Name sagt alles   Unsere Ahnen hielten auf die Kraft des Odermennigs so viel, daß sie ihm den Ehrentitel »Heil aller Welt« gaben.

In leuchtend-warmem Goldgelb, umhaucht von zart-aromatischem Duft, ist der Odermennig das Heilkraut der schenkenden Fülle.

Als Fanal im Grünen trägt er Heilwirkung für Leber und Galle in sich. Läßt alles Schlaftrunkene, Dahindösende überwinden und verleiht Schwung. Aus eigener Kraft, die in mir schlummert, erfolgt die Tat. Nicht überstürzt gesetzt, sondern überlegt und bedacht.

STIMMUNGSERHELLER　　　　　　　　Ysop

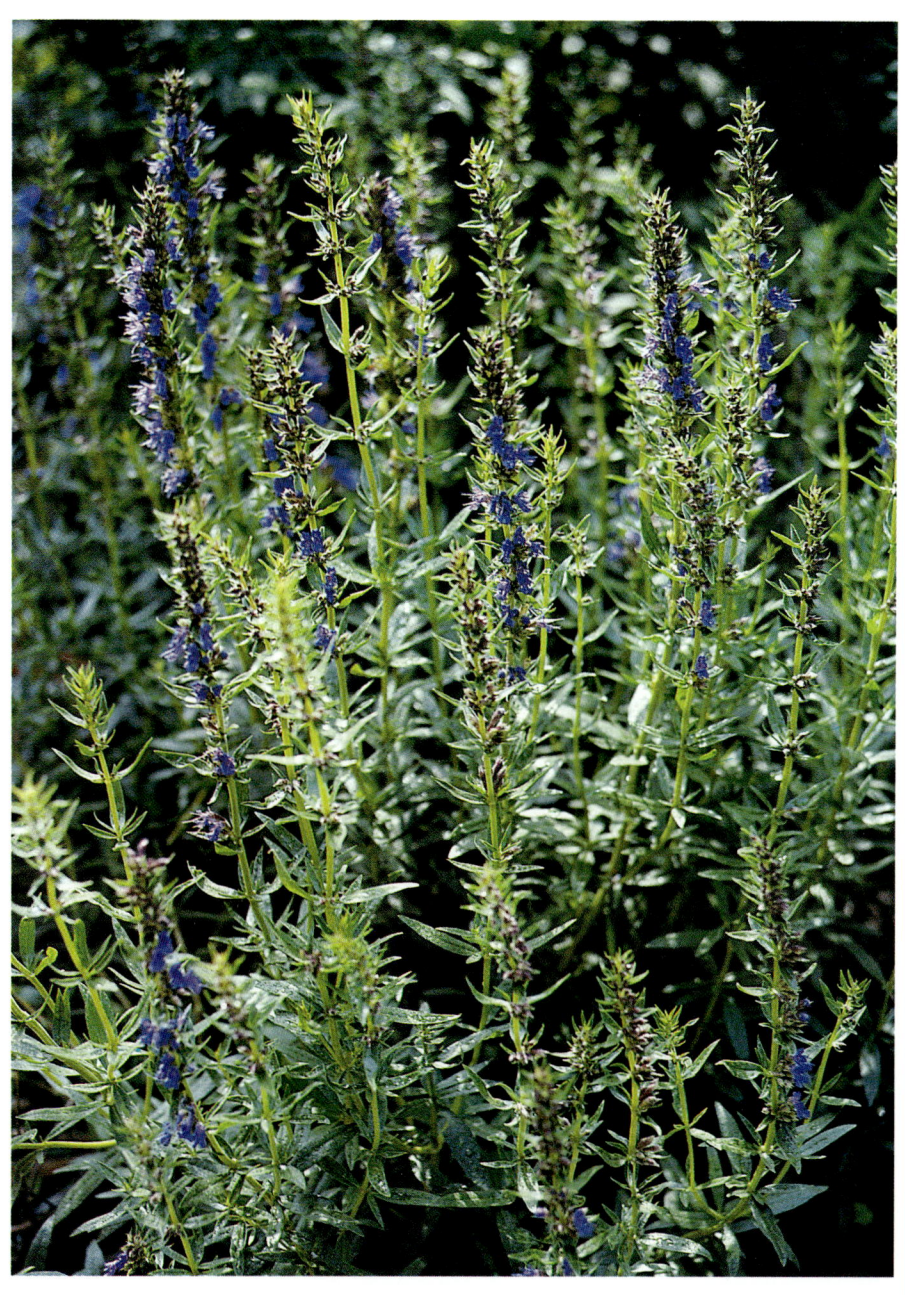

STIMMUNGSERHELLER   Seelenblicke

Mein ganzes bewußtes und unbewußtes Dasein spiegelt sich in dem einen Wort »Seele«. Sie ist mir Kanal zum Grenzenlosen hin. Rückt in mir das unsterblich Wesentliche in den Vordergrund.

Ich kenne viele »seelensgute« Menschen.
Denke gerne an sie. Weil sie es verstehen, aus der Tiefe ihres Seins einen Schatz zu heben: Die Einheit ihres Wesens.
Leib und Seele kann ich in mir nicht trennen. Weil beide in Wechselbeziehung stehen, kann ich nicht sagen, hier fängt der Leib an und die Seele hört dort auf. Oder umgekehrt.
Kein körperlicher Vorgang bleibt ohne Seelenregung. Jede Seelenregung hat ihre Rückwirkung auf den Körper.
Nicht mein Mund redet, mein Auge sieht, mein Ohr hört – sondern ich rede, ich sehe und ich höre.
So kann manches Leid besser verstanden und vermieden werden. Zuviele Verpflichtungen können Kopfschmerzen auslösen. Spannungen zwischen Menschen am Arbeitsplatz sind nicht selten die Ursache von Brustbeklemmung und Atemnot.
Auf eine große Aufregung hin kann ein plötzliches Erbrechen folgen. Bei Reise- oder Lampenfieber kann es durch überschüssige Säurebildung im Magen zu Sodbrennen kommen. Überraschungen führen gelegentlich zu unvorhergesehenem Harnlassen, aber auch zu Durchfall. Nach Ärger treten nicht selten Gallenkoliken auf.
Bei Bluthochdruck, verbunden mit Kreislaufschwäche, scheint es, als würde die Zeit davonlaufen. Es fehlt die rechte Einschätzung. Man fühlt sich stets überfordert.
Aus Angst vor Schwangerschaft kann die Periode ausbleiben.

Es gibt eine Anzahl Kräuter, die unsere Seelenstimmung aufhellen können. Und so in eine eher düstere Gemütsstimmung ein wenig Lichtschimmer hineintragen. Indem sie schlummernde Kräfte in uns aktivieren.

STIMMUNGSERHELLER   Seelenblicke

Das »dunkle Mittelalter« war nicht so dunkel, wie es oft hingestellt wird. Wenn damals zum Beispiel die Lippenblütler »Teufelsvertreiber« genannt wurden, dann war dies, den damaligen Verhältnissen gemäß, gar nicht so ungereimt.

Begründen läßt sich dies wohl dadurch, daß die Lippenblütler eine »ich-kräftigende« Wirkung ausüben. Und der Teufel der Bedränger und Versucher ist, dessen Herrschaft im Reich der Finsternis liegt.

Die Lippenblütler sind Sonnenkinder. Bei ihnen spielt die Wärme eine große Rolle.

Menschen sind Geschöpfe mit Eigenwärme. Ihre Körperwärme ist normalerweise stabil. Sie paßt sich nur geringfügig den äußeren Umständen an.

Der Mensch hat nämlich ein Wärmezentrum, das für eine konstante Körpertemperatur sorgt. Im Pflanzen- und Tierreich liegen die Dinge anders. Denken wir nur an jene Tierarten, die einen Winterschlaf halten. Wobei der Stoffwechsel gewissermaßen auf »Sparflamme« geschaltet wird.

»Wärme« spielt aber auch im übertragenen Sinne eine Rolle. Besonders dann, wenn man eine Persönlichkeit beschreiben will. Wir sprechen von einem warmherzigen oder einem kühlen Typ.

Wärme finden wir häufig bei den Cholerikern, den Aufbrausenden. Ihr Temperament weist in seiner Art ein großes »Ich-Bewußtsein« auf. Zur Stärkung des »Ich« muß Wärme zugeführt werden.

Dies äußert sich auch bei einem furchtsamen Kind. Wenn es bestimmte Eindrücke nicht verarbeiten kann und sich dadurch fürchtet, klettert es der Mutter auf den Schoß und stärkt sein »Ich« durch die mütterliche Wärme. Vermag die Mutter selbst diese Wärme nicht zu geben, wird sie häufig durch Naschereien ersetzt. Zucker, Süßigkeit und Liebeleien, sie alle bewegen sich in der gleichen Dimension.

Naschkatzen sind »fröstelnde« Menschen. Die Verwendung von Zucker in solchen Situationen ist nicht so merkwürdig, wie es auf den ersten Blick scheint. Wird doch

STIMMUNGSERHELLER   Seelenblicke

Zucker bereits durch unseren Mundspeichel kurz nach dem Genuß in Wärme umgesetzt.

Schmal **und hoch strebt der Ysop-Sproß empor. Dicht besetzt mit feinlanzettlichen Blättern. Oben gleichsam gekrönt mit einer sich nach einer Seite wendenden bläulichen oder rötlichvioletten Scheinähre.**

Das ist der Lippenblütler Ysop. Südeuropa und das trockene Westasien, die Türkei, die Ufer des Kaspischen Meeres und die Randgebiete des Aralsees sind seine Heimat. Dort liebt er felsige Hügel und die sonnigen Berge.

Der Duft der zerriebenen Blätter erwärmt, ist gleichzeitig aber kampferartig und dachsartig-animalisch.

Zur durchwärmenden Wirkung tritt die im Kampfergehalt sich ausdrückende Heilwirkung, die auf das rhythmische System des Körpers hinsteuert.

So erfaßt es chronische Bronchialkatarrhe und Asthma. Aber auch die Regulierung der Schweißabsonderung, die sich als heilsam erweist.

Das in der Pflanze enthaltene ätherische Öl lindert Wundschmerzen. Baut Entzündungen der Atemwege ab.

Nur **dann kann man in seiner Erdgebundenheit und Lebensenge vertrauensvoll gelassen den Blick nach oben richten, wenn man es verstanden hat, in die Tiefe seines Lebens hinabzusteigen. Die Kraft der Seele und die des Körpers richtig einzuschätzen.**

Wir erobern so jenen tragenden Grund in einer bewegten Welt, der zur Quelle der Innerlichkeit wird. Unsere seelische Verfassung hebt und erhellt.

STIMMUNGSERHELLER   Ysop

Ysop, ein Pflanzenkind Südeuropas, ausgezeichnetes Anregungsmittel für die Drüsen des gesamten Verdauungstraktes und von starker krampflösender Wirkung. Zählte einst zu den Hauptkräutern.

Der Halbstrauch mit kurzen verholzten Trieben überwintert und treibt im Frühjahr wieder frisch aus. Die blauvioletten Lippenblüten werden fleißig von Bienen beflogen.

Der Ysop ist eine uralte Heilpflanze. Bereits in der Bibel heißt es: »Reinige mich mit Ysop, und ich werde frei von Schuld sein.« (Ps 51, 7) Der heilige Kirchenlehrer Augustinus bringt über die Symbolik dieser Pflanze folgende Abhandlung: »Der Ysop ist uns bekannt als unscheinbares, aber heilkräftiges Kraut. Er senkt, wie man sagt, seine Wurzeln in steinigen Grund. Davon entnimmt man die Bedeutung für das Mysterium der Herzensreinigung: Nimm auch du die Wurzel der Liebe auf in deinen Felsengrund. Sei demütig in der Demut deines Gottes, auf daß du erhöht werdest in deinem verherrlichten Gott. Laß dich mit Ysop besprengen: Die Demut Christi wird dich rein machen. Verachte nicht das Kraut; achte auf die Kraft des Heilmittels. Ich will etwas beifügen, das wir gewöhnlich von den Ärzten hören und an Kranken erproben: Sie sagen, Ysop sei geeignet, die Lunge zu reinigen. Die Lunge bedeutet gewöhnlich den Hochmut: In diesem liegt Aufgeblasenheit, in jener die Atembeschwerde.«

Ysopkraut-Ernte   Die ganze Pflanze duftet stark aromatisch, blüht von Juli bis August. Gebraucht wird das blühende Kraut, wovon man die oberen, zarteren Teile verwendet und im Schatten trocknet.

So wird Ysoptee zubereitet   2 Teelöffel frisches oder getrocknetes blühendes Ysopkraut mit 1/4 l kochendem Wasser übergießen, in der Folge 15 Minuten ziehen lassen und dann abseihen.

Täglich 2 Tassen trinken, die erste morgens nüchtern und die zweite abends vor dem Schlafengehen, 3 Wochen lang, dann 1 Woche aussetzen und eventuell wiederholen.

STIMMUNGSERHELLER — Ysop

Durch eine Ysop-Teekur Kann man sein Gemüt aufhellen, der Schwermut entgegenwirken und mehr Optimismus an den Tag legen. Diese seelische Umstimmung erreicht man dadurch, weil Ysop – eine öldrüsige Pflanze – die Drüsen des gesamten Verdauungstraktes sehr günstig beeinflußt, Magen- und Darmstörungen behebt.

Die krampflösende Wirkung erweist sich als vorteilhaft für die Nierentätigkeit und die geregelte Harnabgabe. Löst den Schleim bei trockenem Husten. – Als Hausmittel wird Ysoptee gegen Husten, bei Durchfall und Blähungen eingesetzt.

Ysopwürze Ysop hat aber auch den unumstrittenen Ruf, ein vorzügliches Gewürz zu sein. Riecht und schmeckt sehr aromatisch und wirkt auf die Verdauung hervorragend ein, so daß es nicht zu Gasansammlungen kommt.

Ysopgewürz eignet sich zu Kalbsbraten, dem die würzige Herbheit fehlt. Aber auch Bohnengerichte, Eintöpfe, Suppen oder frische Salate mit Gurken und Tomaten lassen sich durch Ysop geschmacklich pikant verändern. Das gleiche gilt für Topfen- und Streichkäse.

Ysoptee schmeckt sehr angenehm Diese Tatsache wirkt sich nicht nur vorteilhaft auf den Gaumen aus, sondern verbessert die Laune, erhellt die Stimmung, hebt die Lebensfreude und findet im Wohlbefinden seinen Niederschlag.

Aromazusatzmittel für Weine Für den Hausbedarf schneidet man das blühende Kraut 10 cm über dem Boden ab. Der weiche Stengelteil mit Blüten und Blättern wird zum Trocknen ausgelegt. Von den härteren, zum Teil verholzten Stengelteilen die Blätter abstreifen und ebenfalls trocknen. Später soll man sie als Teedroge verwenden. Die zurückgebliebenen Stengel fein zerschnitten, im Verhältnis 1 : 4, gutem Weißwein als gesundes Aromamittel beifügen. So kann der Wein zum »Heil-Getränk« werden.

Würze-Zubereitung Beim Lagern von getrockneter Ysopdroge bleibt am Boden der Gefäße ein Gemisch von zerkleinertem Laub und Blüten zurück, das man sammelt und als Würze für Soßen und Salate heranzieht.

STIMMUNGSERHELLER — Ysop

Besonders wirksamer Ysoptee Wird mit 1 Eßlöffel echtem Bienenhonig vermischt und schluckweise langsam getrunken. Bei verschleimten Atemwegen, festsitzendem Auswurf und bei schmerzhaftem Husten.

Ysop und Fenchelsamen zu gleichen Teilen 2 Teelöffel für 1/4 l Wasser im Aufguß zubereiten, 15 Minuten ziehen lassen. Ist sehr wirksam bei Darmschmerzen, Magenschmerzen, Gelbsucht und Wassersucht.

Bei Menstruationsbeschwerden Fügt man der Ysop-Fenchel-Mischung noch den gleichen Teil Gartenraute bei und trinkt täglich 2 bis 3 Tassen ungesüßt.

Homöopathische Essenz »Hyssopus« D2 Aus der frischen, blühenden Pflanze hergestellt, dient vor allem als schweißhemmendes Mittel. Einige Tropfen davon auf einen Eßlöffel Wasser geben und 2mal täglich einnehmen. Diese Essenz ist ebenso den Frauen bei Menstruationsbeschwerden zu empfehlen. Bei alternder, erschlaffender Haut kann sie gleichfalls eingesetzt werden.

Ysop eignet sich bestens als Badezusatz Für diesen Zweck nimmt man 100 g Ysopblätter-Blüten-Gemisch für 1 l Wasser. Stellt kalt zu, kocht ganz kurz auf, läßt 10 Minuten ziehen, seiht ab und fügt es dem Badewasser hinzu.

Schlaffe, runzelige Haut Erfährt durch ein wöchentliches Ysopbad wieder ihre Straffheit.

Ysop-Absud, gut zum Gurgeln So wie der Badewasser-Zusatz bereitet, kann man ihn auch zum Gurgeln, zum Festigen des Zahnfleisches, bei Mandelentzündung und Bläschen im Rachen verwenden.

Zum Auswaschen der Augen Ist dieser Absud ebenfalls sehr zu empfehlen. Er stärkt nämlich die Sehkraft.

Das Ohrensausen und Ohrenklingen hört auf Streut man Ysopblätter-Blüten-Gemisch auf die heiße Herdplatte und leitet man mittels eines Trichters den Rauch in die Ohren, lassen oft auch Ohrenschmerzen nach.

Ysopbowle-Zubereitung Blühende Ysopzweige spannlang abschneiden, zu einem Sträußchen zusammenbinden,

STIMMUNGSERHELLER   Ysop

unter fließendem Wasser waschen und abtropfen. Danach hängt man es in ein Bowlengefäß und gießt 2 Flaschen Weißwein und 1 Flasche Sekt darüber. Anschließend stellt man das Getränk kalt. Nach 40 Minuten wird das Ysopsträußchen entfernt und die Bowle mit Honig leicht gesüßt.

Ysop im eigenen Garten gezogen   Gibt die Möglichkeit, daß man den Sommer über beständig ein wertvolles Küchenkraut in erreichbarer Nähe hat. So können junge Triebspitzen laufend zum Würzen gepflückt werden.

Ein Ysop-Blüten-Blätter-Sträußchen   Über Nacht in ein Glas kaltes Trinkwasser oder Mineralwasser gelegt, morgens herausgenommen, verleiht dem Getränk einen leicht aromatisch-bitteren Geschmack. Nüchtern getrunken, regt es die Magennerven an, fördert sachte die Darmentleerung, verhilft zu einem frohen Beginnen.

Ysoppulver   Getrocknete Triebe zerstampft man im Mörser zu einem sehr feinen Pulver. 1/2 Teelöffel voll davon mit Honig oder Marmelade gemischt, 2- bis 3mal täglich eingenommen, tut Leber, Nieren, Lunge und Galle gut.

Ysopessig-Absud   1 Eßlöffel voll feinzerhackter frischer Ysopblätter in 1/4 l Obst- oder Weinessig kochen. Abkühlen lassen, abseihen, in kleine Flaschen füllen. Dunkel und kühl lagern.

Ysopessig   Damit öfters während des Tages den Mund gespült, vertreibt Zahnschmerzen.

Ysop wächst in Palästina als Unkraut auf Mauern und felsigen Stellen. Die Beschaffenheit dieses buschigen, aromatischen Krautes macht es besonders geeignet, als Wedel für Besprengungen zu dienen.

Wir alle sind Sünder, brauchen Vergebung. »Vergib uns unsere Schuld«, als Vaterunserbitte, bleibt symbolisch mit dieser Heilpflanze verbunden. »Reinige mich und ich werde frei.«

ZARTGEFÜHL — Buchweizen

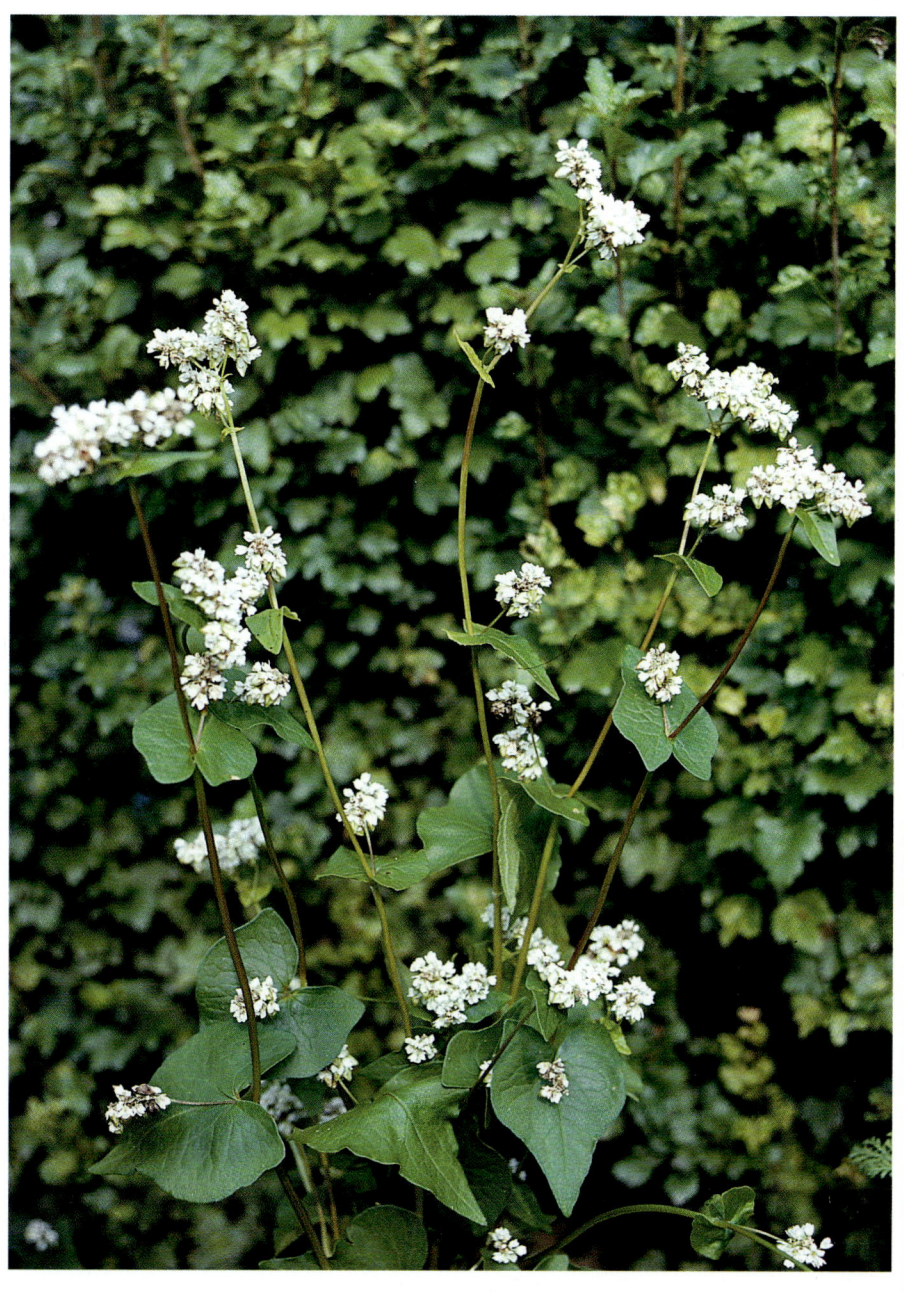

ZARTGEFÜHL   Seelenblicke

Weil Taktgefühl in unserem Herzen seinen Wohnsitz hat. – Menschen haben innere Werte. Die man erfahren kann. Die sich einem mitteilen. So zum Beispiel die Güte, die Milde, das Zartgefühl, das Wohlwollen.

Ein Mensch ist dann gütig, wenn wir spüren, daß er es gut mit seinen Mitmenschen meint. Ihnen wohlwill, sich für sie einsetzt. Freude bereitet, vergeben kann.

Der gütige Mensch strahlt eine Wärme aus, die Geborgenheit schenkt. Diese Ausstrahlung kommt vom Herzen, aus der Personenmitte. Die Begegnung mit einem gütigen Menschen berührt uns. Bleibt nicht ohne Wirkung. Vorausgesetzt, man läßt sich diese Erfahrung zu Herzen gehen.

Kam ein halbwüchsiger Bub aus dem Walde. Auf dem Kopf trug er einen Korb selbstgesammelter Erdbeeren nach Hause. Ein Vorübergehender sah dies. Der Anblick so vieler schöner reifer Früchte beeindruckte ihn. Deshalb fragte er den Burschen, für wen die Beeren seien. »Ich habe sie für meine Mutter gepflückt«, antwortete der Junge.

»Die wird sich aber freuen«, meinte der andere, »wenn du ihr die schönen Beeren bringst.«

»Ja«, sagte der kleine Mann froh und stolz. Dann schaute er auf seine bloßen Hände und nackten Füße, die ganz zerkratzt und blutig waren. Fügte hinzu: »Aber davon sage ich ihr nichts.«

Ja, die Mutter soll Freude haben, aber keinen Kummer. Den wollte ihr der zartfühlende Sohn ersparen.

Jesus ist der gute Hirte. Er vergißt keines SEINER Schäflein. Ruft den einzelnen Menschen beim Namen. Für IHN existiert der Kollektiv-Mensch nicht. Denn vor Gott darf jeder Mensch wirklich er selbst sein.

Der französische Schriftsteller und Kardinal Fénelon, 1651 bis 1715, war als Erzieher des Thronfolgers, des Enkels von Ludwig XIV. beauftragt. Später Erzbischof von Cambrai,

ZARTGEFÜHL — Seelenblicke

verbrachte er die letzten Jahre seines Lebens isoliert und zurückgezogen. Machte gerne Ausflüge in die Umgebung.

Eines Tages kam der Kirchenfürst in ein Dorf. Da hörte er aus einer ärmlichen Hütte ein Jammergeschrei. Er ging hinein und erfuhr von den armen Leuten, daß ihre einzige Kuh schon seit zwei Tagen weg sei. Jetzt wüßten sie nicht, wovon sie leben sollten.

Der hohe Gast, den die Leute nicht erkannten, wollte mehr über die Umstände wissen. So bekam er zu Gehör, daß die Kuh schwarz gewesen sei und einen weißen Fuß gehabt habe. Der Erzbischof tröstete sie und hinterließ eine Spende.

Auf dem Rückweg in die Stadt sah der Spaziergänger zufällig in einem Buschwerk die schwarze Kuh mit dem weißen Fuß, und am Hals hatte sie einen Strick.

Der Erzbischof ging sogleich auf die Kuh zu. Ergriff den Strick und führte sie noch abends eine Stunde Weges zurück zur Hütte der armen Leute. Ihre Freude war unbeschreiblich.

Unterwegs war er jedoch erkannt worden. Die Einwohner liefen zusammen und erfuhren von dieser seiner Handlung. Wie in Windeseile verbreitete sich die Nachricht: »Der Kirchenfürst führt eine Kuh.«

Sie ließen ihn nicht mehr zu Fuß zurückgehen. Sondern trugen ihn in einem Tragsessel wie im Triumph in die Stadt.

Takt besitzen heißt, sich ganz in die Lage der anderen hineindenken können. Ihre Fehler als menschliche Schwächen auffassen. Die Ungeduld besiegen. Rücksicht walten lassen. Im Zorn siehst du nur die Hälfte.

1515 zu Florenz geboren, war Philipp Neri ein Leben lang bemüht, als Priester und Seelsorger die religiöse Erneuerung Roms durch moderne Seelsorgemethoden zu verwirklichen. Er förderte die Kinderpredigt, die geistlichen Lieder in der Volkssprache, Wallfahrten und geistliche Übungen. Seine entwaffnende Freundlichkeit und sein liebenswürdiger Humor erwarben ihm in allen Volksschichten Vertrauen.

ZARTGEFÜHL   Seelenblicke

Die Kardinalswürde lehnte Philipp mehrmals ab. Schon zu seinen Lebzeiten verehrte ihn das römische Volk als »Il Santo«, den Heiligen. Er starb in Rom am 26. Mai 1595. Er gehört zu den bedeutenden Gestalten der katholischen Reform. Er wird als Schutzpatron der Humoristen angesehen.

Viel hielt er vom Takt und Zartgefühl den Kranken gegenüber. Wir sollen, wie er sagte, nicht immer an die Fehler der Nächsten denken, sondern dieselben als menschliche Schwäche auffassen. Dagegen sollen wir immer auf neue Mittel sinnen, den Kranken alles zu erleichtern. Dadurch sieht er nämlich unser Interesse, und dies bereitet ihm Freude.

Jeder Handgriff am Krankenbett sei voll Geduld und Sanftmut und Rücksicht, und alles atme nur Liebe.

Seien wir nie rasch und flüchtig, als wollten wir nur schnell fertig werden, auch nie lärmend und ungestüm. Es tut dem Kranken wohl, wenn er in seiner Schwäche, seinen Schmerzen unsere Rücksicht für ihn in allem, auch im leisen Gehen, leisen Reden und Handeln sieht. Eine schöne Sitte ist es für den Priester, Arznei und Speisen und Trank, die wir dem Kranken reichen, zuerst zu segnen. – Liebe ist ein vieldeutiges Wort. Kennt tausend Pfade.

Sich entschuldigen ist keine Schande. Ist Zeichen von Liebe, Wahrheit und menschlicher Größe. Keiner handelt immer richtig. Wo die Entschuldigung ausbleibt, wachsen Entfremdung, Anklage, Vorwurf, der Haß.

Faß dir ein Herz und entschuldige dich. »Ich sehe es ein. Es war nicht richtig von mir.« Das ist Balsam für die Seele des anderen. Es gibt eben auch Zeiten des Versagens. Erkenne dich selber. Steh wieder auf.

ZARTGEFÜHL — Buchweizen

Der Buchweizen enthält Mineralien, Vitalstoffe und Spurenelemente. Senkt den Cholesterinspiegel. Wird leider zuwenig verwendet. Kann zur Brotbereitung mit anderen Mehlsorten vermischt werden.

Botanisch gesehen gehört der Buchweizen nicht zu den Getreidearten. Er ist nämlich ein Knöterichgewächs wie der Rhabarber und der Sauerampfer. In der Mongolei heimisch, soll er im 14. Jahrhundert von dort nach Mitteleuropa gelangt sein. Er ist eines unserer anspruchslosesten und genügsamsten Gewächse. Gedeiht schon auf armen, sandigen Böden, wie zum Beispiel in den Heidegebieten. Darauf mag wohl auch sein zweiter Name Heidekorn zurückzuführen sein.

Aus der einjährigen, schnell wachsenden Pflanze gehen schließlich 4 bis 6 mm lange Nüsse hervor, die wie Bucheckern aussehen. Dies könnte mit dem Namen Buchweizen zusammenhängen.

Inhaltsstoffe des Buchweizens Die Frucht, eine dreieckige, schwarzglänzende Nuß, enthält ein Albumin, das reich ist an Fettsubstanzen und zusammengesetzten Eiweißstoffen. Auch sein Gehalt an Phosphor, Kalzium, Eisen und Kupfer sowie an den Vitaminen B 1, B 2, PP, B 5 ist überdurchschnittlich hoch. Er weist einen höheren Prozentsatz an Kalium auf als die Getreidearten.

Der Buchweizen, ein wertvolles Lebensmittel Zuerst wird die Schale entfernt, dann den Buchweizen wie Reis zubereiten. Sein hoher Energiegehalt und sein Nährwert machen den Buchweizen zu einem gesunden Lebensmittel, das leicht verdaulich ist, deshalb auch von Personen mit empfindlichem Magen gut vertragen wird.

Buchweizenhonig fördert das Zartgefühl Eine dunkelbraune, sehr harzige Honigart von starkem Aroma. Charakteristisch etwas bitter schmeckend. Mit eigentümlichem Duft, der etwas vom »Stallgeruch« an sich hat. Aussehen und Geschmack sagen nicht jedem zu. Beim Stehen geleeartig, wird Buchweizenhonig beim Umrühren wieder flüssig. Menschen, die an den Folgen des Wohlstandes leiden, sollen einige Zeit hindurch das Nachtmahl lassen. Dafür einige Löffel Buchweizenhonig und hintendrein einen Apfel essen.

Buchweizenhonig enthält viele Spurenelemente, deshalb von starker Kraft und äußerst nahrhaft.

Das Anwendungsgebiet des Buchweizen-Honigs liegt vor allem in der Verdauung, besonders aber im Darmbereich und in allen Stoffwechselprozessen.

Dieser Honig wirkt sich auch auf den Menschentyp aus. – Solche, die »wenig brauchen, um viel zu sein«, und das bewußt, sind »Buchweizen-Typen«. Diesen fällt es auch nicht schwer, den Geschmack des Buchweizenhonigs zu bejahen.

Buchweizensuppe-Zubereitung 100 g grob geschrotenen Buchweizen in 1 l Gemüsebrühe etwa 1 Stunde quellen lassen. 2 Eßlöffel kaltgepreßtes Pflanzenöl erhitzen, 150 g Zwiebelwürfel darin andünsten. Den Buchweizenbrei hinzugießen, zum Kochen bringen. Ihn etwa 25 Minuten gar kochen lassen. Mit dem Gewürz von Muskat, Meersalz, Selleriepulver, Oregano, Pfeffer und Knoblauchpulver abschmecken. In vorgewärmte Tassen füllen. Mit 20 g geriebenem Käse und feingeschnittenem Schnittlauch bestreuen.

Vorteile des Buchweizens in der Küche Läßt sich in der Küche ausgezeichnet als Nähr- und Stärkungsmittel gebrauchen. Er hat eine geringere Kochzeit als die Getreidekörner und kann zu Suppen, Brei, Klößen, Omeletts, Aufläufen und zum Backen verwendet werden.

Buchweizenkraut bei Krampfadern Nicht vergessen werden darf die Wirkung der frischen Blätter. Sie enthalten Rutin, ein flavonhaltiges Glykosid, dessen Wirkung ähnlich der des Vitamins P ist. Die Blätter lassen sich leicht zu Salaten mischen. Geschnitten und zerkleinert Suppen beigeben.

Buchweizen-Grünkernstroh-Teezubereitung Das schon verblühte Kraut im Zustand der milchigen Körnerbildung wird geerntet, zu Heu getrocknet, kleingeschnitten, dunkel und vor Feuchtigkeit geschützt gelagert. In 1/2 l Wasser 2 bis 3 Eßlöffel voll des Strohs kalt zustellen und kurz aufkochen.

ZARTGEFÜHL   Buchweizen

Eignet sich als Tee gegen Krampfadernschmerzen, aber auch zu Abreibungen der schmerzenden Stellen.

Das reine Buchweizenbrot Ist eine sehr gesunde Speise. Es stärkt die Blutgefäße, ist besonders reich an Vitamin P, dem Permeabilitäts-Vitamin.

Buchweizenbrei mit Honig gesüßt Sehr zu empfehlen für Nervenschwache und für geistig überarbeitete Menschen. Grobes Buchweizen-Vollkornmehl wird in Kuhmilch vom Bauernhof aufgekocht. Zugedeckt stehen lassen. Echten Bienenhonig einrühren, dann servieren.

Aus Buchweizenmehl zubereiteter Brei Auf Geschwülste aufgelegt und alle 5 Stunden erneuert, bringt diese in verhältnismäßig kurzer Zeit zum Erweichen und zum Öffnen.

Mit Buchweizen kochen Da der Buchweizen bei hohem Blutdruck eine ebenso gute Hilfe ist wie der Reis, sollte auch diese Getreideart abwechselnd auf den Tisch kommen. Er kann wie Reis zubereitet werden und, zu Topfenkäse und Salaten serviert, dessen Stelle einnehmen.

Es ist vorteilhaft, den Buchweizen in Gemüsesuppe zu kochen und die selbstgemachte Tomatensauce nebst feingeschnittenen Gewürzkräutern zuzusetzen. Läßt man den so zubereiteten Brei erkalten, kann er mit Tomaten und grünem Salat zum Nachtmahl gereicht werden.

Leiden ältere Menschen unter hohem Blutdruck und Arterienverkalkung Dann sollen sie statt Eier, Käse, Hülsenfrüchte und Fleisch häufig Buchweizengerichte serviert bekommen. Diese müssen aber sehr salzarm gehalten werden. Mit viel Küchenkräutern gewürzt, gibt man immer wieder Rohsalate, die mit Zitrone oder Molke und Pflanzenöl zubereitet werden, aber niemals mit Essig. Alles scharfe und schädigende Gewürz ist zu meiden.

Im Frühjahr soll Buchweizen ausgiebig mit Bärlauchsalat genossen werden.

Vielfältige Anwendung in der Küche Ganzes Heidekorn kann ähnlich wie Reis gekocht werden. Buchweizengrütze eignet sich mehr zu Suppen und Sterzen. Das Mehl ergibt

ZARTGEFÜHL   Buchweizen

einen kurzen Teig und ist vorzüglich als Beimischung zum Weizenmehl. Das Gebäck wird zarter als bei reichlicher Beigabe von Butter.

Der Genuß von Buchweizengerichten   Hat eine verjüngende Wirkung auf die Adern, vor allem auf die Arterien.

Buchweizen-Brätlinge   Den Buchweizenbrei noch mit feingeschnittenen Zwiebeln, Knoblauch und etwas Majoran vermengen, in Plätzchen schneiden. Sodann beiderseitig in Öl backen.

Ganzer Buchweizen   Wird in wenig Wasser oder Gemüsebrühe vorgekocht. Eine Sauce aus 2 Eßlöffeln Vollkornmehl, fein gewiegten Kräutern nebst etwas mildem Tomatenpüree daruntermengen und das Gericht in gedämpften Zwiebeln und Öl körnig weich kochen.

Böhmischer Heidensterz   1 kg roh geschälte Kartoffeln werden in Würfel geschnitten und in Salzwasser so lange gekocht, bis sie zerfallen. Sodann wird das überschüssige Wasser abgegossen, 1/2 kg grobes Buchweizenmehl und etwas Salz dazugegeben. Das Ganze so lange gerührt, bis ein gleichmäßiger Teig daraus wird. Nun sticht man mit einem befetteten Löffel kleine Nockerl ab, die man in 5 dag heiße Butter einlegt und durchröstet. Zum Schluß dann 3 Eier darübergeben. Salzen und den Sterz unter oftmaligem Wenden ausdünsten und zu Salat servieren. – Anstatt Eier kann man auch 8 dag geriebenen Mohn darüberstreuen.

Zartgefühl in Merkspruchform: »Ich bin ein kleines Ding von großer Wichtigkeit. Ich helfe jedem. Ich schließe die Türen auf, ich öffne die Herzen, ich zerstreue Vorurteile. Ich schaffe Freundschaft und Wohlwollen. Ich flöße Achtung und Bewunderung ein. Viele haben mich gelobt, noch niemand mich verdammt.

Jeder hat mich lieb. Ich langweile niemanden, ich verletze kein Gesetz. Ich koste nichts. Ich bin jederzeit nützlich. Mein Name ist ›Höflichkeit‹.«

SELBSTBEHERRSCHUNG   Hagebutte

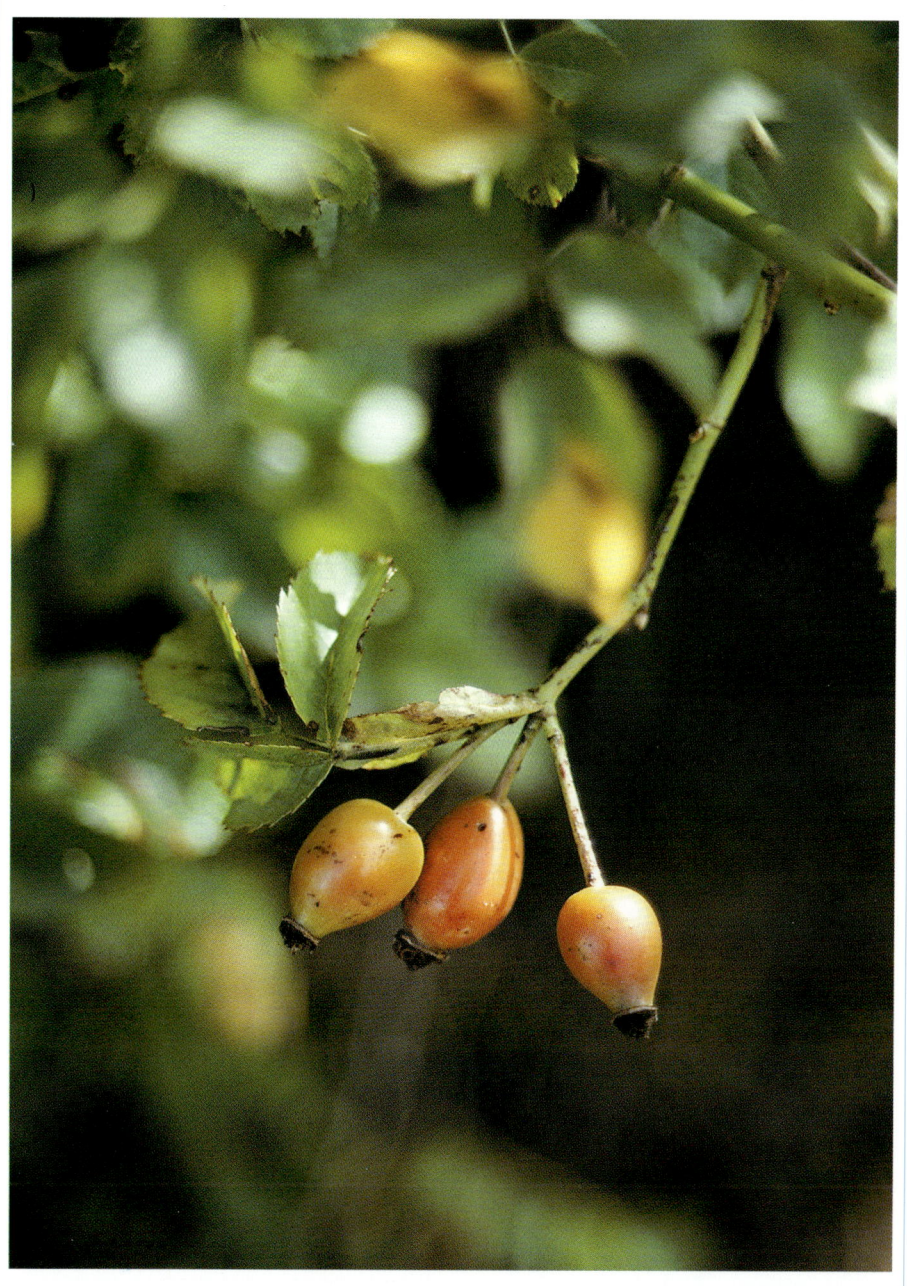

SELBSTBEHERRSCHUNG — Seelenblicke

Sprichwörter sind althergebrachtes Volksgut. Sie nehmen in der Literatur des Orients und im alten Israel eine bedeutende Stelle ein. »Erhitz dich nicht – um dein Gemüt und deine Seele in Stücke zu reißen.«

»Besser ein Langmütiger als ein Kriegsheld, besser, wer sich selbst beherrscht, als wer Städte erobert.« (Spr 16, 32)

»Ein Tor läßt seiner ganzen Erregung freien Lauf, aber ein Weiser hält sie zurück.« (Spr 29, 11)

Am Fuße eines Berges wollte ein junger Müller aus seiner Mühle für seine Familie Brot herausholen.

So erzählt ein altes deutsches Märchen.

Er ließ einen Wildbach vom Berge direkt und unbeherrscht über das Mühlrad stürzen. Die Mühle kam nicht in Bewegung. Und brachte kein Brot.

Der Müller baute unten im Tal eine Mauer. Staute dahinter das wild herabstürzende Wasser auf. Ließ es aus einer Schleuse über die Schaufeln laufen.

Auf diese Weise – so weiß das Märchen zu erzählen – kam die Mühle in ruhigen Gang und brachte Brot im Überfluß.

Überlegungen verbinden die Kreatur mit der Weisheit des unendlichen, allmächtigen Schöpfergottes.

Der Mensch erlebt, daß er nicht allein dasteht, um die Probleme des Lebens zu lösen.

Weisheit ist eben der Abglanz Gottes im Menschen.

Gott hat keine Eile, ER ist unendlich.

Des Lebens Last fordert uns heraus, geduldig zu sein. Denn ohne diese Tugend reift auch die Selbstbeherrschung in uns nicht.

Zwei Mägde gingen aus demselben Dorf auf der Landstraße dahin. Ihr Weg führte in die Stadt. Jede trug einen schweren Korb voll Gemüse, das sie auf dem Wochenmarkt in der Stadt verkaufen wollten.

Die eine Magd ächzte immer wieder über die schwere Last. Die andere ging heiter und ohne ein Wort des Murrens oder der Klage ihres Weges.

SELBSTBEHERRSCHUNG — Seelenblicke

Schließlich stand die eine Magd mitten auf dem Weg still und fragte ihre Gefährtin, wie sie denn so froh dahingehen könne. Sie habe doch auch schwer zu tragen.

Da meinte die andere: »Ich habe ein Kräutlein in den Korb gelegt, das mir das Tragen leicht macht.«

»So, und wie heißt das Kraut?« Da lachte die Gefragte und sagte heiter: »Ich will es dir verraten. Es heißt – Geduld.« Ja, leichter trägt, was er auch trägt, wer Geduld zur Bürde legt.

Ein einziger Augenblick des Unbeherrschtseins kann viel zerstören. Leidenschaften richten großen Schaden an. Selbstbeherrschung hingegen zeigt des Menschen Würde und Haltung.

Von einem Naturforscher – namens Abauzit in Genf – wird erzählt, daß er 27 Jahre lang wissenschaftliche Studien betrieben hat. Er widmete dem Barometer und dessen Veränderungen seine besondere Aufmerksamkeit, um aus diesen Erkenntnissen die allgemeinen Gesetze des Luftdruckes festzustellen.

Täglich machte er seine Beobachtungen und schrieb sie gewissenhaft auf.

Eines Tages aber kam ein neues Zimmermädchen ins Haus. Auch das Studierzimmer des Gelehrten wurde gründlich gereinigt und in Ordnung gebracht.

Als er es wieder betrat, fragte er die Magd: »Was hast du mit den Blättern gemacht, die beim Barometer lagen?«

»Die waren so schmutzig«, antwortete sie, »ich habe sie verbrannt und durch diese Blätter, die ganz neu sind, ersetzt.«

Abauzit verschränkte die Arme, kämpfte einige Augenblicke mit sich selbst. Dann sagte er ruhig und gefaßt: »Du hast die Ergebnisse einer 27jährigen Arbeit zerstört. Rühre in Zukunft nichts mehr an, was in diesem Zimmer liegt.«

Der Psalm 37 sagt uns im Vers 7: »Sei still vor dem Herrn und harre auf ihn. Erhitze dich nicht!«

SELBSTBEHERRSCHUNG — Seelenblicke

Alles Sich-Nicht-Überwinden-Können fängt bei den »Sucht-Liebeleien« an. Sinnentleerung des Daseins macht unsicher. Macht aber auch unfähig, das eigene Schicksal anzunehmen und zu ertragen.

Innerliche Leere kann zum Einstiegstor für Süchte, Abhängigkeit werden. Deshalb: den Sinn des Lebens finden. – Ein Notschrei vieler Menschen unserer Tage.

Es geht dabei nicht um eine bestimmte Krankheit allein. Es geht vielmehr um die Bitte einer Lebensführung, eines praktischen »Schritt-Machers«.

Die Zahl derer, die in ihren religiösen, sittlichen und kulturellen Bindungen den Sinn ihres Lebens sehen wollen, wird zusehends größer. Sie wissen, daß man sich nur so auch in den Grenzsituationen des Lebens geborgen fühlen kann. In ihrem Glauben finden sie einen mächtigen Regler und eine bewundernswerte Kraft, die sie befähigt, selbst extreme Belastungen – wenn es sein muß – zu ertragen und mit ihnen fertig zu werden.

Wenn das Leben leer ist, ... wird es mit chemischen Träumen gefüllt. Die letztlich der Realität nicht standhalten.

Dazu gehören nicht nur Nikotin, Alkohol, Tabletten, Drogen, sondern auch die stets griffbereiten Süßigkeiten. Denn Naschhaftigkeit ist ebenfalls ein Zeichen der Willensschwäche. Und diese wieder entspricht einem Leerraum unserer Seele.

Den Sieg über dich selber kannst du nicht aus eigener Kraft erringen, sondern nur wenn du auf die Stimme Gottes hörst. ER sagt zu deinem Herzen: »Mach dich und werde das, was ich dir zeigen werde.«

SELBSTBEHERRSCHUNG   Hagebutte

Zu Unrecht werden sie »Hundsrosen« genannt, die schönen, bescheidenen Hageröschen. Sie erfreuen unser Auge im Sommer. Prunken im leuchtenden Rot ihrer Früchte wie verspätete Blüten des Herbstes.

Hagebuttenfrüchte oder Hetscherl stehen in der spätherbstlichen Landschaft da und warten, bis sich mutige Finger in ihr dorniges Gehege wagen.

Sie gelten ihrer Inhaltsstoffe wegen als ganz wertvolle Früchte. Enthalten viel Vitamin C, andere Vitalstoffe, Mineralstoffe, Fruchtsäuren, Gerbstoffe, Zucker und Vanillin.

Hagebuttentee schmeckt angenehm säuerlich. Wirkt gerade in Erkältungszeiten vorbeugend. Überall dort, wo im menschlichen Körper es an Abwehrkräften mangelt, kann die Hagebutte hilfreich einspringen.

Hagebuttentee Die Früchte vorsichtig im Backrohr so wie Pflaumen, trocknen. Vor dem endgültigen Trocknen zerkleinern. Vor Feuchtigkeit geschützt aufbewahren. Nie in Metallgefäßen lagern oder verarbeiten, weil dadurch der Vitamingehalt ungünstig beeinflußt wird. – 2 Eßlöffel voll Hagebutten in 1/4 l kochendes Wasser geben. Ganz kurz aufwallen lassen, wegstellen und zugedeckt 15 Minuten ziehen lassen. Dann fein abseihen oder filtrieren. – Allergische Personen könnten durch die mit winzigen Härchen versehenen Samenkörner Hustenreiz bekommen.

Hagebuttentee ist ein guter Durststiller und ein verläßlicher Steinbrecher. Hebt die Immunisierungskraft des Körpers, steigert die Abwehrkräfte. Verwendung bei Fieber, bei Entzündungen der Schleimhäute und Katarrhen, bei Zungenbrennen, bei Zahnfleischbluten, zur Blutreinigung und für stillende Mütter zur Erhöhung des Vitamin-C-Gehaltes der Muttermilch. – Nicht länger als 3 Wochen anwenden. Dann ebensolange aussetzen.

Hagebutten-Sirup Frische Hagebutten entkernen, in Stücke schneiden. Mit kaltem Wasser bedecken. Kurz aufkochen, erkalten lassen, auspressen. 1 l Saft 1/2 kg Rohzucker hinzufügen. Bis zur Eindickung erwärmen. In sterilisierte Flaschen füllen. – Bei Vitaminmangel löffelweise einnehmen.

Hagebutten-Marmelade Die Hagebutten im Oktober/November nach dem ersten Frost sammeln, dabei gleich Stiel und Blütenansatz entfernen. Die Früchte über Nacht in der Wohnung in einem irdenen Topf zum Auftauen stehen lassen. Mit wenig kaltem Wasser zustellen, weich kochen. Durch Kunststoffsieb passieren. Unter Beigabe der gleichen Menge Gelierzucker 3 Minuten lang aufkochen. Heiß in Gläser füllen, in die vorher einige Tropfen Kognak oder Jamaikarum gegeben wurden. Gut verschließen. Auf feuchte Stoffunterlage stellen. Mit Wolldecke zum langsamen Auskühlen verhüllen.

Kindern früh und abends je 1 Teelöffel voll 6 Monate lang verabreichen. Zur geistigen Anregung, zur Beruhigung sowie gegen Allergie-Anfälligkeit.

Hagebuttensaft richtig zubereitet Die gereinigten Früchte mit lauwarmem Wasser leicht anfeuchten, über Nacht stehen lassen. Morgens auspressen. Dieser frische Preßsaft muß innerhalb eines Tages verbraucht werden.

Auch Dampfentsaftung ist möglich. Der Vitamin-C-Gehalt leidet weder durch Kochen noch durch Lagerung in Flaschen. So daß der Saft nichts von seiner Qualität einbüßt.

Welche Vorteile hat der Hagebuttensaft? Neben der Schwarzen Johannisbeere zählt die Hagebutte zu unseren Vitamin-C-reichsten Früchten. Vom Vitamin C wissen wir, daß es an den funktionellen Stoffwechselvorgängen des Körpers beteiligt ist. Es hebt die Leistungskraft, schützt vor rascher Ermüdung. Regt die Gehirnfunktion an.

Im Hagebuttensaft sind auch wertvolle Mineralsalze enthalten. In alter Zeit galt er als »Jungbrunnen der Nation«. Nicht zu übersehen ist die Wirkung des Hagebuttensaftes bei entzündlichen Krankheitsprozessen. Dazu zählen etwa Mittelohrentzündung, eitrige Mandeln und Bronchitis.

Die Widerstandskraft des Körpers wird beachtlich gehoben, so daß man sich viel seltener erkältet und weitgehend gegen Grippe-Viren immun ist. Sollte man trotzdem unter das Rad solcher Epidemien kommen, dann gehen sie ohne Komplikationen viel rascher vorüber.

Parodontose, eine weitverbreitete Zivilisationskrankheit, die mit Zahnfleischbluten ihren Anfang nimmt und wie ein Bumerang auf uns zurückfällt, weil wir »zu fein« essen, kann mit einer einfachen Hagebuttensaft-Kur hintangehalten oder ausgeheilt werden.

Wie wird eine Hagebuttensaft-Kur erfolgreich durchgeführt? 4 bis 6 Wochen lang nimmt man morgens und abends je 1 Eßlöffel voll des Saftes ein. Auf diese Weise kann man auch Kindern spürbar helfen, die in der Schule überfordert werden. Je nach Alter genügen hier 1 bis 2 Teelöffel voll pro Tag.

Chronische Müdigkeit, häufig auftretende Ohrenschmerzen bei Kindern kann man einfach mit Hagebuttensaft loswerden. Dieser Trank wirkt indirekt durch Steigerung des körpereigenen Abwehrsystems.

Hagebuttentee mit Kandiszucker In einem alten Kräuterbuch ist folgendes Hausmittel bei hartnäckigem Husten zu finden: Bei dem sogenannten blauen Husten sowie bei Krampfhusten ist der Absud von Hagebutten sehr zu empfehlen. Man nimmt hiezu auf einen guten Schoppen Wasser eine Handvoll Früchte und ein Stück Kandiszucker. Nachdem das Ganze ein paar »Wälle« getan hat, wird es geseiht und tagsüber getrunken. Natürlich fährt man längere Zeit mit dem Mittel fort.

Ulsamer Hagebuttenliqueur Noch um die Jahrhundertwende war dieser Likör sehr bekannt und gelobt. Besonders anregend und wohltuend für alte Leute. Ulsamer hat ihn so zubereitet: »Auf ein Liter vom Frost getroffene weiche Früchte nimmt man ein Pfund feinen, weißen Kandiszucker, setzt ihn in drei Liter Branntwein an und läßt die Flasche acht Tage lang auf dem warmen Ofen stehen.«

Zubereitung von rohem Hagebuttenmark Die reifen, weichen Früchte werden mittels einer Küchenmaschine mit

SELBSTBEHERRSCHUNG — Hagebutte

dem geeigneten Vorsatz zerkleinert. Dies ergibt eine rote, vitaminreiche Paste. Wird sie mit der Hälfte Bienenhonig oder Traubennährzucker vermengt, so erhalten wir rohes Hagebuttenmark. In kleine Marmeladegläser füllen. Gut verschließen. Dunkel und kühl lagern. Bald aufbrauchen.

Ein Medikament und eine Delikatesse Täglich 1 Teelöffelchen rohes Hagebuttenmark eingenommen, deckt unseren ganzen Tagesbedarf an Vitamin-C und hilft einem überarbeiteten Menschen mehr als Vitamin-C-Tabletten.

Unruhigen und zerfahrenen Kindern Mische man früh und abends in 1 Teelöffel echten Bienenhonig jeweils 1 gute Messerspitze rohes Hagebuttenmark und gebe es ihnen zum Naschen.

Hagebuttenkern-Rückstand Bei der Herstellung von Hagebuttenmark bleiben Rückstände übrig, das restliche Fruchtfleisch, die Häute und die Kerne. All das wird getrocknet und den Winter über als Tee verwendet. – 1 Eßlöffel voll in 1/4 l kochendes Wasser geben, kurz aufwallen lassen. Wegstellen und 15 Minuten ziehen lassen, abseihen.

Der Tee hat ein feines Aroma. Als Beigabe kann man je nach Geschmack Zitronensaft oder Milch verwenden.

Nierenkranken zu empfehlen Tee aus dem Rückstand von Hagebuttenkernen ist sehr reich an Kieselsäure und wirkt sich sehr günstig auf die kranke Niere aus.

Kalk, Kieselsäure, Magnesium und Phosphor, alles Nährsalze – in der Hagebutte enthalten –, die unsere Nerven stärken und für das Gehirn gut sind. So fällt auch die Beherrschung seiner selbst leichter.

Für den Menschen ist die Versuchung stets gegeben, einen anderen Weg als den der Liebe zu gehen. Es gibt immer wieder die Möglichkeit, sich für oder gegen Gott zu entscheiden. Herr, hilf mir durchzustehen und den rechten Weg zu finden.

ABLEITUNG   Kümmel

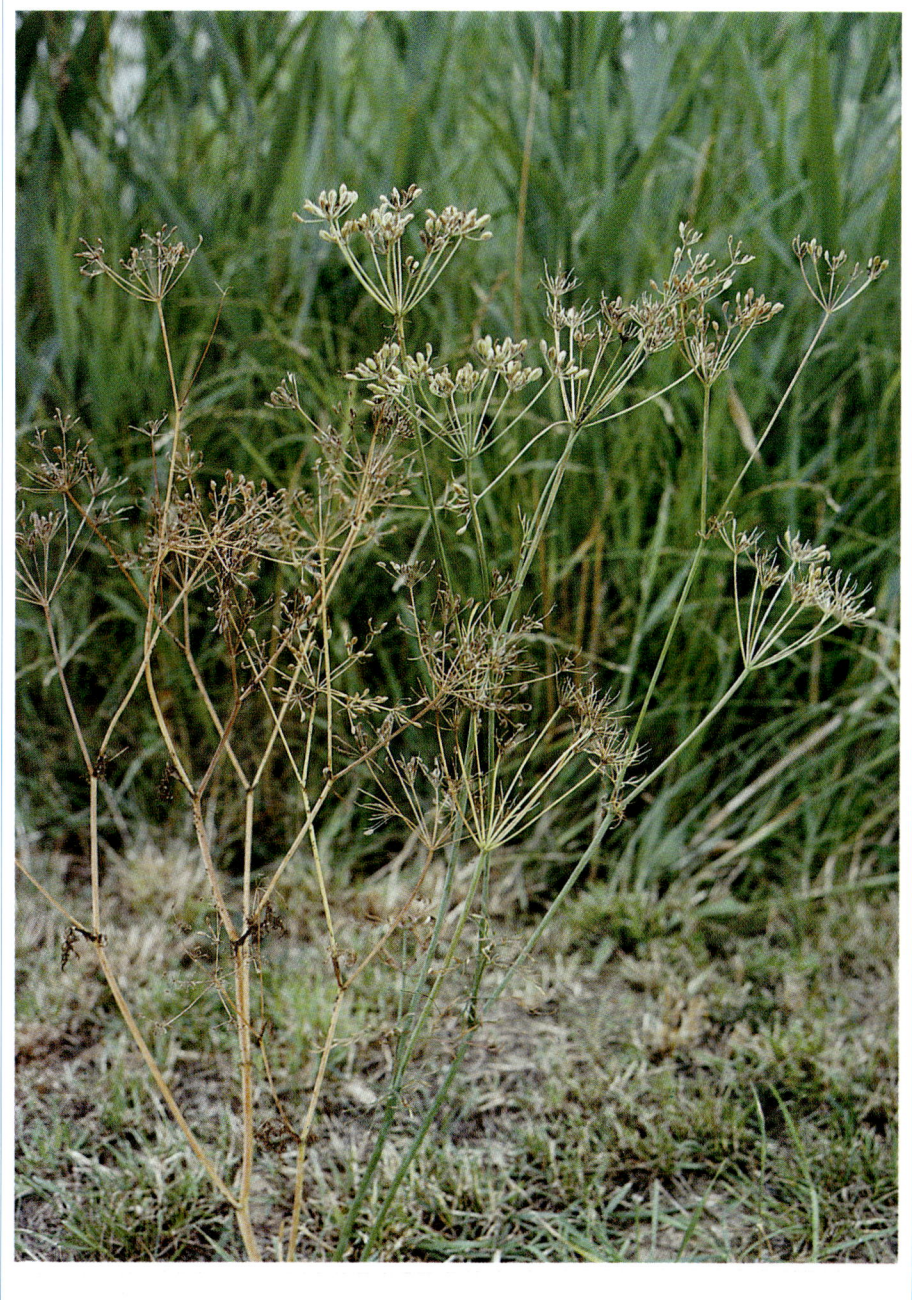

ABLEITUNG   Seelenblicke

Gottes Augenblick und die Herz-Uhr des Menschen haben keine Zeiger. In einem einzigen Augen-Blick können sie Mut machen, Trost, Kraft und Leben schenken. Können Weg weisen, Heilsströme auslösen.

Unheimlich ist das Rauschen und Tosen wildschäumender Fluten. Wenn die Wasser des Stromes anschwellen, über das Ufer treten, die Umgebung überschwemmen und gewaltige Verheerungen anrichten, steht oft dann der Mensch diesem schaurigen Element ohnmächtig gegenüber.

Ganz anders präsentiert sich der Strom in seinen friedlichen Zeiten. Er versorgt die Menschen mit Fischen. Befördert ihre Habe und sie selbst schnell und leicht auf seinem Rücken von einem Ort zum andern. Macht den anliegenden Boden fruchtbar.

Des Menschen Zornkraft gleicht einem reißenden Fluß, gewaltig und furchterregend.

Allüberall, quer durch unser Land, wie unendliche Schnüre, ziehen sich elektrische Leitungen. »Vorsicht Hochspannung! – Berühren der Drähte lebensgefährlich!«

So gibt es auch Menschen, denen man am liebsten eine Tafel umhängen möchte: »Vorsicht Hochspannung! – Ja nicht berühren!« Es sind dies die Jähzornigen, die Choleriker. Die rasch Aufbrausenden, bei denen die geringste Berührung ihrer empfindlichen Stellen einen Kurzschluß verursacht. Der nicht selten zu den schlimmsten Folgen führt.

»Manchmal hört man in den stillen Nächten in der schaurigen Einöde des Toten Meeres aus der Tiefe der starren Salzflut seltsam aufklingende Töne. Sie scheinen herzzerbrechendes Seufzen und Klagen zu sein. Das sind die verlorenen Seelen, die Gottes Liebe verschmähten und jetzt da unten weinen und nach Erlösung rufen.« So erzählen es Fremdenführer.

Im Zorn beuteln und schütteln dich gewaltige Kräfte hin und her und toben sich in dir aus. – Sag ein freundliches Wort und du wirst wieder still.

ABLEITUNG   Seelenblicke

Alles bildet sich nach inneren Bildern. Eine Blume nach dem im Samenkorn angelegten Bilde. Ein Mensch nach dem »Bilde Gottes«. Der Schöpfer spricht zu dir in der Stille und in der Einsamkeit.

ER spricht durch das Wasser und den Sonnenglanz, im Dunkel der Wälder und im Frieden des Abendrots. Auf diese Weise wird der Alltag zum All-Tag erhöht, die trübste Umgebung in ein Märchenland verwandelt. Weil eine einmal gefaßte Idee immer einen Mutterboden findet, in dem sie keimen und wachsen kann, um schließlich zu blühen und Frucht zu tragen. Weil höhere Kräfte und Mächte ordnend und helfend eingreifen, die den gläubig Bejahenden die Macht des Geistes über die Materie erfahren lassen.

Pascal sagt: »Der Gedanke macht die Größe des Menschen.« Ebenso macht der Mensch den Gedanken groß.

Paulus schreibt: »Jetzt schauen wir in einen Spiegel und sehen nur rätselhafte Umrisse, dann aber schauen wir von Angesicht zu Angesicht. Jetzt erkenne ich unvollkommen, dann aber werde ich durch und durch erkennen, so wie ich auch durch und durch erkannt worden bin.« (1 Kor 13, 12)

Das Leben hat einen Sinn. Warum glaubst du eigentlich an Gott? Weil ohne IHN dein Leben sinnlos wäre. »Sinn« heißt, tiefer geschaut, »Weg, Reise«. Unsere Lebensreise strebt einem Sinn-Ziel zu: Gott.

Was bin ich denn wirklich? Bin ich gut oder böse?

Wer hat sich diese Frage noch nie gestellt, oder besser gesagt, ihr entgegentreten müssen?

Ich glaube, da sind wir Menschen alle gleich. Vorausgesetzt, daß wir uns überhaupt Gedanken über uns selber machen. Wenn nicht, dann wäre es um uns schlecht bestellt. In dem Augenblick, in dem wir Zweifel an unserer Güte oder Schlechtigkeit hegen, unruhig darüber werden, befinden wir uns auf dem Weg des guten Kampfes. Und der bleibt keinem

ABLEITUNG   Seelenblicke

erspart, will er sich nicht im Eigendünkel einwiegen und sich selbst belügen.

Wir alle haben eine Lebensaufgabe, eine ganz konkrete. Nämlich dem Funken vom Feuerbrand Gottes in uns zum Durchbruch zu verhelfen, bis die Flamme auflodert, hell brennt und auch den andern neben mir mit ihrem Schein erfaßt.

»Euer Licht soll vor den Menschen leuchten, damit sie eure guten Werke sehen und euren Vater im Himmel preisen.«

An-erkenne den Menschen in dir, der das Feuer Gottes verborgen in sich trägt. Erkenne eines: Du bist Bild Gottes. Ein Bild, das zeitweise verstaubt ist, sehnsüchtig darauf wartet, daß du den Staub abwischst und das wahre Bild sichtbar wird. Sagt doch der große Arzt Paracelsus: »Was wäre der Mensch, wenn keine Seele in ihm wäre.«

Als der HERR Adam, den ersten Menschen, erschaffen hatte, nahm ER ihn nach einer altjüdischen Sage bei der Hand, führte ihn an allen Bäumen vorbei und sprach zu ihm: »Schau meine Werke, wie schön und herrlich sie sind; aber alles, was ich schuf, um deinetwillen habe ich's geschaffen. So nimm auch zu Herzen, daß du nicht Schaden anrichtest in meiner Welt und sie nicht zerstörest; denn hast du ihr Abbruch getan, ist keiner nach dir, der es wieder gutmacht.«

Ganz vorne unter den Ableitungskräutern steht der **Kümmel. Er hilft uns zu entspannen, zu entladen, den Ärger abzubauen, auszuladen.**

»Der Weg ist gewunden, die Wahrheit aber ist gerade. – Jeder Narr kann über andere lachen, nur ein Weiser über sich selbst. – Der Unfähige gleicht einem Pilz, der in die Höhe schießt, doch keine festen Wurzeln hat.« Fernöstliche Weisheit, die auch uns nützt.

ABLEITUNG   Kümmel

In der Feuchte und im Licht sprießen die Blätter. Der blühenden Doldenblum' entquillt reichlich Nektar. Aber erst in der Zeit des Sommerfeuers vollendet sich die Kümmelpflanze. Wird zum kraftvollen Heilsträger.

Denken ist gut, darf jedoch nie zu Lasten anderer menschlicher Fähigkeiten eine Vorrangstellung einnehmen.

Kopfschmerzen sind heute viel häufiger als einst, weil der Mensch von heute sein Denken irgendwie überstrapaziert.

Er verliert die Brücke nach oben. Schirmt sich »aus eigener Kraft der Vernunft« gegen die Lenkung seines über uns stehenden Vater-Gottes ab. Dessen Tun und Handeln SEINE Kinder nicht immer klar erfassen können.

Schattenpflanzen sind blütenlos. Sie haben kaum Licht, aber um schön zu blühen, braucht es viel Licht: das Sonnenlicht.

Wie herrlich leuchten die Enziane auf den Alpentriften, viel klarer als ihre Geschwister in der Tiefe. Sie haben diesen nichts voraus als das ungeschwächte Sonnenlicht.

Wie prächtig prunken die großen Blumen der Tropen, viel schöner als ihre Vettern im nebeligen Norden. Sie haben ihnen nichts voraus als den Glanz der Tropensonne.

Von dem bekannten Erzieher Pestalozzi stammen die innigen Worte: »Wenn du Gott vergißt, vergißt du deiner selbst, denn die Liebe Gottes ist dein Leben, o Sterblicher.

Sie ist das Band der Kräfte deines Kopfes und deines Herzens. Und die Auflösung dieses heiligen Bandes deiner Kräfte ist die Quelle ihrer Zerrüttung. Und ihre Zerrüttung gebiert die Sünde, die dich tötet, o Mensch!

Darum hüte die Quelle deines Lebens und des Bandes deiner edelsten Kräfte und liebe Gott!«

Kopfschmerzen sind immer Begleiterscheinung anderer körperlicher Beschwerden. Weil die richtige Ab-Leitung fehlt. Wir suchen nicht lange nach der Wurzel des Übels. »Deshalb: Mund auf, Tabletten hinein!«

ABLEITUNG   Kümmel

Das alles ist nur ein Selbsttäuschungsmanöver. Sinnlos wäre es, die äußeren Zeichen, die Symptome, beseitigen zu wollen und die auslösenden Ursachen oder die mitbestimmenden Umstände, die Faktoren, zu übersehen. Sie existieren trotz allem weiter, denn ...

Hauptverursacher der Kopfschmerzen ist die Ernährung. Die Art wie wir essen, was wir essen, wann wir essen.

Für Menschen, die sich bewußt zur Verwendung guter, unverfälschter Lebensmittel durchgerungen haben, ist die heutige Marktsituation entsetzlich. Wer geht schon auf die Barrikaden, organisiert eine Demonstration gegen die aufgezwungenen verfälschten und mit Chemikalien versetzten Lebensmittel. Denaturiert, versüßt und versalzen.

Wenn die Grenzen fallen, dann wird es noch viel ärger werden. Bestrahlte Tomaten, mit Wachs überzogene Äpfel und Birnen, gegen Augenbildung gespritzte Kartoffeln, das alles sind nur Unschuldsengel gegen die wortwörtlich auf uns zukommenden »Schweinereien«.

Wohlstand bedeutet noch lange nicht Wohlbefinden.

Kümmel, eines der ältesten Gewürze unseres Kulturkreises und wichtigster Vertreter der Doldengewächse, ist reich an Kieselsäure, Eisen- und Magnesiumoxyd. Dies spricht von seiner starken Lichtbeziehung.

Kümmel zählt zur Familie der Doldengewächse, die als Lieferanten von Würzpflanzen eine besondere Rolle spielen. Es ist wertvoll, die wichtigsten Merkmale dieses Verwandtschaftskreises zu kennen.

Es handelt sich dabei fast immer um krautige Pflanzen, deren hohle Stengel durch Knoten gegliedert sind, damit sie dem Druck des Windes besser standhalten können.

Die Blütenstandsform – flach oder halbkugelig zum Blütenstand vereint – erweist sich für die Insektenbestäubung als recht vorteilhaft. Weil die für sich allein unattraktiven kleinen Blüten so für vorbeifliegende Insekten leicht erkennbar sind.

ABLEITUNG — Kümmel

Vielseitig gestalten sich die Anwendungen des Kümmels, der mit Recht in dem Ruf steht, das Leben zu verlängern.

Junge Kümmelblätter als Gemüse   Im ersten Jahr entwickelt die Kümmelpflanze eine bodenständige Blattrosette, die sich erst im zweiten Jahr zu einem Stengel ausbildet, der dann verästelt die Früchte trägt. – Junge Kümmelblätter den Sommer über abzupfen. Nicht schneiden, sondern zerreißen, Suppen, Eintopfgerichten und Salattunken beigeben.

Einige Kümmelkörner am Morgen kauen   Eine erstklassige Naturmedizin bei Blähungen und Krämpfen im Magen- und Darmbereich.

Bestrichene Brötchen mit Kümmelkörnern bestreuen Macht diese nicht nur schmackhafter, sondern auch gesünder und trägt vor allem viel zur Hebung des Gemütes bei.

Kümmel eignet sich in der Küche vielfach   Besonders bei Kartoffeln, Sauerkraut, Krautsalat und anderen Kohlzubereitungen, bei Eintopfgerichten und Bohnengemüse. Bei Topfen und Käsesorten. Sowie für Schweinsbraten und Soßen. Bei all diesen Gerichten wird durch den Kümmel die Verdauung beschleunigt und gefördert.

Kümmeltee-Zubereitung   2 Teelöffel gestoßener Kümmelkörner mit 1/4 l kochendem Wasser übergießen. Zugedeckt 15 Minuten ziehen lassen. Abseihen, früh und abends je 1 Tasse einnehmen.

Gilt als mildes schleimlösendes Mittel bei Katarrhen der oberen Luftwege. Hilft aber auch bei Menstruationsstörungen und fördert die Muttermilchbildung.

Kurz vor Anwendung durchführen   Kümmelkörner im Mörser leicht anstoßen. So wirkt das Öl rascher.

Bei übermäßiger Gasansammlung   Wird warmer Kümmeltee unmittelbar nach der Mahlzeit getrunken, und zwar täglich 1 Tasse.

Bei Heiserkeit und Brustschmerzen   3 Teelöffel angestoßener Kümmelkörner in 1/4 l Milch geben. Zustellen, kurz aufkochen und zugedeckt 15 Minuten ziehen lassen. Abseihen und abends vor dem Schlafengehen trinken.

ABLEITUNG   Kümmel

Kümmel pulverisieren, gut verschlossen aufbewahren
2 bis 3 Messerspitzen pro Tag vor der Mahlzeit einnehmen. Einen Löffel voll Suppe oder einen Schluck lauwarmes Wasser nachtrinken.

Kümmelöl aus der Apotheke besorgen   4 Tropfen davon in warme Milch einrühren. Stärkt die Bronchien und behebt Katarrhe der Atemwege.

Kümmelgeist treibt die Verdauung an   Die Kümmeldolden noch vor der vollen Reife im Juni/Juli schneiden. Zu Hause auf ein Tuch legen und trocknen, um die Samen nicht zu verlieren. Dann die Körner abstreifen und eine Flasche zu einem Viertel damit füllen. Noch besser wäre es, diese Portion Samenkörner in einem Mörser leicht anzustampfen, bevor ein guter Obstbrand oder Kornbrand darübergegossen wird. 4 Wochen in der Wärme stehen lassen. Täglich einmal durchschütteln. Den Kümmelgeist noch nach dem Filtrieren 2 bis 3 Monate im Keller lagern und ruhen lassen.

Kümmel in Wein getrunken   Nimmt schlechten Atem und vertreibt die Gase.

Kümmelpulver   In Speisen, in Wasser oder Wein genommen, erwärmt den Magen, regt den Appetit an und stillt Leibschmerzen.

Im Darm sitzen Tod und Leben eng nebeneinander. Wer es versteht, Magen und Darm richtig zu behandeln, der findet auch den Weg hin zum Leben.

Von der Heilpflanze Kümmel geht eine Wirkung auf die Tätigkeit der Sinnesnerven aus, die in den Verdauungsorganen verborgen liegt. Man könnte sie eine unterbewußte Umgestaltung oder Verwandlung unserer äußeren sinnlichen Wahrnehmungen, ein Vorbeugen seelischer Explosionen nennen.

GELASSENHEIT　　　　　　　　　　　Huflattich

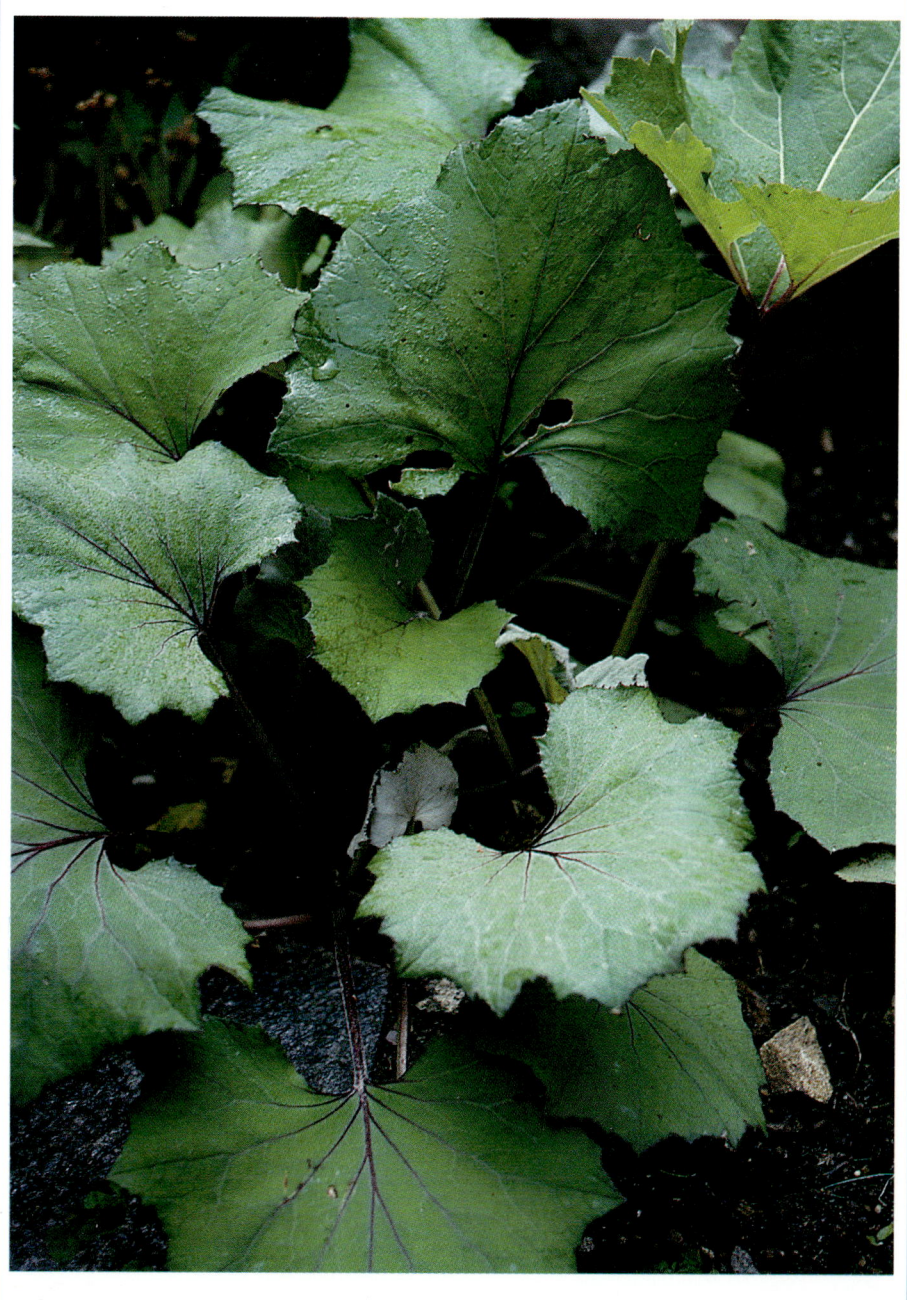

GELASSENHEIT   Seelenblicke

Das schlichte Gewand unserer Seele macht das Leben wertvoll. Hellhörig und wachsam den Willen des HERRN »geschehen lassen«. Nur im Funkenflug der Seele entzündet sich unser Daseins-Empfinden.

Wenn man älter wird, versteht man es immer besser, worauf es im Leben eigentlich ankommt. Jemand, der die heilige Theresia von Lisieux sehr verehrte, fragte sie einst, ob sie viel habe kämpfen müssen, um die Stufe der Vollkommenheit zu erreichen, zu der sie gelangt sei. Da antwortete sie mit unbeschreiblicher Betonung: »Oh, das ist es nicht ...«

Und dann fuhr sie fort: »Die Heiligkeit liegt nicht in dieser oder jener Übung. Sie besteht in einer Stimmung des Herzens, die uns klein und demütig in den Armen Gottes macht, uns in unserer Schwäche bewußt erhält und ein bis zur Kühnheit gesteigertes Vertrauen in Gottes Vater einflößt.«

Von der persönlichen Auffassung und Gewissensbildung hängt so vieles im Leben ab. Auch unser eigenes Leben.

Ein amerikanischer Fliegerhorst bekam hohen geistlichen Besuch. Ein Leutnant sprach mit dem Herrn: »Wir Piloten haben mit unseren schnellen Flugzeugen auch die Vögel längst überflügelt.«

Der geistliche hohe Herr aber erwiderte: »Dieser Vergleich hinkt. Versuchen Sie doch mal, sich mit Ihrer Maschine auf einen ganz dünnen Zweig zu setzen und ein lustiges Morgenlied dabei zu trillern!«

Damit die Seele leer wird für die Geburt Gottes in dir, mußt du dich von deinen Fix-Standpunkten und der Welt – oft »Fleisch« genannt – lösen. Du brauchst dazu den inneren Schatz der Gelassenheit.

Der Ausdruck »Gelassenheit« stammt aus der deutschen Mystik. Er besagt Befreiung des Menschen vom Ich. Die Ent-Werdung, in der die Seele »leer« wird für die Geburt Gottes in ihr.

GELASSENHEIT — Seelenblicke

In der geistlichen Literatur finden wir viele Begriffe, mit denen Gelassenheit wiedergegeben werden kann. – Geduld, Selbstverleugnung, Gehorsam, Verträglichkeit, Nachgiebigkeit, Selbstbeherrschung, Beherrschung der Begierden und Gottergebenheit. – Gelassenheit führt den Menschen auf eine gewisse Seelengröße, um das Sitzen am Eigentum, die Sorge für das Fortkommen, das Hängen am Leib, an der Gesundheit und Bequemlichkeit, an der Arbeit und ihren Früchten und an den Lüsten zu »lassen«.

»Du hast uns zu dir hin erschaffen, und unser Herz kommt nicht zur Ruhe, bis es ruht in dir.« So schreibt der heilige Augustinus in seinen »Bekenntnissen«.

»Sehnsucht« drückt das Lebensgefühl vieler Mitmenschen von heute aus. Die kopflastigen »Aufklärungen« stillen den Hunger des Herzens nicht.

Viele hungern in unserer zerstückelten Kultur und Massenzivilisation nach Einheit, Liebe und Geborgenheit. Sie suchen ihr Heil in einer »Reise nach innen«.

Auch der Glaube weiß, daß der Mensch ein Wesen der Sehnsucht ist. Er macht die schmerzhafte Erfahrung, daß er auf Erden sich und sein Glück nie ganz zu verwirklichen vermag. Denn »die Welt ist eine Nummer zu klein geraten«.

Der gläubige Mensch verzagt nicht. Was Tag für Tag »so anfällt«, darf nicht als Ballast, den man mitschleppt, betrachtet werden. Gottes gütige Hand sehen, in allem »was auf uns zukommt«. Einfach »zukommen lassen« als gütige Heimsuchung, das ist »christliches Vollkommenheits-Streben«.

Menschen, die dem wäßrig-feuchten Typ entsprechen, haben natürlicherweise vermehrte Schleimbildung in den Luftwegen. Sie brauchen viel Wärme, damit sie sich abhusten und entschleimen können.

Das geistig-innerliche Einswerden mit einer Heilpflanze ist eine unausgesprochene Einschaltung in den Schöpfungskreislauf.

GELASSENHEIT   Seelenblicke

Eine Teilnahme der Schöpfungskraft, die von dem einen Gott ausgeht und dem Menschen die Kraft verleiht zu gesunden.

Krankheit ist immer die Folge einer Diskrepanz. Ein Zurückstellen des seelisch-geistigen Prinzips in uns und eine Superemanzipation des Körperlich-Stofflichen.

Der Korbblütler Huflattich vermag es, seinen Pflanzencharakter dem Menschentyp entgegenzustellen. Dazu sind seine Inhaltsstoffe bestens geeignet. Inulin, eine Vorstufe des Fruchtzuckers, mildert den Hustenreiz. – Gerbstoffe wirken entzündungshemmend. – Ätherisches Öl lindert den Schmerz und lockert Verschleimung und Verkrampfung. – Der gelbe Farbstoff Xantophyll ist von kapillarzusammenziehender Eigenschaft. – Mineralsalze, Salpeter, Zink, Natrium, Kalium und Kieselsäure festigen die Gewebe, stärken die Nerven und entkrampfen, verleihen dem Blut die nötige Mineralsubstanz, halten es leichtflüssig.

Dieser breitgefächerten Wirkungsweise ist es zu verdanken, daß sich dem wäßrig-feuchten Typ die Wärme-Helle des Huflattich-Charakters gegenüberstellt.

Der »gelassene Mensch« lebt maßvoll und ruhig. Beherrscht sich und tritt allen Eventualitäten gefaßt gegenüber. Er erstickt nicht im Ärger und verwehrt es dem Ärger, zum Haß zu werden. Der letzten Endes das Leben zerstört. »Gelassenheit macht große Verfehlungen wett.« (Koh 10, 4)

Aus mir selbst bin ich schwach. Ich brauche es wie einen Bissen Brot, daß mich der HERR mit SEINER Liebe begleitet. Das macht mich stark und gelassen.

GELASSENHEIT　　　　　　　　　　　　Huflattich

Die Natur läßt den Menschen nicht allein. Sie gibt ihm im Lauf der Jahreszeiten treue, helfende Freunde zur Seite. Mutter Natur versteht es. Sie weiß jederzeit das Richtige anzubieten.

Die Nachwirkungen des Winters können mit einer Heilpflanze ausgeheilt werden, die »Hustenlattich« heißen müßte.

Ein Heilungsprozeß beginnt nicht in dem Augenblick, wo das Teehäferl dampfend auf dem Tische steht, man vorsichtig, ruhig und gelassen einen Schluck zu sich nimmt. Unsere Heilung beginnt viel früher schon an Orten, in Tätigkeiten und Situationen, die wahrhaft nichts mit Medizin zu tun haben, so wie wir fälschlich meinen. Heilung beginnt dort, wo wir uns gemeinsam für die Reinheit der Luft und des Wassers einsetzen und uns darum bemühen.

Dies ist ein Schritt nach vorne zu einer besseren Kondition unserer Atmungsorgane und zugunsten von mehr Qualität der Heilpflanzen, von denen wir doch Gesundung erhoffen.

Das erwarten wir auch vom Huflattich.

Feucht und besonnt zugleich, lehmig und kalkhaltig muß der Boden sein, den der Huflattich liebt. So finden wir ihn an feuchten Gräben, Wegrändern, Dämmen durch ganz Europa, Asien und Afrika.

Die Pflanze bildet Inulin, Gerbstoffe, etwas ätherisches Öl, reichlich Salpeter und bettet dies alles in ausgiebige Schleimbildung ein.

Huflattichblätter sind wegen ihrer hustenlindernden und schleimlösenden Wirkung geschätzt und für sämtliche Brustteemischungen unverzichtbar.

So ist Huflattich für den Menschen, der sich als Träger des Odem Gottes identisch weiß, ein vorzügliches pflanzliches Mittel, das es ermöglicht, den Willen des Schöpfers in Erfüllung gehen zu »lassen«.

Huflattich, ein Kraut, das die Gelassenheit in uns fördert und dazu verhilft, mit beiden Beinen auf der Erde zu stehen.

GELASSENHEIT   Huflattich

Huflattich bekämpft Erkältungskrankheiten, fördert das Abhusten des zähen Bronchialschleimes und nimmt die innere Unruhe. Fördert die Gelassenheit. Verdrängt die tatenlähmende Gleichgültigkeit.

Weicht der Winter und setzen sich die ersten Sonnenstrahlen durch, dann erfreuen jedes Jahr die leuchtend gelben Blütenköpfchen des Huflattichs den Vorfrühlings-Wanderer. Wohltuend duftet die Gegend nach Honig. Erst viel später werden die Blätter ausgebildet. Langgestielt, rundlich, herzförmig, handgroß, flach gebuchtet und grob gezähnt. Oben sind sie dunkelgrün, unterseits durch starke Behaarung weißfilzig. So heben sie sich leicht vom übrigen Pflanzenwuchs ab.

Erst wenn der Wind die verblühten Blumen zerzaust, ihre Samenkörner durch die Luft wirbelt – die mit einer Flugvorrichtung, dem Pappus, versehen sind –, beginnen die Blätter zu treiben. Da das Atmen, eng verbunden mit Kreislauf und Stoffwechsel, zu den primären Lebensfunktionen des Menschen gehört, sind alle Behinderungen dieser Art eine lebensbedrohende Disharmonie. Die im ersten und entscheidenden Stadium des »Abhustens« jedoch abgewendet wird.

Huflattichblätter sammeln Mehr noch als Huflattichblüten würde ich Huflattichblätter als Hausmittel empfehlen. Man pflückt sie in den Monaten Mai und Juni. Bevorzugt werden junge, nur handtellergroße Blätter, die sauber sind und nicht mit Erde verschmutzt.

Damit der wertvolle Pflanzenschleim erhalten bleibt, soll ein Waschen unterlassen werden. Eventuell mit einem Tuch reinigen.

Wichtig ist es zu wissen, daß Huflattichpflanzen, die in der Sonne wachsen, inhaltsstoffreicher und besser sind als Schattenblätter. Gleich nach dem Sammeln die Blätter klein schneiden, damit das Trocknen schneller vor sich geht.

Nur intensiv getrocknete Blätter sind haltbar. Ansonsten ist die Gefahr der Schimmelbildung sehr groß.

GELASSENHEIT   Huflattich

Huflattichblätter-Tee richtig zubereitet 2 gehäufte Teelöffel zerkleinerter und getrockneter oder frischer Blätter werden mit 1/4 l kochendem Wasser übergossen, 15 Minuten ausgezogen und dann abgeseiht.

Zur Erleichterung des morgendlichen Abhustens Wer an chronischer Bronchitis leidet, eine Staublunge hat oder Emphysem-Patient ist, möge morgens gleich nach dem Aufstehen eine Tasse Huflattichtee trinken. Ziemlich warm und mit Honig gesüßt.

Dadurch wird das Abhusten des in der Nacht gestauten Schleimes erleichtert.

Gurgelmittel bei Reizerscheinungen in Mund und Rachen Den warmen Huflattichblätter-Tee mit einer Prise Salz verrühren. Nach gründlichem Gurgeln ausspucken.

Huflattichblätter-Tee trinken Bei gereizten Schleimhäuten in Magen und Darm täglich 3 Tassen ungesüßten Tee zu sich nehmen. Rasch kann man so auf einfache Art Linderung erfahren.

Bei unreiner Haut Zur Blutreinigung 3 Wochen lang täglich 3 Tassen ungesüßten Huflattichtee warm und schluckweise trinken.

Huflattichtee äußerlich angewandt In der Volksheilkunde sehr beliebt zur Behandlung von Wunden und Entzündungen, Hautausschlägen und Ekzemen, aber auch bei lästigem Hautjucken.

Neuralgien oder Nervenschmerzen Können erfolgreich behandelt werden: Huflattichblätter zerstampfen und fingerdick auf die zu behandelnde Stelle auflegen. Mit einem Leinentuch abdecken und eine halbe Stunde einwirken lassen. Diese Anwendung kann je nach Bedarf mehrmals täglich wiederholt werden.

Die recht schmerzhafte Gürtelrose macht ärztliche Behandlung notwendig Mit Einverständnis des Arztes kann man Huflattich-Auflagen anwenden. 1 Handvoll schöner Blätter kurz in kochendes Wasser geben, abtropfen lassen und auf die Gürtelrose auflegen. Alle 4 Stunden erneuern.

GELASSENHEIT   Huflattich

Huflattichtee für Spezialfälle   Der Gehalt an Bitterstoff macht mit dem Schleim den Huflattich gleichzeitig zu einem guten Tonikum, einem Stärkungsmittel. Es verbinden sich hier zwei wertvolle Wirkungen: Reizlinderung und Kräftigung. Darin besteht die besondere Bedeutung des Huflattichs. Er ist und bleibt das bevorzugte und wirklich gute Hustenmittel für die chronischen Fälle.

Hier ist das Wort chronisch im weitesten Sinne des Wortes zu verstehen. Als äußerst wirkungsvoll hat sich der Huflattichtee für zwei Leiden erwiesen: für das chronische Lungenemphysem und für die Silikose.

In beiden Fällen macht sich ein außerordentlich hartnäckiger Husten bemerkbar. Hier ist Huflattich durch seine oben erwähnte zweifache Wirkung richtig am Platz und ein wahrer Helfer in der Not.

Eine schmackhafte Salatbeigabe   Frischgepflückte junge Huflattichblätter, Brunnenkresse und Löwenzahnblätter vor der Blüte gesammelt, kleingeschnitten und zu gleichen Teilen gemischt, ergeben eine wertvolle Hilfe gegen Frühjahrsmüdigkeit.

Einen guten Blutreinigungstee   Erhält man mit der oben angegebenen Kräutermischung. – 1 voller Eßlöffel frischer, zerkleinerter Kräuter für 1/4 l kochendes Wasser. 15 Minuten ziehen lassen, abseihen. Ungesüßt trinken.

Nicht durch die materielle Aufnahme eines Heilkrautes allein kommt die Wirkung zustande. Vielmehr durch die geistig-seelische Identifizierung und das Auf-die-gleiche-Welle-Einstellen wird die Vollkraft der Reaktion erst richtig ermöglicht.

Damit ist der normale Ablauf der leiblichen Funktionen gewährleistet – Grundbedingung für die seelisch-geistigen Funktionen. Weil es äußerst wichtig ist, alles mit der Tiefe des Geistes zu erfahren.

ENTLASTUNG Eberesche

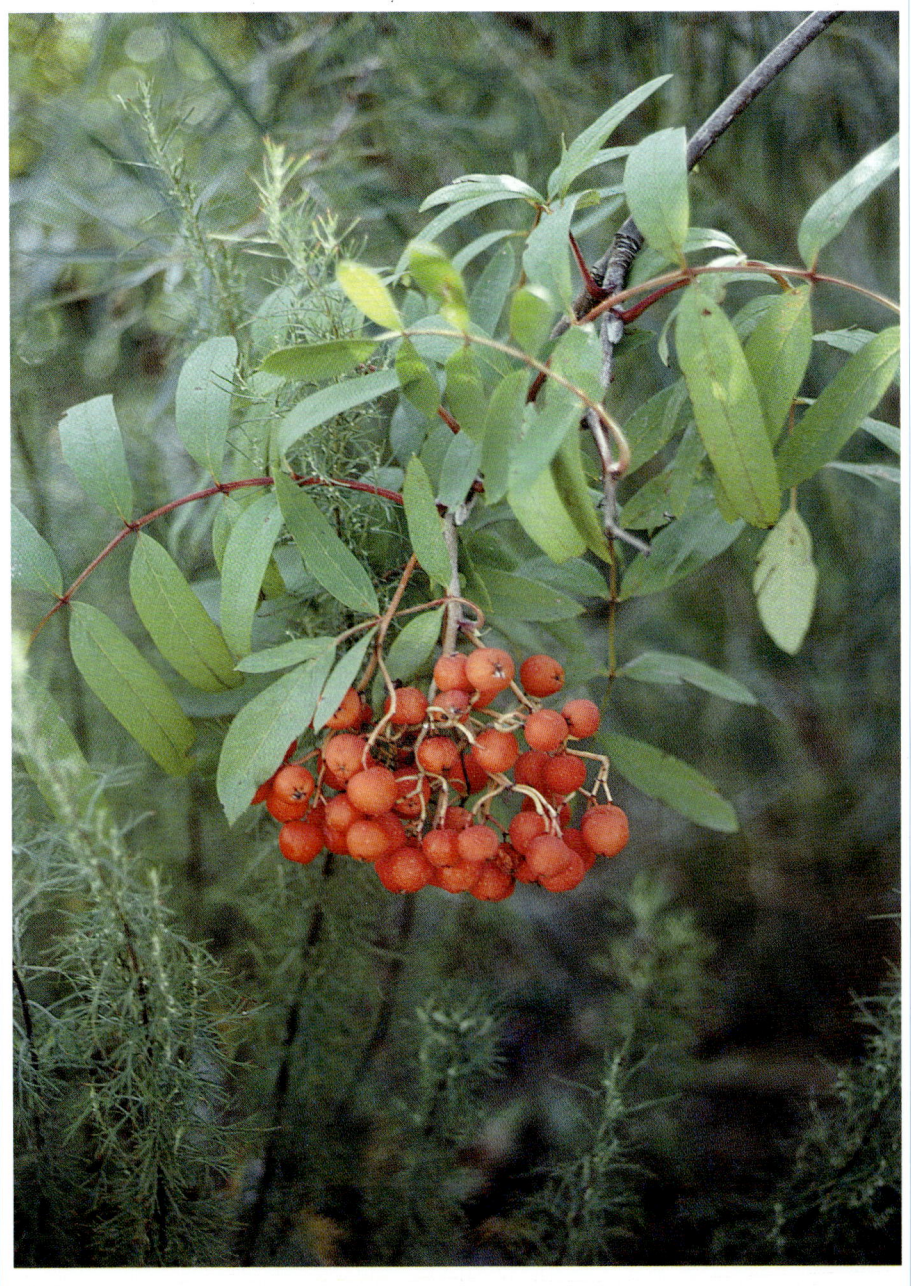

ENTLASTUNG   Seelenblicke

Ein bewußter Mensch weiß einem Gedanken oder einer Tätigkeit treu zu sein, sich klar zwischen »entweder – oder« zu entscheiden. Ein »Ja« oder »Nein« zu sagen. Und dies mit Bestimmtheit.

Bei Sedan an der Maas wehrten sich am 2. September 1870 verzweifelt 12.000 Franzosen gegen das 1. bayrische und Teile des 4. preußischen Armeekorps.

Die französische Armee Mac Mahons wurde völlig eingeschlossen. Und Napoleon III. gefangengenommen.

Bei dieser denkwürdigen Schlacht trafen zwei Gewehrkugeln das Zifferblatt einer großen Standuhr und brachten das Werk zum Stehen.

Die Uhr wurde bis heute nicht mehr in Gang gesetzt. Sie zeigt immer noch auf halb zwölf Uhr und jenen Zeitpunkt an, da sich das Schicksal eines Volkes für Generationen entschied.

Jeder Augenblick in meinem Leben ist ein Wendepunkt. Ich muß Entscheidungen treffen, Entschlüsse fassen.

Ausgeglichenheit, Konsequenz und Konzentration täten mir gut dabei. Würden Verwirrungen und Entgleisungen meiner selbst verhindern.

Unsere Entscheidungen sind keine »Ein-Weg-Handlung«, vielmehr ein fragender Blick auf Gottes Walten hin, dessen bildliche Antwort uns gegeben wird. Die wir so zum teilhabenden Partner Gottes werden.

Dunkle Haufen die Laubbäume. Ein Hang von schwarzen Spitzen der Nadelwald. Wie finstere, lauernde Ungetüme ringsum die Berge.

Schöne Welt, wo bist du? Ich stehe mittendrin und sehe dich nicht.

Wenige Stunden später. – Wo bin ich jetzt? Hineingezaubert in ein Märchenland? Ist mir das verlorene Paradies wieder zurückgegeben?

ENTLASTUNG   Seelenblicke

Edelsteine, rot, gelb und blau, liegen ausgestreut auf einem weiten Teppich von Smaragd. Und Diamanten hängen glitzernd daran.

Eine Riesenorgel dunkelgrüner Pfeifen summt. Der Nadelwald und die Berge blicken heiter und vergnüglich drein. Ein Gewölbe von Saphir über meinem Haupt. Jetzt, wo sie heraufkommt, die eine, die das holde Wunder der Wandlung vollbracht hat, aus Nacht Tag machte, die liebe Sonne.

Wo war sie denn, die Sonne? Hatte man sie vom Himmel gerissen? Hatte man sie angerußt?

Nein, kein Arm reicht hinauf bis zu ihr. Keine Rußwolke der Erde kann ihr nahen. Sie steht zu hoch am Himmelszelt.

Aber die Erde hatte ihr den Rücken gekehrt, hatte sich von ihr abgewendet. Und da wurde aus dem Tag Nacht.

Und wieder wandte sich die Welt der Sonne zu. Da wurde aus der stockfinsteren Nacht wieder heller Tag.

Im 8. Psalm heißt es: »Seh' ich den Himmel, das Werk deiner Finger, Mond und Sterne, die du befestigt:

Was ist der Mensch, daß du an ihn denkst, des Menschen Kind, daß du dich seiner annimmst?

Du hast ihn nur wenig geringer gemacht als Gott, hast ihn mit Herrlichkeit und Ehre gekrönt.

Du hast ihn als Herrscher eingesetzt über das Werk deiner Hände, hast ihm alles zu Füßen gelegt.

Herr, unser Herrscher, wie gewaltig ist dein Name auf der ganzen Erde!«

Und diesen Namen darf ich anrufen, jederzeit und immer.

Das Tier besitzt den Instinkt, um sein Leben zu regeln. Der Mensch, des Schöpfers Liebkind, trägt eine kostbare Regelung im Herzen. Ist der Schatz seines Lebens in Gefahr, schlägt das Gewissen Alarm.

»Tu das nicht!« Ertönt es unerläßlich in deinem Innern. Gerade in dem Augenblick, in dem du dabei bist, sinnlos dein Leben für ewige Zeiten zu zerstören – die Liebe zu verwüsten –,

ENTLASTUNG — Seelenblicke

dann steht ein Mahner vor deiner Tür. Die Sirene heult. Ein Notruf ertönt.

Angst und Schrecken erfaßt dein Gemüt. Verzweiflung und Verlassenheit machen sich breit. Innere Leere und Öde bemächtigen sich deiner.

... Spiel nicht den Schwerhörigen. Hör doch auf die Alarmglocken deines Gewissens. Sei davon überzeugt, daß Gott selber in diesem Moment am Werk ist. SEINE Liebe umfängt und »verfolgt« dich. Höre auf Gottes Stimme. ER führt dich wunderbar. Ruf ihn an. Er will dich entlasten.

Nicht umsonst sprechen wir von der »Last« der Entscheidung, die wir alle als Bürde zu tragen haben. Dabei sollte aber der spirituelle Akzent auf der Grundentscheidung liegen. Aus dem personalen Wissen um sie ergibt sich ein vertieftes Verständnis von Gut und Böse.

Es bedarf des »geistlichen Antriebes«, damit der Alltags-Arbeits-Trott nicht dazu führt, daß das ganze Leben verödet.

»Wer im Dunkel lebt und wem kein Licht leuchtet, der vertraue auf den Namen des Herrn und verlasse sich auf seinen Gott.« (Jes 50, 10) »Du jedoch, Herr, kennst und durchschaust mich; du hast mein Herz erprobt und weißt, daß es an dir hängt.« (Jer 12, 3)

Arbeit darf nicht den Menschen einseitig reduzieren! Sie soll ihm helfen, das Leben ganzheitlich zu entfalten. Allzu leicht wird man ansonsten in sich verhaftet, »klebt am eigenen Fell«.

Solche Menschen – stets unzufrieden – lösen in sich eine Art »Selbstvergiftung« in allen Ebenen aus. Sie brauchen eine dreifache Reinigung: »Blut-Reinigung«, »Seelen-Reinigung« und »Geistes-Reinigung«.

ENTLASTUNG   Eberesche

Im Vogelbeerbaum, da sind viele Anhaltspunkte zum Beschaulichsein, zum Nachdenken vorgegeben. »Weisheit erwerben ist besser als Gold, Einsicht erwerben vortrefflicher als Silber.« (Spr 16, 16)

Die Baumkrone, luftig und locker, gewährt vielen gefiederten Freunden Schutz und Nahrung.

Deswegen auch die gängigen Volksnamen »Vogelbeere« und »Drosselbeere«.

Der Baum selbst, anspruchslos. Man trifft ihn in Wäldern und Mooren bis hinauf auf 2400 Meter Höhe an. Liebt halbschattige bis sonnige, freie Standorte. Parkanlagen, Straßenbegrenzungen und Waldränder sind bevorzugte Orte.

Im deutschen Denken hat der Baum tiefe Wurzeln geschlagen, die zurückreichen in die mythologische Vergangenheit. Ist er doch dem germanischen Gewittergott Donar geweiht. – Um sich vor Drachen zu schützen, hängt man in der Walpurgisnacht – die Nacht vor dem 1. Mai – Ebereschenzweige über die Haus- und Stalltüren. So hoffte man den fliegenden Drachen abzuhalten.

Schlägt man den Kühen mit solchen Zweigen auf das Kreuz, kann man sie milchreich machen.

Menschen, die stark in der Vergangenheit leben und Mühe haben, in die Gegenwart zu finden, hilft die Bauernapotheke Eberesche. Die Vögel mögen ihre leuchtendroten Beeren. Drechsler schätzen ihr Holz.

Der Vogelbeerbaum hat in letzter Zeit beachtlich an Bedeutung gewonnen. Der bis zu 6 Meter und darüber hohe Baum blüht Mai/Juni. Von August bis in den Oktober hinein leuchten seine zahlreichen traubenförmig angeordneten roten Beeren werbend in die Welt hinein.

Die Früchte enthalten vor allem Sorbit, von ziemlich hoher Süßkraft, ein wertvoller Zuckerersatz für den Diabetiker. Sorbit hat die Eigenschaft, der Ketonbildung entgegen-

ENTLASTUNG   Eberesche

zuwirken. Ketonkörper sind giftige Zwischenprodukte des Zuckerstoffwechsels.

Vogelbeerfrüchte setzen den Augeninnendruck beim Grünen Star herab. Weiters haben sie eine aktive natürliche Leberschutzwirkung, fördern die Gallenbildung. Ferner üben die Vogelbeeren einen günstigen Einfluß bei Verdauungsstörungen und Völlegefühl aus.

Ernten der Vogelbeerfrüchte Gut ausgereifte Ebereschenfrucht-Sträuße werden bei trockenem Wetter gepflückt, auf eine saubere Unterlage gelegt und in der Sonne getrocknet. Erst zur Gänze gedörrte Beeren werden abgerebelt und für den Winter gelagert. Sie haben den Vorteil, daß sie kaum verderben. Halten sich bis zur nächsten Ernte.

Vogelbeertee 2 Handvoll reifer entstielter Beeren werden mit 1 l kaltem Wasser übergossen, auf Sparflamme 1 Stunde lang kochen lassen. Abseihen, in eine Thermosflasche füllen. Bei Heiserkeit mehrmals täglich damit gurgeln.

Oder 2 Eßlöffel echten Bienenhonig einrühren und tagsüber bei Hustenreiz schluckweise einnehmen.

Vogelbeersaft Reife Beeren ohne Stiele 2 bis 3 Tage in einem Gefäß stehen lassen. Zu Brei zerstoßen, auspressen, den Saft mit der halben Menge Zucker abrühren. Aufkochen, in Flaschen füllen. Dunkel lagern. – Löffelweise verabreicht, stärkt es die Abwehrkräfte.

Vogelbeermus, Vogelbeer-Marmelade Nahrungsmittel und Arznei in einem. Vorbereitung zuerst wie bei Vogelbeersaft, mit dem einen Unterschied, daß die gleiche Menge Zucker wie Saft beigefügt wird. Dann so lange kochen lassen, bis alles zu Mus geworden ist. Läßt man das Mus noch länger, nämlich bis zum Gelieren weiterkochen, so erhält man Vogelbeer-Marmelade.

Besinnung und Betrachtung bereichern unser Gemüt Der Herbst mit seinem Farbkasten läßt alle Wunder der Vegetation noch einmal im Schimmer der Früchte aufleuchten, die einen langen Sommer hindurch in Gärten und Hecken entlang den Straßen blühend und duftend heranreiften.

ENTLASTUNG   Eberesche

Unwiderstehlich locken uns die leuchtendroten Beerentrauben der Eberesche hinaus in die Landschaft, deren Blütenpracht uns einst im Frühjahr entzückte.

Wichtig ist der Unterschied zwischen wilder und verwilderter Eberesche   Wir dürfen uns nicht wundern, daß wir dem herrlichen Vogelbeerbaum so oft an den Straßen begegnen. Er hält sich nämlich auf den schlechtesten Böden.

Schon vor Jahren wurde aus Mähren eine Eberesche eingeführt, die inzwischen auf wilder Unterlage veredelt wurde. Ihre großen Früchte haben Himbeergeschmack. Man kann sie kaum mit den gewöhnlichen oder wilden Vogelbeeren verwechseln, die roh nicht genießbar sind.

Die Früchte der veredelten Eberesche   Eignen sich für Gelee und Kompott. Auch zur Weinbereitung können sie verwendet, aber auch roh genossen werden. Sie haben eine orangefarbene Erscheinung und sind wertvolle Vitaminspender. Stehen in Dolden und werden erst Ende September bis Anfang Oktober ganz süß.

Getrocknete Vogelbeerfrüchte   Können gekocht werden. Sie besitzen gleichzeitig eine durchfallhemmende und harntreibende Wirkung. – Man kann sie aber auch ungekocht verzehren. So nimmt man bei Durchfall 3mal täglich je 10 bis 20 getrocknete Beeren ein. Kaut sie gut.

Längere Zeit hindurch morgens nüchtern 10 Beeren kauen, wirkt sich günstig – auch vorbeugend – auf Leber und Galle, ja sogar auf den gesamten Organismus aus.

Der Ernte-Ertrag einer Edel-Eberesche liegt zwischen 25 und 40 Kilogramm. Beim Ernten müssen die Fruchtdolden vorsichtig abgebrochen werden, um die schon für das nächste Jahr angelegten Blütenknospen zu schonen.

Ebereschenlikör oder Jarcebinka   Für 1 l Likör rechnet man 400 g vollreife Beeren. Diese werden zerkleinert und eine weithalsige Flasche bis zu Zweidrittel ihres Gesamtvolumens damit gefüllt. Auf die Flasche setzt man einen durchlöcherten Korken mit einem Gärröhrchen. Nun überläßt man die Beeren der Gärung.

ENTLASTUNG　　　　　　　　　　　Eberesche

Nach 5 bis 7 Tagen, je nach Raumtemperatur, ist der Vorgang beendet. Man entleert jetzt den Inhalt des Gärgefäßes über einem Seihtuch. Der größte Teil des vergorenen Saftes läuft spontan ab, die Rückstände werden mit der Hand ausgepreßt.

Aus dem so erhaltenen Trester, der noch viele südweinähnliche Aromastoffe enthält, wird ein Extrakt bereitet. Man übergießt ihn, in eine weithalsige Flasche gefüllt, mit gutem Obstbrand, bis die Flüssigkeit darübersteht und deckt das Ansatzgefäß gut ab.

Nach 8 Tagen gibt man den Ansatz auf ein Seihtuch oder auf einen Papierfilter und läßt den Extrakt ablaufen.

Anschließend gießt man noch abgekochtes und abgekühltes Wasser über die Rückstände, die gleiche Menge wie vorher Alkohol. Rührt durch, seiht ab, filtriert. Fügt das Ganze der ersten Flüssigkeit bei.

Der »Jarcebinka« hat jetzt eine natürlich rotbraune Farbe. Durch Lagern wird das Aroma des Likörs noch wesentlich verfeinert.

Den vergorenen Saft haltbar machen　　Der aus den 400 g Vogelbeeren erhaltene Saft wird mit 200 ml verdünntem reinen Alkohol haltbar gemacht. Er kann in kleinen Portionen als Medizin eingenommen oder dem Likör beigegeben werden.

Das edle Maß innerhalb großer Fülle kann als Familien-Erbgut aller Rosengewächse angesehen werden.

Zu ihnen gehört auch die Eberesche. Kraftvoll-feingliederig in ihrem Aufstreben, vermittelt sie den Eindruck reich quellender Fülle. Die jedoch nie Form und Maß verliert und darum so urgesund wirkt.

Die Eberesche bringt alle Voraussetzungen mit sich, um das Verhalten eines Egozentrikers günstig zu beeinflussen. – Einer Person, die alles auf sich bezieht.

EDELMUT   Weiße Lilie

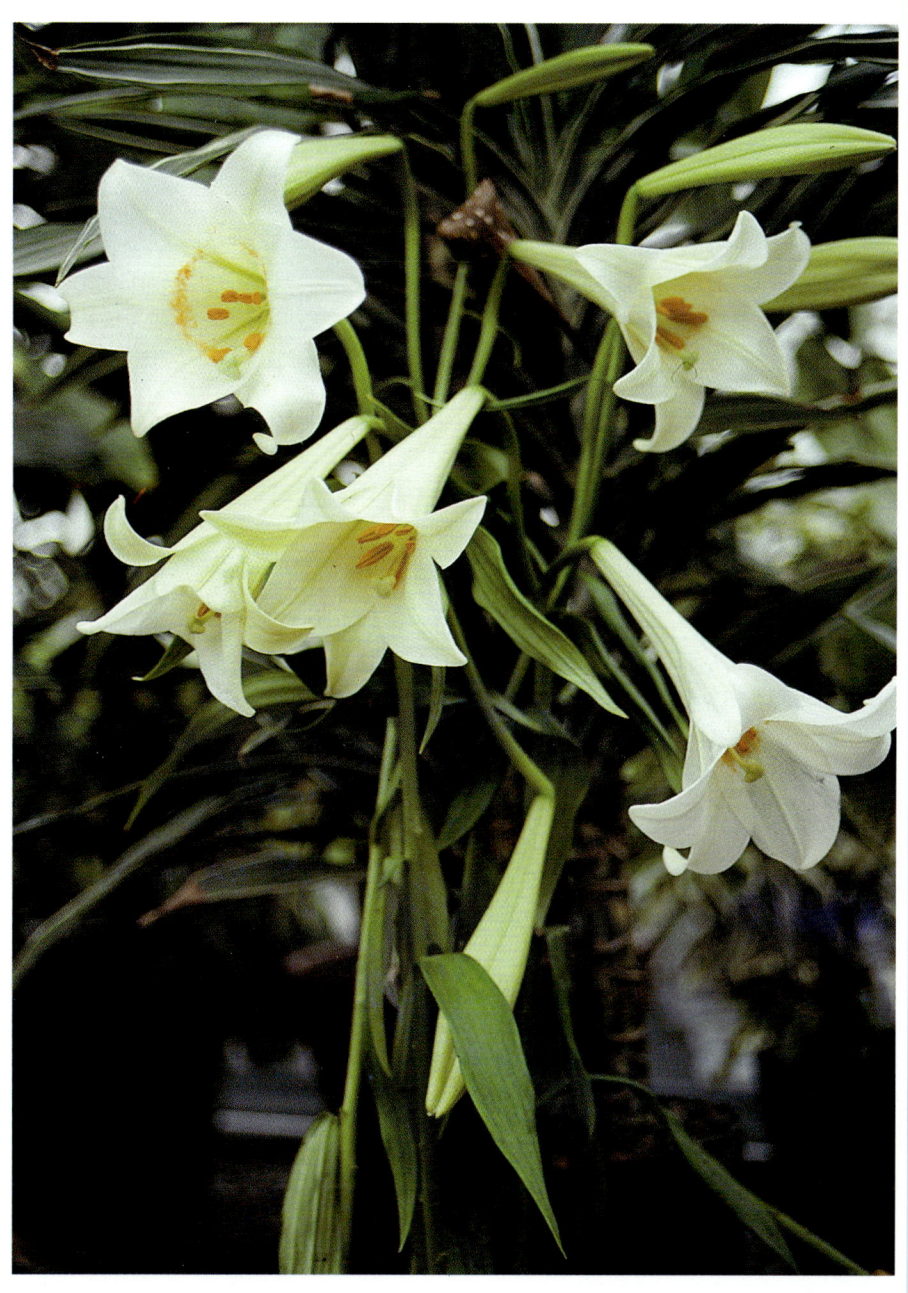

| EDELMUT | Seelenblicke |

Schlicht und einfach nach außen, großmütig und edel inwendig, vor Gott, das nennt man Seelenadel. Den Gott im Herzen haben und nicht nur auf den Lippen, dann sehen wir alles von einer höheren Warte aus.

Es gibt Meistergeigen.

Durch den Wohlklang ihres Tones sind sie berühmt geworden. Wunderbar sprechen sie an. Ihr Klang geht zu Herzen. Was ist es denn, das ihnen diese so edle Vollendung verleiht?

Das Zusammenspiel vieler Faktoren: Ausgesuchtes Holz, aus dem sie gebaut sind. Ein sorgsam gehütetes Geheimnis die Bauart. Oft wiederholt die Aufnahme harmonischer Schwingungen. – All das zusammen hat den Fasern im Innern des Körpers jene volle, reiche Resonanz verliehen, welche die Geigen heute noch zu vielbewunderten und vielbegehrten Instrumenten mit Seltenheitswert macht.

Menschenherzen, die diesen Meistergeigen gleichen, gibt es. Aus ihrem Innern kommen nur große, reiche, volle Töne, ohne Mißklang. Selbst dann noch, wenn ihnen böse Menschen unrecht tun.

Ihre Seele ist gleichsam aus edlerem Holze gebaut. Eine reiche, schmerzliche Lebenserkenntnis hat daran gewirkt, sie wissend und leiderfahren gemacht.

Und nicht zuletzt gab eine beharrliche Arbeit an sich selbst dem Ganzen mit Gottes Gnade den Edelsinn.

Bis zur letzten Tiefe vordringen. Nur im Seelengrund ist die ganze Person zusammengebündelt. Zur Vertiefung führt: Suchen, entdecken, anschauen, verinnerlichen, erfahren, erleben und sich in Gott versenken.

Wie ist es so still und lieb und schön im hohen, einsamen Bergwald. Unendlich reich und lebendig.

In den Zweigen bilden sich immer wieder neue Sprossen. Jedes Blatt reift aus, bis es letztlich abfällt.

EDELMUT   Seelenblicke

Im Baum selbst legt sich ringsum eine neue Schicht an. Als zöge er jedes Jahr unter dem Mantel der Rinde ein neues Hemd an. Unter dem Boden graben sich langsam die Wurzeln weiter und weiter, wie Bergleute ihre Schächte, und suchen den Nahrungssaft. Wie in wunderbarer Brunnenleitung steigt, was die Wurzelfaser getrunken hat, hinauf bis in den letzten Zweig.

Was aber lebt und regt sich erst an Getier im stundenweiten Wald auf Bäumen und in Gräsern. Wozu hat Gott es denn erschaffen, da nur weniges, nur ein winziges Bröselein, dem Menschen zu Gesicht und zum Verstand kommt?

Gott schaut es selber an. Es ist das große Uhrwerk, das ER erschaffen hat. Das ER allein kennt mit SEINEN millionenmal Millionen Figuren. IHM ist alles so klar, wie wenn ER jeden Gegenstand, das kleinste Moos, den fast unsichtbaren Regentropfen in der Hand hätte und Tag und Nacht betrachtete. Als wäre dieses der einzige Gegenstand auf der Welt, oder als wäre es die ganze Welt selbst.

Und doch sind alle diese Dinge nur der Fußschemel und der Fußteppich für dich selbst. Du bist es, der Gott über alles nahesteht. Dich betrachtet ER gerade so, wie eine Mutter ihr einziges Kind betrachtet, vor dessen Wiege sie sitzt.

ER, Gott, dein Gott, möchte, daß du gesund, schön und ewig jung werdest. Weil ER dich als SEIN Kind liebt.

Tu doch Gott und dir selber den Gefallen und werde schön. Die Schönheit aber kommt von selbst, wenn Schmutz und Verzerrung der Sünde fortgeschafft sind, denn du bist ja ursprünglich zum Ebenbild Gottes geschaffen.

Die wahre Schönheit ist überall dort, wo Unschuld, Wahrheit, Demut, Ehrlichkeit, Mäßigkeit, Sanftmut, Geduld, Liebe, Friedsamkeit, Andacht und Gemütsruhe zu finden sind.

Wenn wir von einem strahlend-hell erleuchteten Raum plötzlich ins Dunkle wechseln, wie schwarz erscheint uns dann die Finsternis. So ergeht es auch dem Menschen, wenn er innig zu Gott aufblickt.

EDELMUT   Seelenblicke

Wer mit Gott, dem Urquell der Heiligkeit, in enge Gemeinschaft tritt, dem erscheint die Sünde, wenn sie ihm begegnet, als äußerste Finsternis. Und das Dunkel, in dem die sündige Welt liegt, dünkt ihm eine zehnfache Nacht.

Nur so können wir begreifen, warum die Heiligen einen solchen Abscheu vor der leisesten Sünde hatten.

Das Huhn im Hühnerhof ist sicher mit sich und seinem Zustand zufrieden und kommt sich in seiner Art vollkommen vor. Was fehlt ihm auch zum Glücklichsein? Es kann jederzeit Körner aufpicken, die es zum Leben braucht. Es kennt nichts Höheres, als seine Stiege zu erklettern. Höchstens daß es einmal mit einigen unbeholfenen Flügelschlägen auf die nächste Gartenmauer fliegt.

Was weiß so ein Huhn vom Dasein und Leben eines Adlers. Von den sonnenbestrahlten Berggipfeln, die er mit Adleraugen erschaut. Von den Stürmen, über die er sich mit machtvollem Flügelschlag emporhebt, der Sonne entgegen.

So ist es auch mit den gewöhnlichen Menschen, sie wissen zu wenig von Gott.

Die Heiligen waren solche Menschen. Es sind die Adleraugen, die in gewagtem Höhenflug die Niederungen der Erde hinter sich ließen und nicht eher ruhten, als bis sie in kühnem Höhendrang im Lichtreich Gottes ankamen.

Unser Leben hier auf Erden ist in Dunkelheit und Nacht gehüllt. Damit die Nacht nicht ganz finster sei, hat Christus der Herr seiner Kirche immer wieder Heilige geschenkt, die – Licht von seinem Licht – den Himmel wie tausend Sternbilder erleuchten.

Damit unser Fuß sich nicht an Steinen stoße, sondern den Weg der Wahrheit, der Unschuld und der Tugend wandle, wie sie ihn gegangen sind. (Hl. Beda)

EDELMUT — Weiße Lilie

Die Familie der Liliengewächse wird durch die ätherische Stauung zu wäßrig-schleimiger Schwellung angeregt. Sie drückt sich durch Zwiebel-Knollen-Wurzelstock-Bildung, also im Unterirdischen, aus.

Den ersten Menschen hatte Gottes Hand aus Erde geformt. Nach der Vorstellung der primitiven Völker – in deren Sagen die Uroffenbarung bisweilen durchschimmert – ist dies mit dem Hervorwachsen einer Pflanze aus dem Boden vergleichbar.

Die Lilie trägt den Gedanken der Lichtgeburt aus dem Schoß der Erde und der Nacht in sich.

Von Asien aus verbreitet sich die Lichtsymbolik der Lilie in die Gebiete Griechenlands, dessen Religion deutlich die Beeinflussung durch den Orient zeigen.

Das Prachtgewand des olympischen Zeus war mit Lilien verziert.

Die »königliche Lilie«, wie ein alter griechischer Dichter sie nennt, nahmen von altersher Könige und Fürsten unter die Abzeichen ihrer Würde, krönten damit ihr Zepter und trugen sie im Wappen.

Heute noch gehört die Lilie zu den heraldischen Zeichen.

Die Heilige Schrift, die Kirchenväter und mit ihnen die Liturgie entnehmen dieser edlen Blüte überaus anmutige Vergleiche. Fast alle beruhen auf Stellen des Hohenliedes. Da spricht Christus, der Bräutigam der Kirche: »Ich bin die Krokusblüte auf Scharons Gefield, eine Lilie im Talgrund.«

ER, das ewige Wort, kam hernieder in das Erdental und bekleidete sich mit dem Gewand der Menschennatur. Sein Fleisch war frei von jedem Makel, daher liliengleich.

Während des irdischen Lebens Christi war diese Lilie gleichsam noch geschlossen. Bei SEINER glorreichen Auferstehung und Himmelfahrt öffnete sie ihren Kelch, ließ im blendenden Weiß des verklärten Leibes die himmlischen Scharen das schimmernde Gold der Gottheit schauen und verströmte ihren Duft in alle Welt.

EDELMUT   Weiße Lilie

Edel und erhaben wie ihr ganzer Blumenleib, madonnenhaft rein, so ist auch die Heilkraft der Weißen Lilie. Sie spielt in der Volksmedizin eine wichtige Rolle. Vor allem gilt sie als Labsal für die Haut.

»Frühlingsherrlich ist die Reinheit, und üppig sprießt aus ihren weißen Kelchen allezeit die Unvergänglichkeit.« (Methodius vom Olymp)

Eine ausführliche Beschreibung der Weißen Lilie ist nicht nötig, da diese Blume in ganz Europa bekannt ist. Jedes Kind kann sie benennen.

Im christlichen Mittelalter wurde die Weiße Lilie zum Symbol der Jungfrau Maria, zur Madonnenlilie. Man zog sie mit Vorliebe in den Klostergärten.

Die Legende erzählt, daß die weißen Blumen den Barmherzigen Brüdern manchen Klosters den Tod ankündigten. Auf eine eigenartige Weise wurden sie zur Todeslilie.

Drei Tage bevor der Tod einen jeden ereilte, fand sich auf seinem Chorstuhl in der Kirche eine Weiße Lilie. Und wie diese welkte, so welkte auch er.

In der alten Heilkunde schon haben die »weilen Gilgen« übereinstimmend einen hohen Stellenwert eingenommen, der auch bis heute in der Volksmedizin um nichts geschmälert worden ist. Sowohl die Blüte, aus der Öl erzeugt wird, als auch die Zwiebel, die zu Pflastern verarbeitet wird.

Lilienzwiebel-Brei-Auflage   Gegen Abszesse, Furunkel und Nagelwurzelentzündung, dem sogenannten »Fingerwurm«, bewährt. Ebenso bei Phlegmonen, entzündlichen Wunden, Geschwüren und Frostbeulen ist sie von Nutzen. Im Monat August graben, reinigen, kleinschneiden und in 1/8 l frischer Kuhmilch zu Brei zerkochen. Sehr warm aufstreichen, mit einem Gazeverband bedecken, alle 5 Stunden erneuern. Es muß dies mehrere Tage hindurch geschehen.

»Lilienwasser«, ein wertvolles Hautpflegemittel   Alles Edle der Madonnenlilie spiegelt sich in der reinen Blütenfarbe und den von der Sonnenkraft geformten goldgelben Staub-

EDELMUT — Weiße Lilie

gefäßen. So kann man auch verstehen, warum das »Lilienwasser« zu allen Zeiten derart geschätzt war. – Es hat heute noch einen großen Ruf als Hautpflegemittel. Insbesondere hält es die Gesichtshaut frisch. Beseitigt Runzeln, Falten und kupfrige Verfärbungen. Man reibt sich damit in der Früh und abends die Gesichtshaut gut ein. Bedeckt dann das Gesicht für kurze Zeit mit einem in heißes Wasser getauchten und ausgewrungenen Frottierhandtuch. Nicht nachtrocknen.

Unsere Haut ist mehr als bloß äußere Hülle. Sie verleiht nicht nur Wohlbefinden, sondern schenkt uns Selbstsicherheit. Die Haut trägt dazu bei, den inneren Adel der Seele zu festigen, nach außenhin zu zeigen, kurzum: Anmut und Edelmut zu verbreiten.

Lilienwasser-Herstellung 150 g frische Blüten mit 3/4 l kochendem Wasser übergießen. 8 Stunden ziehen lassen, abseihen. In eine Literflasche füllen, mit 1/4 l gutem Obstbrand ergänzen. Dunkel und kühl lagern.

Lilienwasser innerlich angewandt 3mal täglich vor den Mahlzeiten jeweils 1 kleines Stamperl davon eingenommen, wirkt stark beruhigend und lindernd. Auch bei Nieren- und Blasenaffektionen zu empfehlen.

Heilende Lilienblütenblätter Blütenblätter streifenförmig schneiden, auf einen flachen Porzellanteller legen. Guten Branntwein sparsam darübergießen, nur leicht damit abdecken. 12 Stunden lang stehen lassen. Diese eingeweichten Blütenblätter werden auf offene Wunden gelegt. Sie beschleunigen die Vernarbung.

Lilienöl, ein Hausmittel höchster Qualität »Gegen alles Weh in den Beinen ist es, und gegen Krampfadern gibt's halt nichts Besseres.« So heißt es im Volke. – Die Blütenblätter werden abgezupft und ohne die Staubgefäße 6 Wochen lang in kaltgepreßtem Olivenöl eingelegt. So läßt man es in der Sonne ziehen. Dann wird das Öl abgegossen. Dunkel und kühl gelagert. – Abends oder morgens damit einreiben. Immer aufwärts, dem Herzen zu. Macht die Gewebe geschmeidig. Beugt den gefürchteten Venenentzündungen vor. Lindert

EDELMUT   Weiße Lilie

Brandwunden. Vertreibt Schwermut und Sorgen. – Kann auch innerlich angewandt werden, 3mal täglich 1/2 Teelöffel voll einnehmen.

Die Kronblätter der Lilie sind heilkräftig   Die Weiße Lilie ist ein zwiebelartiges Gewächs, das 1 bis 1,5 Meter hoch wird. Ihre Zwiebel besteht aus vielen verdickten Häuten mit grünen Blättern, die sich nur aus inneren Lagen entwickeln. Der Stengel ist voll belaubt und endet in einer Reihe waagrecht ausgerichteter Blüten.

Diese blühen 4 bis 5 Tage lang und sind die ganze Zeit über, bei Tag und Nacht, geöffnet. Duften aber während der Nacht bedeutend stärker.

Die weiße Farbe bildet einen Kontrast zur Dunkelheit, und ihr nächtlicher Duft zieht die Habichtsfalter an.

Weiße Lilienblätter in reinem Alkohol konserviert   Wurden früher auf dem Land als eine Art Schnellverband bei Schnittwunden verwendet. Vor allem dann, wenn der Weg zum Arzt weit war.

Weiße Lilienblätter im Mörser zerrieben und mit etwas Olivenöl vermischt   Hilft bei oberflächlichen Verbrennungen und Hautrissen.

Der starke Duft eines Lilienstraußes   Kann in geschlossenen, wenig gelüfteten Räumen Übelkeit, ja sogar Vergiftungen auslösen.

Liliengleich ist ferner der jungfräuliche Stand und jede Seele, die aus erdgebundener Wurzel »zur himmlischen Schönheit emporsprießt, an Leib und Seele das leuchtende Weiß der Reinheit bewahrt und den Nächsten stärkt durch den Wohlduft guten Beispiels«. (Hl. Gregor der Große)

Abgesehen von ihrem therapeutischen Wert galt die Lilie als heilig. War das Emblem der Heiligen Familie und in der Kunst gern gebraucht.

SELBSTÜBERWINDUNG   **Efeu**

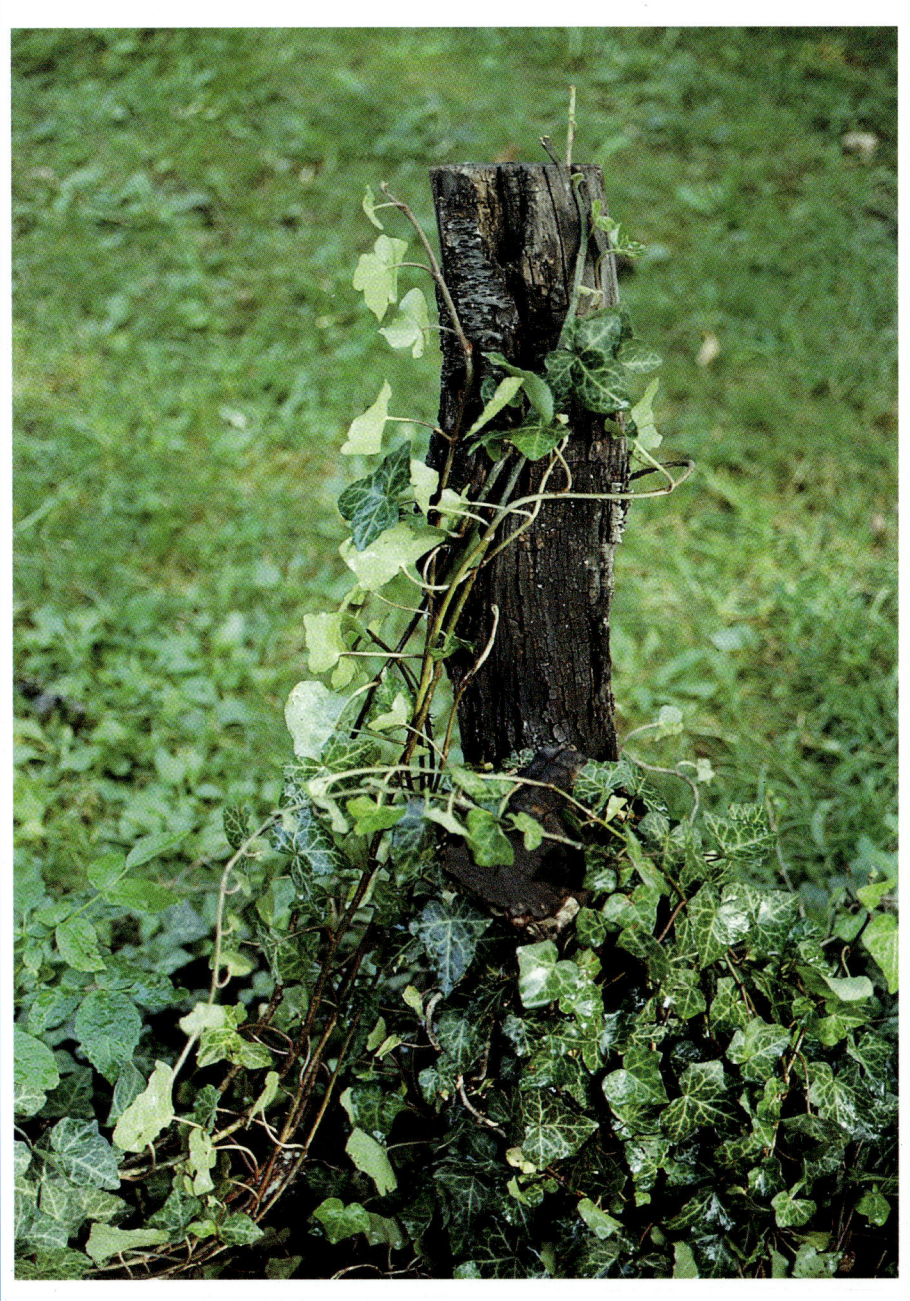

SELBSTÜBERWINDUNG Seelenblicke

Unser Daseins-Empfinden entzündet sich am Funkenflug unserer Seele. Sie braucht kein Flugticket. Das lodernde Feuer der Lebensfreude verzehrt jede Eigenbrötelei. Schenkt Dankbarkeit und Wagemut.

Die Ich-Haftigkeit ist wie in Karussell.
Du sitzt in solch einem Ringelspiel, drehst dich im Kreis und kommst nicht voran.
Zur Reife gehört die Herrschaft über sich selbst.
Es ist daher von großer Bedeutung, die eigene Gemütsveranlagung zu studieren. Aus der Erkenntnis werden wir die Möglichkeit finden, Herr unseres Gemütes zu sein und nicht umgekehrt: uns vom Gemüt treiben zu lassen.
Um sich selbst schenken zu können, muß man sich zuerst selber ganz besitzen.
Die Tiefen des Geistes bleiben den Opferscheuen verborgen. Nur wer entschlossen und eifrig an sich selbst arbeitet, kann sich des Sieges erfreuen.
Wenn jemand einen großen Garten anlegen will, muß er vorerst einmal alles Dorngestrüpp und Unkraut ausrotten. Dann erst kann man Blumen und Bäume anpflanzen, die gute Früchte bringen. Das kostet Arbeit und Fleiß, aber es lohnt.
So muß man auch zuerst an seiner Seele die Untugenden und Fehler ausrotten, bevor man darangeht, das Gute in sein Herz zu pflanzen. »Ohne Fleiß kein Preis.«
Ansonsten ...
Überwältigt einen die Welt mit ihrem Angebot, läßt die innere Kraft nach. Eigene Grundsätze lockern sich, und das härtere Leben wird gemieden, das leichtere, lustbetonte vorgezogen. Man lebt sich aus.

Wer sich in Gott geborgen weiß, bei dem schwingen Hoffnung und Liebe im Glauben mit. Ein Steuermann tritt an Bord. Die Reinigung der Seele und des Geistes kann nur von oben kommen.

SELBSTÜBERWINDUNG   Seelenblicke

Glaube ist immer Aufbruch zu neuen Ufern. Aufbruch zu einer Lebenserfahrung ist gleichzeitig Selbstüberwindung.

So Abrahm, der auf Gottes Geheiß seine Heimat verläßt und in ein unbekanntes Land zieht.

So Johannes, den die innere Stimme in die Wüste ruft. Der berauschende Getränke meidet und in sich die Überzeugung erfährt, »dem, der da kommen soll, den Weg zu bereiten«. Der den Mut hat, ein offenes »Es ist dir nicht erlaubt!« dem in Ehebruch lebenden König Herodes zuzurufen. Auch wenn es ihn das Leben kostet.

Johannes wußte aber, daß er nur »Wegbereiter« war für den, »der da kommen soll, das Lamm Gottes«. Wer einen allmächtigen Gott an seiner Seite weiß, wird nicht alles Neue und Ungewohnte als Bedrohung empfinden.

Gerade die Unfähigkeit zu Neuem – zu neuen Gedanken, zu neuen Aktivitäten, zu neuer Begegnung mit Menschen, zu neuem Vertrauen – bedeutet seelische Verarmung.

Glauben an Gott schließt auch Wagemut nicht aus. Denn das Leben muß nicht in ausgeleierten Bahnen verlaufen. Weil ich mich ja einem Gott anvertraue, der alles vermag. Deshalb kann ich auch ein bestimmtes Risiko wagen, solange meine innere Stimme es zuläßt. Wer sich in Gott geborgen weiß, kann sich auf die Mannschaft in sich verlassen.

Was die Kraft von oben doch vermag. – Sie macht »rein«. Ein Mensch, der alles in die Hand Gottes legt, offenbart dies auch in seinem Handeln. Das gekennzeichnet ist von Durchsichtigkeit und Lauterkeit.

Glaube, der von Vertrauen geprägt ist, muß wie ein zartes Samenkorn im Innersten des Menschen wachsen und heranreifen. Vertrauen ist Zeugnis, daß Menschen sich trauen, dem neuen Weg Jesu nachzufolgen.

Es gibt Situationen – wir alle kennen sie –, in denen von uns Mut gefordert wird, sich etwas zu trauen. Der Nachbarin endlich die Wahrheit zu sagen über ihre Neugierde. Einen

SELBSTÜBERWINDUNG   Seelenblicke

Aufruf zum Protest gegen Ungerechtigkeiten mitzutragen und auch damit verbundene Folgen nicht zu scheuen. Sich endgültig ein Leben lang zu binden, sei es im Priester- oder Ordensstande. Einem anderen Menschen ein Ja zu geben für den Lebensbund, das erfordert eine Entscheidung, erfordert Selbstüberwindung.

Man braucht aber auch Mut, heute auf dieser gefährdeten Erde zu leben. An uns liegt es, daraus einen Planeten zu machen, auf dem Verwirrung und Durcheinander gelöst und geordnete Zustände geschaffen werden.

Damit deine und meine Erde ein Ganzes wird, nicht gepeinigt von Kriegen und Elend. Hunger und Furcht nicht als Quälgeister durchs Land ziehen. Sinnlose Trennung nach Rasse, Hautfarbe oder Weltanschauung Menschen nicht in ein Ghetto der Vereinsamung drängt.

»Herr, gib uns den Mut und die Voraussicht, schon heute mit diesem Werk zu beginnen, damit unsere Kinder und Kindeskinder einst stolz den Namen Mensch tragen dürfen.« So lautet das Gebet der Vereinten Nationen.

»Vertraue auf Gott, er wird dir helfen, hoffe auf ihn, er wird deine Wege ebnen.« (Sir 2, 6)

Selbstüberwindung führt zur Umkehr seiner selbst. Das wieder bewirkt Hinkehr zu seinem wahren Wesen, zu seinem wirklichen Selbst. »Von der Gewalt, die alle Wesen bindet, befreit der Mensch sich, der sich überwindet.« Schreibt Johann Wolfgang von Goethe.

Als Ebenbild Gottes kann der Mensch nur in demütiger Bejahung Gottes und in seiner gottgegebenen Bestimmung zur Wahrheit des Lebens und zur Liebe finden. Liebe ist Hingabe, ist Gabe von sich selbst.

SELBSTÜBERWINDUNG   Efeu

Treue Anhänglichkeit und Freundschaft bis in den Tod und über diesen hinaus kann das Efeu-Sinnbild in stiller Sprache noch heute andeuten. Der Efeu schmückt mit seinem Grün und muß sich anschmiegen.

Ob der Efeu sich auf waldigem Boden hinzieht, Baumstämme, Felsen, Ruinen oder Grabstätten mit dem dunklen Immergrün seiner edel geformten Blätter umkleidet, stets verleiht er seiner Umgebung ein Gepräge von Poesie und Romantik. Ein Untergrund, daran zu haften und weiterzustreben, ist ihm Lebensbedingung.

Sein ausgewachsener Stamm wird armdick und die Zweige können im Laufe vieler Jahre ungestörten Wachstums die Mauern selbst hoher Bauten überziehen.

Hat die Pflanze ein gewisses Alter erreicht, so wandelt sie die Gestalt ihrer zackigen, schöngeäderten Blätter in eine glatt-ovale, die in eine einzige Spitze ausläuft. Behält aber an den unteren Ranken die ursprüngliche Blattform bei. In diesem Reifealter bringt der Efeu buschige Zweige mit Dolden gelblich-grüner Blütchen hervor, die erst im September erscheinen und sich rasch zu blauschwarzen Beeren entwickeln.

Die Blätter galten als gehirnkühlend und wurden zu Kränzen gewunden, die man bei Trinkgelagen trug.

Als immergrüne Pflanze bot sich der Efeu zum Sinnbild des fortdauernden Lebens dar.

Läßt ihn als Bild treuer Verbundenheit und ewigen Lebens erscheinen. Als solches Zeichen ging er in die christliche Symbolik ein.

Treue Anhänglichkeit und Freundschaft bis in den Tod und über diesen hinaus kann das Sinnbild in stiller Sprache noch heute andeuten. Schmückt doch der Efeu ja selbst noch den abgestorbenen Baum.

Am Grabe heimgegangener Christen aber mögen Efeuranken nicht allein schöner Schmuck sein, sondern Ausdruck des Glaubens an ein ewiges Leben.

SELBSTÜBERWINDUNG   Efeu

Der Efeu ist eine Kletterpflanze, die sich an Bäumen emporrankt. Birgt hohe Heilwerte in sich. Er strebt zum Licht, verläßt das im Erdhaften Abgesicherte. Die Wurzel in der Erde, den Kopf oben.

Der Efeu klettert oft auch an Dachrinnen und Mauern hoch und schmückt auf diese Weise das Haus, trägt sein Grün zu jeder Jahreszeit überall mit sich.

Ein immergrünes, rankendes Gewächs mit schwachen, langen Ästen. Bewachsen mit wechselständigen, herzförmigen Blättern, im Alter handartig gelappt.

An den Enden der fruchtenden Triebe bilden sich Dolden aus grüngelben Blüten. Die Früchte sind blaue Beeren.

Efeufrüchte sind giftig, dürfen vom Menschen nicht genossen werden! Efeu wächst in ganz Europa und Asien wild in Wäldern, auf Felsen und an Mauern.

In der Volksmedizin haben Efeublätter immer einen sehr hohen Stellenwert eingenommen. Die Heilpflanze Efeu wird schon in der antiken Literatur erwähnt.

Für Heilzwecke werden die Blätter gesammelt In dünnen Schichten ausgebreitet, an einer gut durchlüfteten Stelle getrocknet. Die Trockenware muß ihre ursprüngliche harte Farbe beibehalten und ebenso den bitteren Geschmack. Im Herbst gesammelte Blätter mit Zweigspitzen gelten als die beste Ware. – Efeublätter können aber das ganze Jahr über geerntet werden.

Blätter-Auflage bei schlecht heilenden Wunden Frische Blätter werden zerstoßen oder zerschnitten und in wenig Wasser ganz weich gekocht, auf schlecht heilende Wunden gelegt.

Spätestens alle 8 Stunden die Auflage abnehmen. Die Wunde mit filtriertem Efeutee reinigen und neue Auflage anbringen.

Efeutee-Zubereitung 1 gehäufter Teelöffel voll frischer oder getrockneter und zerkleinerter Blätter wird mit 1/4 l kochendem Wasser übergossen und nach 15 Minuten ab-

SELBSTÜBERWINDUNG   Efeu

geseiht. – Um Wunden richtig zu reinigen, den gesiebten Tee nochmals durch einen Papierfilter laufen lassen.

Efeutee mit Honig gesüßt   Nimmt man bei katarrhalischen Erscheinungen der Schleimhäute, die sich durch Absonderungen von schleimigen Ausflüssen oder durch Entzündungen äußern und hauptsächlich an der Nase, den Augen, im Rachen, in den Bronchien, im Magen-Darm-Bereich und an der Scheide auftreten. In allen diesen Fällen wird morgens und abends je 1 Tasse getrunken.

Weitere Anwendungsgebiete für Efeutee mit Honig   Verschleimung der Atmungsorgane mit schiefergrauem oder gelblichem Auswurf. Besonders bewährt bei Bronchialasthma der Kinder. Meistens verbunden mit Neurodermitis und Allergien. Typisch bei diesem Asthma bronchiale ist, daß sofort Besserung auftritt, sobald das Kind an die frische Luft kommt oder durch Abkühlung. Trotz einer großen Empfindlichkeit gegen Kälteeinwirkung und Neigung zu Erkältungskrankheiten.

Gallenblasenentzündungen und Gallensteinleiden   Werden mit ungesüßtem Efeutee behandelt, besonders wenn sie schon akut und chronisch geworden sind. Ihre Entstehung bereits lange zurückliegt. Sich aber immer dann gebessert haben, wenn man bestimmte Speisen mied.

Muskel- und Gelenkrheumatismus, Arthrosis   Auch hier hat sich eine Wochenkur mit täglich 2 Tassen ungesüßtem Efeutee bestens bewährt. Ebenfalls bei verbildender oder deformierender Gelenkerkrankung, der Arthritis deformans.

Bei Wirbelsäulenbeschwerden   Die gleiche Teekur wäre zu empfehlen. Vor allem dann, wenn die Beschwerden bei fortgesetzter Bewegung nachlassen, ebenso durch Reiben und Massieren. Typisch ist dabei die Tatsache, daß sich die Beschwerden durch Ruhe verschlimmern und besonders am Morgen akute Formen annehmen.

Abmagerung trotz Heißhunger   Obwohl durch exakte ärztliche Untersuchung festgestellt worden ist, daß keine Lungenschwäche oder eine bösartige Geschwulsterkrankung,

SELBSTÜBERWINDUNG — Efeu

wie Krebs, vorhanden ist. Auch in diesen Fällen wäre eine Efeu-Teekur am Platz.

Bei eiskalten Händen und Füßen Trinkt man vorerst 3mal täglich jeweils 1 Tasse ungesüßten Efeublättertee. Setzt dann 1 Woche aus, um anschließend nochmals mit einer Kur zu beginnen.

Typisch für sogenannte »Efeu-Menschen« Alle die oben genannten Beschwerden verschlimmern sich durch Wärme. Als besondere Uhrzeit gilt dabei die Stunde zwischen 2 und 3 Uhr morgens. In den beiden Jahreszeiten Frühling und Herbst werden die Leiden besonders akut. Eine Besserung jedoch tritt ein, sobald der Patient sich in frischer Luft bewegt. Ebenso gegen Abend zu läßt das Leiden nach. Das gleiche auch durch Essen. Die Beschwerden beginnen oft linksseitig, dehnen sich später auf die rechte Seite aus.

Homöopathische Essenz »Hedera helix« D4 – D6 Das Krankheitsbild in Geist und Gemüt: Der Betroffene ist unruhig, rastlos trotz aller Übermüdung und Erschöpfung. Platzangst. Empfindlich, reizbar, gewalttätig, leicht beleidigt, rachsüchtig.

Körperlicher Zustand: Die Beschwerden verschlimmern sich durch Wärme, beim Wartenmüssen, im Frühjahr und im Herbst. Rachen-Hals- und Kropfbeschwerden. Schwindelanfälle. Herzklopfen. Verzögerte Periode. 3mal täglich 12–15 Granuli nehmen.

Efeu ist kein Schmarotzer. Er braucht nur eine Unterlage, eine Stütze. Und wer braucht das nicht?

Still halten, abschalten, Antwort geben, ehrlich sein dir gegenüber und den Umständen. Fragen stellen, ganz konkret und gezielt. Wer und was ist für mich Stütze im Leben? Namen nennen, dir selber, und dafür danken. Auch wenn's der andere oder die andere nicht hört. Er oder sie spürt es.

LICHTBLICK **Schwarzkümmel**

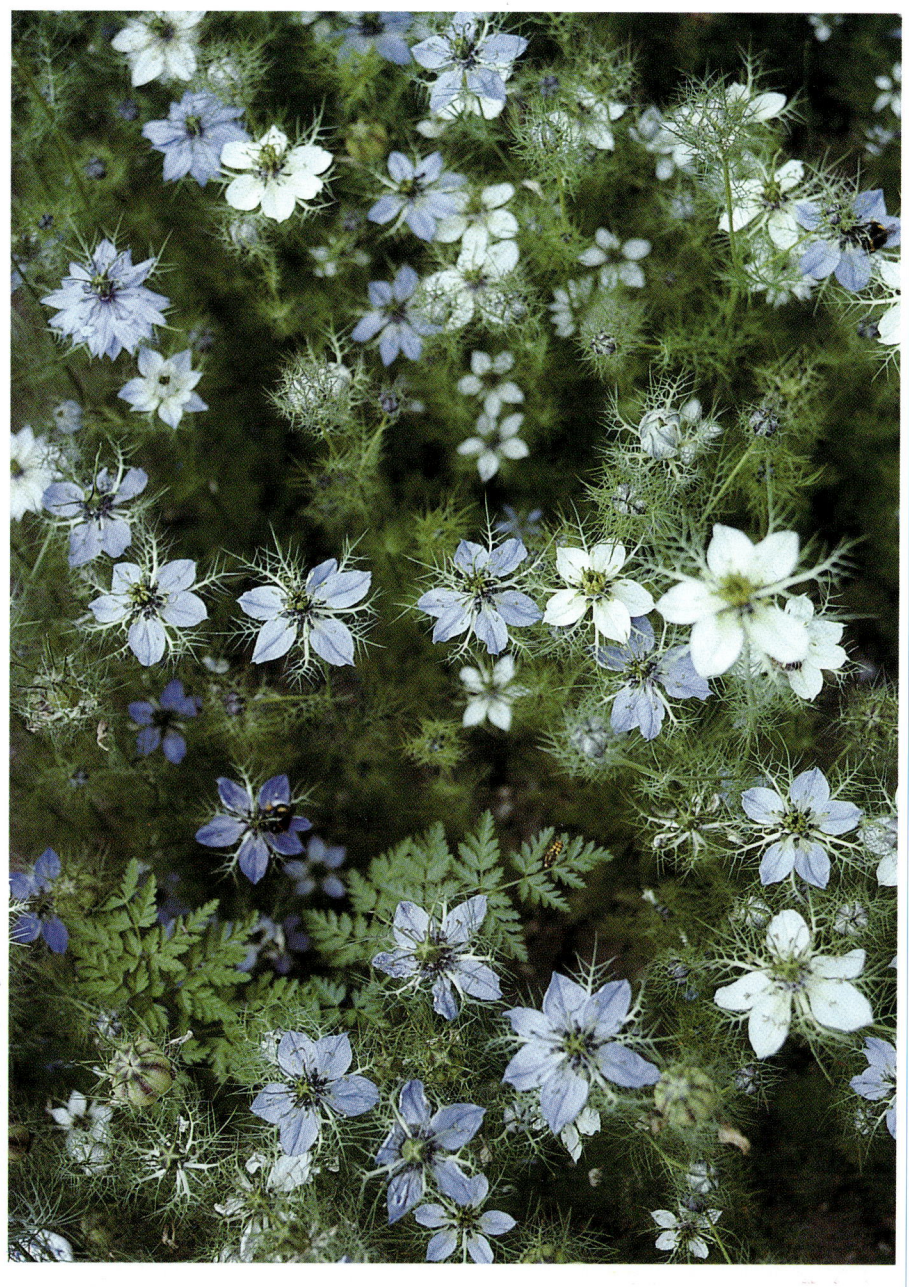

LICHTBLICK   Seelenblicke

Der Mensch in einer ausweglosen Situation. Düster erscheint ihm die Zukunft. Hoffnungen sind begraben. Lebensmut schwindet dahin. Einer klopft gerade jetzt bei dir an. Seine Heimsuchung steht bevor.

Das Leben ist wie eine Leiter, die vom dunklen, düsteren Raum, angelehnt an die Mauer, hinaufführt zur Dachluke. Viele Sprossen hat diese Leiter.

Steht einer herunten, hat den Blick zum Boden gerichtet und beklagt die Finsternis und Kälte, die ihn umgibt. Weil die Sonne fehlt, die erleuchtet, erwärmt, erhebt und ermutigt.

Solange du dastehst und nichts unternimmst, ändert sich nichts. Sinnlos wird in solcher Situation die Leiter erscheinen und auch sein. Vielleicht sollte man sie zersägen. Kleinholz daraus machen. Licht und Wärme würde das Holz spenden. Aber für wie lange noch? Bis das Material aufgebraucht, verbrannt ist. Und was dann? – Die Situation hätte sich auf Dauer nicht gebessert.

Steht einer herunten, eingehüllt vom Dunkel und von der Kälte, sieht die Leiter und beginnt zu überlegen. Daß ... wenn ... er hinaufsteigen und versuchen würde, die Dachluke zu öffnen, sich die Situation ändern könnte.

Die Überlegung ist gut, aber solange ihr keine Tat folgt, bleibt sie fruchtlos.

Sinnlos, tatenlos dazustehen, Trübsal zu blasen! – Fehlt die Kraft zur Tat? Dann hol dir im Gebet die Kraft. Das Wort »Aufstieg« hat im Leben des Menschen, namentlich des Christen, einen hohen Stellenwert.

Als »Aufstieg« wird der Weg zu Gott bezeichnet.

»Aufstieg«, als Stufenleiter betrachtet, ist Sehnsucht, die zu immer tieferer Sehnsucht führt. Paulus zeigt uns den Weg. »Ich bilde mir nicht ein, daß ich es schon ergriffen hätte. Eines aber tue ich: Ich vergesse, was hinter mir liegt, und strecke mich nach dem aus, was vor mir ist.« (Phil 3, 13)

LICHTBLICK　　　　　　　　　　　　　　Seelenblicke

»Aufstieg« der Seele zu Gott ist im Bild der Wüstenwanderung des Volkes Israel veranschaulicht.

Als biblisches Bild für den »Aufstieg« zu Gott gilt auch die Jakobsleiter. »Jakob sah eine Treppe, die auf der Erde stand und bis zum Himmel reichte. Auf ihr stiegen Engel Gottes auf und nieder.« (Gen 28, 12)

Der heilige Ordensvater Benedikt gebraucht ebenfalls dieses Bild der Leiter, um zwölf Stufen der Demut zu verdeutlichen.

Er weiß nämlich, daß man nur durch Erniedrigung hinaufzusteigen vermag, während die Selbsterhöhung immer ein Abstieg ist.

Der heilige Bonaventura schildert in seinem »Reiseweg der Seele zu Gott« in sechs Stufen den »Aufstieg« der Seele zur mystischen Vereinigung mit Gott.

Im Grunde ist aller »Aufstieg« zu Gott ein Aufstieg des Gebetes über die Person Jesu Christi.

»Jesus sagte zu Thomas: Ich bin der Weg, die Wahrheit und das Leben; niemand kommt zum Vater außer durch mich. Wenn ihr mich erkannt habt, werdet ihr auch meinen Vater erkennen.« (Joh 14, 6–7)

Gott geht auf den Menschen zu. Bietet ihm Freundschaft und Hilfe an. Gibt ihm Weisungen für die letzten Fragen des Lebens. Begleitet ihn über die Grenzen des Lebens hinaus auf dem Weg zum Ziel.

Ich war damals zwanzig Jahre alt, da erregte in Frankreich ein Vorfall großes Aufsehen, den eine Zeitung unter dem Titel »Satire des Zufalls« veröffentlichte.

Was war geschehen? Ein Kaufmann einer kleinen Stadt Südfrankreichs hatte Frau und Kinder zu einem Erholungsaufenthalt auf dem Lande an die Bahn begleitet. Nach Hause zurückgekehrt, wäre er beinahe das Opfer eines Erdbebens geworden. Beim ersten Erdstoß springt der Mann auf die Fensterbank und klammert sich ans Fensterkreuz. Das Gebäude

LICHTBLICK   Seelenblicke

stürzt ein. Ausgerechnet diese Hauswand blieb stehen. Die Feuerwehr befreite den Kaufmann aus seiner gefährlichen Lage.

Nach der Unglücksnacht geht der Mann eben aus der Kirche über den Marktplatz. Da biegt aus einer Seitenstraße ein Auto in hoher Geschwindigkeit ein. Der Fahrer verliert die Gewalt über den Wagen. Er rast auf den Kaufmann zu und überfährt ihn. Der schnell herbeigerufene Arzt kann nur noch den Tod feststellen. Hohn des Schicksals oder nicht?

Ein tieferes Geschehen widerlegt dies. In jener Nacht, da oben auf der Fensterbank zwischen Himmel und Erde, wurde es hell in der Seele dieses Mannes. In einer augenblicklichen tiefen Schau erschauderte er vor der Leere seines Lebens.

Die Gnade Gottes überwältigte ihn. Im Sakrament der Buße und im Brot des Lebens begann das Gottesleben in ihm wieder zu erwachen. Doch dieser Gang sollte sein letzter sein. Auf dem Weg aus der Kirche ereilte ihn der Tod.

Gott ist unser Licht. Schaut es der Menschen-Geist, dann ist er am Ziel. Der große Erforscher der Sternenwelt, Johannes Kepler, 1630 zu Regensburg gestorben, hat sich selbst folgende Grabinschrift verfaßt: »Himmelsweiten errechnet' ich einst, jetzt mißt mich die Grube. Modert der Leib auch, so schaut selig sein Urlicht der Geist.«

Ja, Gott ist! ER steht immer für uns bereit.

Beten heißt: sich Gott so zu stellen, wie ich hier und jetzt bin. Ohne jede Künstelei. Zu meiner mich plagenden Angst mit allem Fehlverhalten ganz und gar zu stehen, im Bewußtsein, daß Menschen mich wegen meines Soseins vielleicht ablehnen. Nicht aber der unendliche, allgegenwärtige und allwissende Gott.

»Alles, was der Vater mir gibt, wird zu mir kommen, und wer zu mir kommt, den werde ich nicht abweisen.« (Joh 6,37)

LICHTBLICK   Schwarzkümmel

Schon im Altertum in den östlichen Mittelmeerländern weit verbreitet, galt der Schwarzkümmel als »Römischer Kümmel«. Sein heutiger Name kommt von den leuchtendschwarzen Samenkörnern.

Ein altehrwürdiges Heilkraut ist der Schwarzkümmel. »Kyminon« oder »Cuminum« genannt.

Plinius erzählt von dem antiken Aberglauben, daß »cuminum« erst dann besonders gut gedeihe, wenn man bei seiner Aussaat fluche. Volksbräuche haben eben oft Wurzeln, deren letzten Schlupfwinkel man nur sehr schwer aufstöbern und durchschauen kann.

Diesen Rat für den Sämann kann man erst dann richtig verstehen und gerecht beurteilen, wenn man sich in den Zeitgeist von damals hineindenkt.

Der Fluch ist ein im Altertum gültiges Rechtsmittel zur Abwehr der Feinde, wenn keine andere Möglichkeit der Rechtsfindung besteht.

Auch das Volk Israel baut nicht auf die magische Wirkung des Fluches, der den »Boshaften« damit anruft und mit hereinzieht. Bei ihm steht die unerschütterliche Tatsache im Vordergrund: Es gibt einen Gott, der Recht schafft auf Erden.

Der Fluch ist somit letzte dringliche Bitte, Gott möge dem »Bösen« seinen Segen nehmen. Das Unrecht offen zutage treten lassen, damit der Unschuldige zu seinem Recht kommt – wie es ihm zusteht.

Letztes Motiv dieser Flüche ist nicht hemmungslose Rachsucht. Das frührere Israel kannte keine Vergeltung im Jenseits. Die Entscheidungen fallen in dieser Welt, darum kann über Recht und Unrecht, Wahrheit und Lüge nur im Diesseits entschieden werden. Nicht der Mensch, sondern Jahwe ist es, der den Fluch in Kraft setzt. So steht der Psalm 109 unter dem Zeichen einer »Bitte um Hilfe« gegen erbarmungslose Feinde.

Faszinierend in der Heilkräuterkunde finde ich es, daß soviel Hintergründiges vorliegt, das man – erst einmal auf die richtige Spur gesetzt – selbst zu finden hat.

LICHTBLICK Schwarzkümmel

Im Dunkeln wird jeder zaghaft und unsicher. Die Finsternis ist die Atmosphäre des Irrtums und die Mutter aller Gefahren. »Blinde Liebe« ist ein Abgrund. »Herz ohne Kopf macht böses Blut.« (Goethe)

Wer im Geiste kein Licht hat, der gefährdet sein ganzes Leben. Lichtblicke im Leben können uns aus den hoffnungslosesten Irrgärten Wege zeigen, solange man nicht an der Lichtquelle blind vorbeigeht.

Johannes Cassian, um 360, vermittelt dem Abendland die Weisheit der Wüste: »Ebenso ist es mehr, die gefräßige Krankheit der Traurigkeit aus dem eigenen Herzen, als die Krankheiten und die körperlichen Fieber anderer zu vertreiben. Und es ist eine weit erhabenere Tugend und ein größerer Erfolg, die Schwächen der eigenen Seele zu heilen, als die eines fremden Körpers.«

Der Schwarzkümmel gehört zu den Hahnenfußgewächsen. Wahrhaftig ein Familien-Signum ist es, zu reicher Formgestaltung fähig zu sein.

Als Standort bevorzugt der Schwarzkümmel einen schweren Boden. Vorrang genießt dabei sandiger Lehm, möglichst sonnig, dort gedeiht die einjährige, auffällig blühende Sommerblume, die etwas regenempfindlich ist, am allerbesten.

Die am Stengel sich bildenden Blätter des 30 bis 50 Zentimeter hohen Gewächses sind fadenförmig geschlitzt. So daß sich zuletzt die Blattgestalt zum Zipfel hin auflöst. Die trockenen, luftigen Umweltwirkungen bringen nur solche fiederige, »zerluftete« Blätter hervor.

Dieses Spiel lebendiger Gestaltsverwandlung macht auch vor der Blüte nicht halt, sondern gleitet unversehens in die Blütenbildung hinein.

In der Blüte kommt mehr feuchter Widerschein des Sonnenlichtes im Wasser als der unmittelbare Glanz der Gestirne zum Ausdruck. Nicht derb-gesättigte Sommer-, sondern zarte Wasserfarben des Frühlings sind dem Schwarzkümmel eigen.

LICHTBLICK — Schwarzkümmel

Starke Düfte sind ihm fremd.

Eigenartig sind auch die Namen, die der Volksmund dem Schwarzkümmel wegen seiner empfindsamen Natur-Gestalt verliehen hat: »Braut im Haar«, »Gretchen im Grünen«, »Venushaar« oder »Blaubart«.

Die botanische Bezeichnung Nigella bezieht sich auf die schwarze Farbe des Samens.

Die Blütezeit dauert sehr lange, sie währt von Juni bis September. Im Spätsommer bilden sich kugelige Kapselfrüchte, die sich im Winter als Fruchtschmuck für Trockensträuße eignen.

Der Schwarzkümmel praktisch angewandt In der Bibel »ketzah« genannt. Verwendet werden nur die Samen, sie sind scharf dreikantig, runzelig und schwarz.

Der Schwarzkümmel darf nicht mit dem Wiesenkümmel verwechselt werden Letzterer gehört zur Familie der Doldenblütler.

Der Schwarzkümmel aus der Bibel wurde vom jüdischen Volk auch in der nachbiblischen Zeit durch den weitverbreiteten Brauch, die Samen auf Brot und Kuchen zu streuen, als Gewürz vielfach verwendet.

Er enthält das Saponin Melanthin, sodann den Bitterstoff Nigellin, ätherisches wie auch ein fettes Öl. Riecht aromatisch. Schmeckt würzig und bitter.

Schwarzkümmel wirkt harntreibend, blähungswidrig, wurmtreibend und menstruationsfördernd. Gleichzeitig begünstigt er die Milchbildung. Fördert die Vermehrung des Magensaftes.

Schwarzkümmelsamen als Hausmittel Regt Nieren und Blase zur vermehrten Ausscheidung an. Hilft bei Blähungen, Durchfall und Gallenkoliken.

In all diesen Fällen wird Schwarzkümmeltee eingenommen, den man auf folgende Weise zubereitet 1 Teelöffel voll zerstoßener Samenkörner mit 1/4 l kochendem Wasser übergießen. 15 Minuten ziehen lassen, abseihen. Von diesem Aufguß trinkt man täglich 2 Tassen.

LICHTBLICK   Schwarzkümmel

Wenn Wöchnerinnen Stillprobleme haben   Bei mangelnder Milchabsonderung wird dieser Tee mit gutem Erfolg 3mal täglich getrunken. Bis der Säugling entwöhnt ist.

Schwarzkümmelgewürz hat in der Küche vielfache Verwendung   Für alle Arten von Fleischwaren, Steaks und Faschiertem, die Würze und Schärfe benötigen. Weiters für Suppen, Saucen und Salate.

Einige Samenkörner langsam kauen   Wird vor allem bei Keuchhusten und Asthma-Anfällen empfohlen.

Für nierenleidende Menschen   Soll nach Möglichkeit feingemahlener Schwarzkümmelsamen an Stelle von Pfeffer verwendet werden.

Schwarzkümmelkörner unter das Brot gemischt   Gilt als jahrhundertealtes Brotgewürz. »Zum Wohle der Verdauung«, hieß es einmal.

Schwarzkümmelsamen-Tinktur   1/2 l guter Obstbrand wird mit 150 g zerstoßenen Körnern in einer weithalsigen Flasche angesetzt, gut verschlossen 14 Tage ins Wohnzimmerfenster gestellt. Abgeseiht, mit destilliertem Wasser auf zirka 36 % Alkoholgehalt verdünnt.

Bei Verdauungsbeschwerden   Nach Bedarf 1 Eßlöffel voll Schwarzkümmelsamen-Tinktur einnehmen.

Kräutermischung bei starken Blähungen   Schwarzkümmelsamen, Engelwurz-Wurzel und Fünffingerkraut zu gleichen Teilen. Im Heißaufguß zubereitet.

Sehr ausgeprägt ist die Umgestaltungskraft der Nigella. Der im Flüssigen webende Lebens-Chemismus nimmt die Einschläge des Lichtes, des Luftigen, der Wärmeprozesse in sich auf.

Was aus dem »unteren« in Wurzel, Sproß und Blatt vorwiegend erden- und mondenhaften Pflanzenpol kommt, wird von dem »oberen« sonnenhaften, im Blütenstand sich ausdrückenden Pol durchkraftet.

SITUATIONSBEWÄLTIGUNG   Ringelblume

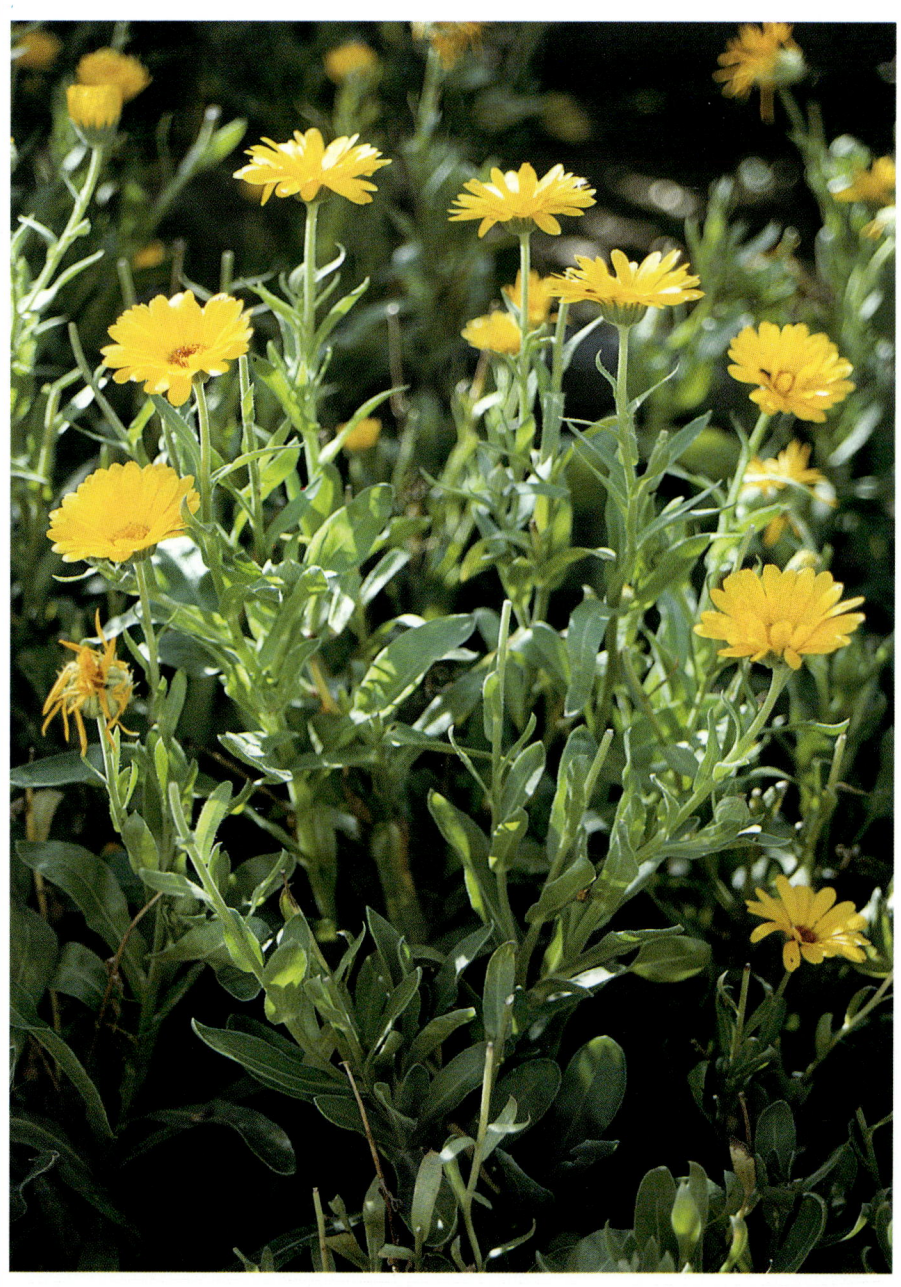

SITUATIONSBEWÄLTIGUNG — Seelenblicke

Die momentane Stimmung eines jeden Menschen ist beeinflußbar. Auch Leiden müssen nicht jede Freude vergällen. Sie können erheben, können die Potenz der Seele spürbar werden lassen.

Bei Ausgrabungen in Rom fand man in den Schutthaufen aus altrömischer Zeit einen hochinteressanten Gegenstand, der heute noch, nach vielen hunderten Jahren, auf die Lage der Sklaven ein grelles Schlaglicht wirft. Es war das Halseisen eines entlaufenen Sklaven, das sein Herr ihm nach seiner Wiederergreifung hatte anlegen lassen, um auf diese Weise jedem neuen Fluchtversuch für die Zukunft vorzubeugen.

An dem Halseisen war ein schweres Bronzeschild befestigt. Darauf standen in lateinischer Sprache die Worte: »Halte mich fest und bringe mich zurück zu Apronius, dem Wirt ›Zur goldenen Serviette‹ am Aventin, denn ihm bin ich entflohen.«

Durch das Eisen, das der Sklave nicht mehr von seinem Hals entfernen konnte, war er jedem kenntlich gemacht. Als einer, der seinem Herrn einmal schon entlaufen war. Und die Inschrift gab jedem das Recht, ihn bei einem neuen Fluchtversuch zu packen und dem in der »Inschrift« genannten Herrn zurückzubringen. Den Ring behielt der Sklave bis zu seinem Tod. Ja, bis sein Fleisch zu Staub zerfiel. Er war durch die Jahrhunderte, eingekeilt zwischen Wirbel und Wirbel, als Stempel der Leibeigenschaft noch am Skelett des Toten geblieben, als man ihn fand.

Wie wäre es, wenn der Herrgott mit so strengem Maße messen würde? Jeden zeichnen wollte, der seiner Hörigkeit entlief. – Der Herr tut es nicht. Weil er den Menschen frei erschaffen hat. Läßt ihm seinen freien Willen.

Unser Leben steht immer, Tag für Tag, in der Entscheidung. Wie ein Wanderer müssen wir uns andauernd orientieren. Uns fragen, ob wir auch auf dem richtigen Weg sind. »Du hast mich erhört an dem Tag, als ich rief; du gabst meiner Seele große Kraft.« (Ps 138,3)

SITUATIONSBEWÄLTIGUNG   Seelenblicke

Nur ein Weg bringt uns sicher ans Ziel: echte Besinnung. Sie allein kann uns dahingehend führen, daß wir jede Situation bewältigen. Wir sind und bleiben eben irrende, »Unglücks-scheue« Menschen.

Streicht in stiller, klarer Sternennacht ein Lufthauch über die Sandwüste Sahara und reiben Milliarden Sandkörner aneinander, vernimmt man gleichsam das Wimmern eines tödlich verwundeten Riesentieres.

»Hört ihr?« sagt dann der arabische Führer, »die Wüste weint!« Sie klagt, daß sie zur unfruchtbaren Steppe wurde. Beweint die blühenden Gärten, die wogenden Kornfelder, die lachenden Früchte, die sie einst trug, bevor sie zur ausgebrannten, dürren Öde wurde.

Der Priesterschriftsteller Alban Stolz schrieb einmal in sein Tagebuch: »Gestern wurde es mir ungewöhnlich klar, daß das religiöse Leben in ganz gleicher Weise wie das körperliche auf Erden ernährt werden kann. Nämlich durch fortwährenden Zufluß von außen. Ich meinte oft, wenn ich mich religiös recht gehoben fühlte, es werde jetzt in gerader Linie so fortgehen, ohne weiteres Bemühen.«

Wie die tägliche Speise, die wir zu uns nehmen, täglicher Lebensstoff ist, weil das leibliche Leben nicht aus sich selbst fortbrennt, so muß auch der geistliche Lebensstoff aufgenommen werden. Aus den Sakramenten, den göttlichen Einsprechungen und im Gebet, wenn das innere Leben nicht verwelken und in Verwesung übergehen soll.

Wer fest schlafen will, schließt in seinem Schlafzimmer Fenster und Läden, zieht die Vorhänge zu, um durch kein Geräusch geweckt zu werden. So machen es wir Menschen nur allzuoft auch Gott gegenüber.

Um ja nicht aus unserem Schlaf aufgeweckt zu werden, schließen wir die Zugänge unserer Seele gegen Gottes Wort, Gottes Licht und Gottes Ruf. Wir gehen der Besinnlichkeit

SITUATIONSBEWÄLTIGUNG   Seelenblicke

aus dem Weg, die gerade in den heißen Monaten des Sommers, wenn sich alles unter der Hitze beugt, auf uns zukommen möchte. Lesen kein Buch, das uns auf andere Gedanken bringen könnte.

Es fällt uns auch nicht ein, daß wir durch unsere Lebensweise, durch die Verwendung von Kräutern, Gewürzen und Düften einen besseren Zugang zur eigenen Seelenburg finden könnten.

In jeder, selbst der kleinsten, Pflanze steckt eine geheimnisvolle Kraft, die sie dem Licht entgegentreibt.

Mag der Keimling auch tief im Dunkel der Erde stecken, diese Kraft zeigt ihm den Weg. Mit unsäglicher Geduld und Ausdauer arbeitet sich das Pflänzchen zum Licht empor.

Nichts kann es irremachen. Sogar einen Stein durchbricht oder umgeht es. Es muß einfach zum Licht. Ein in ihm seiender Drang muß erfüllt werden, um jeden Preis.

Solch eine geheimnisvolle Grundkraft der Seele ist die Tugend der Hoffnung. Sie bedeutet die treibende Kraft – ein Reiseführer der Seele zur Bewältigung jeder Lebenssituation.

Die Hoffnung gleicht einer Spannkraft, die uns zu Gott, dem Urquell allen Lebens und unseres eigenen Seins hinzieht. Eine Kraft, lebendig und stark.

F**alscher Stolz und falsche Demut sind Geschwister. Wirklichkeitsnahe Selbsteinschätzung und gesundes Selbstwertgefühl sind die Grundpfeiler, die echte Demut zu stützen haben.**

Lebensechtes Selbst-Denken versteht unter Demut nichts anderes als einen »gesunden« und »geheiligten« Stolz. Gelöst-Denker kennen ihren Wert. Brauchen nicht beständig bestätigt werden.

SITUATIONSBEWÄLTIGUNG   Ringelblume

Wallfahrt auf den Kahlenberg. Viele Familien sind gekommen. Eine davon fällt besonders auf. Die Kinder strahlen aus ihren unschuldigen, klaren Augen, und jedes von ihnen hat einen Wimpel in der Hand.

Voll Freude zeigen sie ihren Wimpel her. Jedes Kind hat ein eigenes, originelles Symbol darauf.

Jedes Kind spielt in der Familie eine besondere Rolle. Jedes hat seine eigene Aufgabe.

Juliane, das älteste Mädchen, erhellt ihre Umgebung. Wie die Sonne – ihr Symbol – will sie strahlen und ihren Geschwistern, Eltern, Freundinnen ihre Zuneigung kundtun.

Etwas anders sieht Johannes seine Aufgabe. Die Fackel auf dem Wimpel spendet Licht – zeugt aber auch von seinem Mut. Er ist bereit, allein ins Dunkel zu gehen, um anderen den Weg zu zeigen. Er weiß, »wo es langgeht« – mit dem lieben Gott im Rücken braucht man keine Angst zu haben.

Unerschrocken auch Vinzenz, der Größte. Schwert und Schild, Symbole der Kampfesfreude, künden von seiner Schneid, sich für eine gerechte Sache einzusetzen.

Der kleinen Katharina fliegen die Herzen zu. Das ist aber sicher nicht der Grund für ihr Symbol-Herz im Herzen. Sie möchte geborgen sein im Herzen ihrer Mutter, möchte aber auch selbst, wenn sie groß ist, Geborgenheit schenken können. Denn in ihrem Herzen ist noch einmal ein kleines Herz.

Theresia hat eine schöne Rolle. Sie ist ein Königskind! Das sieht man an der Krone auf ihrem Wimpel. Ein Königskind zu sein, kann auch ganz schön anstrengend sein. Denn da heißt es einerseits wirklich Vorbild sein, und andererseits muß ein Königskind immer für die anderen Kinder dasein. So versteht zumindest Katharina ihre Rolle als Königskind.

Jedes Kind hat seine Aufgabe – eine Aufgabe, die ihm liegt, die es kann und die ihm Spaß macht. Eine Aufgabe, die für die kleine Gemeinschaft wichtig und nützlich ist. Und eine Aufgabe, davon sind die Kinder überzeugt, die der liebe Gott ihnen zugedacht hat.

SITUATIONSBEWÄLTIGUNG — Ringelblume

Die Eltern haben viel gebetet, sie haben ihre Kinder gut beobachtet, ihre Talente, ihre Fähigkeiten und ihre Leidenschaften. Deshalb sind sie überzeugt, daß sich die Kinder die richtigen Symbole ausgesucht haben.

Im vieldeutigen Reich der Symbole auf Entdeckungsreisen gehen, eindringen und sie sprechen lassen, so wie es die Ringelblume tun mag.

Wo gelbe Blumen blühen, heißt es in der Sage, liegt in der Erde Gold vergraben. Gelb wird zu Gold, wenn das Schöne, das Wertvolle gemeint ist. »Gelb«, »Gold« und »Glanz« sind auch sprachlich verwandt.

Daß Licht und Farben tiefgehende chemische Einflüsse ausüben, ist bekannt. Das Bräunen der Haut durch Sonnenstrahlen kann man täglich beobachten. Aber die psychologischen Wundertaten von Licht und Farbe reichen tiefer, als man vermuten könnte.

Orangegelb festigt und stärkt das Lungengewebe und im allgemeinen die Zellen des Gesamtkörpers. Regt gleichzeitig die Drüsentätigkeit an.

Reines Gelb kräftigt die Nerven, fördert die Verdauung und stimuliert müde Magentätigkeit.

Grüngelb hingegen wirkt mit bei der Knochenbildung. Tötet Bakterien.

Anerkannte Wissenschafter – zu ihnen zählt Dinsha P. Ghadiali – sprechen bemerkenswerter Weise nie von Krankheiten, sondern von »Unordnungen in der Maschinerie des menschlichen Organismus« und betrachten demgemäß die Heilung als eine »Rückkehr zur Ordnung«. Bei der den Farblicht-Energien eine entscheidende Ordner-Rolle zukommt.

Keimt schnell, treibt rasch mit vielen Blättern ein Kraut empor, das starke, unbändige Schwell- und Wucherkräfte verrät. Stengel-ästig in den Blütenstand geht. Bald in starkem Goldgelb strahlt.

SITUATIONSBEWÄLTIGUNG   Ringelblume

Wobei aus den dicken, plumpen Blütenknospen die wunderbar geordnete, zu geometrischer Klarheit gewordene Korbblüte hervorgeht. Sich korbartig der Sonne entgegenstreckt. Mit voller, fast gierig saugender Kraft nimmt sie das heilende Licht der Sonne entgegen. Birgt sie in ihrem Wirkewesen.

Diese Blüte blüht rasch ab, macht neuen Platz. Das alles mit wuchernder Eile. Der Übergang aus dem Gebiet wäßriger Wucherkräfte in den Bereich sonnenhafter Licht-Wärmekräfte ist das Auffälligste an der Pflanze.

Das »Untere« ist in der Korbblüte nicht mehr eingelassen. Die nur in ihren Zungenblüten Früchte hervorbringt, währenddessen die Scheibenblüten unfruchtbar sind, vielmehr den Insekten als Landeplatz dienen. Dessenungeachtet aber noch eine »intimere« Aufgabe zu erfüllen hat, nämlich das »Obere« mit Vorrang dem »Unteren« zu vereinen.

Streift man über das Kraut, so bleibt ein teils aromatischer, teils aber an Verwesung und Gräber erinnernder Geruch an den Händen. Der den Blütenduft kennzeichnet und von einem harzigen Stoff herrührt.

Es ist, als ob dieses starke Wucherkraut, fortwährend von Zerfall bedroht, sich vor diesem schütze, indem es sich gleichsam bei lebendigem Leibe einbalsamiert.

Ein Aufwuchern, das aber von oben her, aus der Blütenregion, zusammengehalten und geordnet wird.

Nur so wird es verständlich, warum diesem »simplen« Heilkraut die Herzen des Volkes entgegenschlagen. Nimmt es auch nicht Wunder, wenn seine Heilkraft hineinreicht in das Bösartige und Zerstörende der Geschwülste und Zellen.

Die Ringelblume zählt zu den Hauptbestandteilen einer »Kräuter-Hausapotheke« gegen vielerlei Gebresten. – Sie begünstigt den Stuhlgang, wirkt leicht abführend. – Bei Unterleibskrämpfen und Muskelkater krampfstillend. – Verhärtungen von Brustknoten, in Magen und Darm werden aufgelöst. – Wunden jeder Art der Heilung zugeführt. – Harnstauungen

SITUATIONSBEWÄLTIGUNG — Ringelblume

abgebaut und Urin abgetrieben. – Wasseransammlungen in Knöcheln und Beinen flauen ab. – Der Schweißabgang wird begünstigt.

Teezubereitung 2 volle Teelöffel frischer oder getrockneter Blüten mit 1/4 l kochendem Wasser übergießen. 15 Minuten ziehen lassen, abseihen. Früh und abends je 1 Tasse trinken. 3 Wochen lang, dann wenigstens 1 Woche aussetzen.

Anwendung von Ringelblumentee Bei Drüsenleiden und Leberstörungen. – Bei mangelnder Periode. – Zur Förderung der Gallenabsonderung. – Bei Neigung zu Magengeschwüren. – Zum Auswaschen von Wunden und für Umschläge.

Haussalbe 1 Eßlöffel Schweinefett zum Erhitzen bringen. 1 Teelöffel frischer, zerschnittener Ringelblumen-Blütenblätter hineingeben. Umrühren, bis sich alles aufgelöst hat. In Tiegelchen füllen, abkühlen lassen. Kühl stellen, nicht länger als 3 Wochen haltbar. Hilft bei Hämorrhoiden, Wunden und Eiterungen.

Ringelblumentinktur 1 l 75%igen Alkohol mit 150 g Ringelblumenblüten 14 Tage lang ansetzen, abseihen, Rückstand auspressen. 1/2 l abgekochtes und ausgekühltes Wasser dazugießen. Nochmals 14 Tage ins Fenster stellen. Dann ist die Tinktur fertig.

Der Ringelblume Knospe schließt die goldenen Äuglein auf, mit allem, was da reizend ist, du süße Maid, steh' auf. So hat es Franz Schubert in einem Lied ausgedrückt. Das unbändige Blühen und Wachsen der Blume versprach eine wachsende Liebe.

Ringelblum', die Regenblum': Wenn sich die Blüten bis acht Uhr nicht geöffnet haben, gibt es noch am gleichen Tag Regen.

AUSGEWOGENHEIT — Borretsch

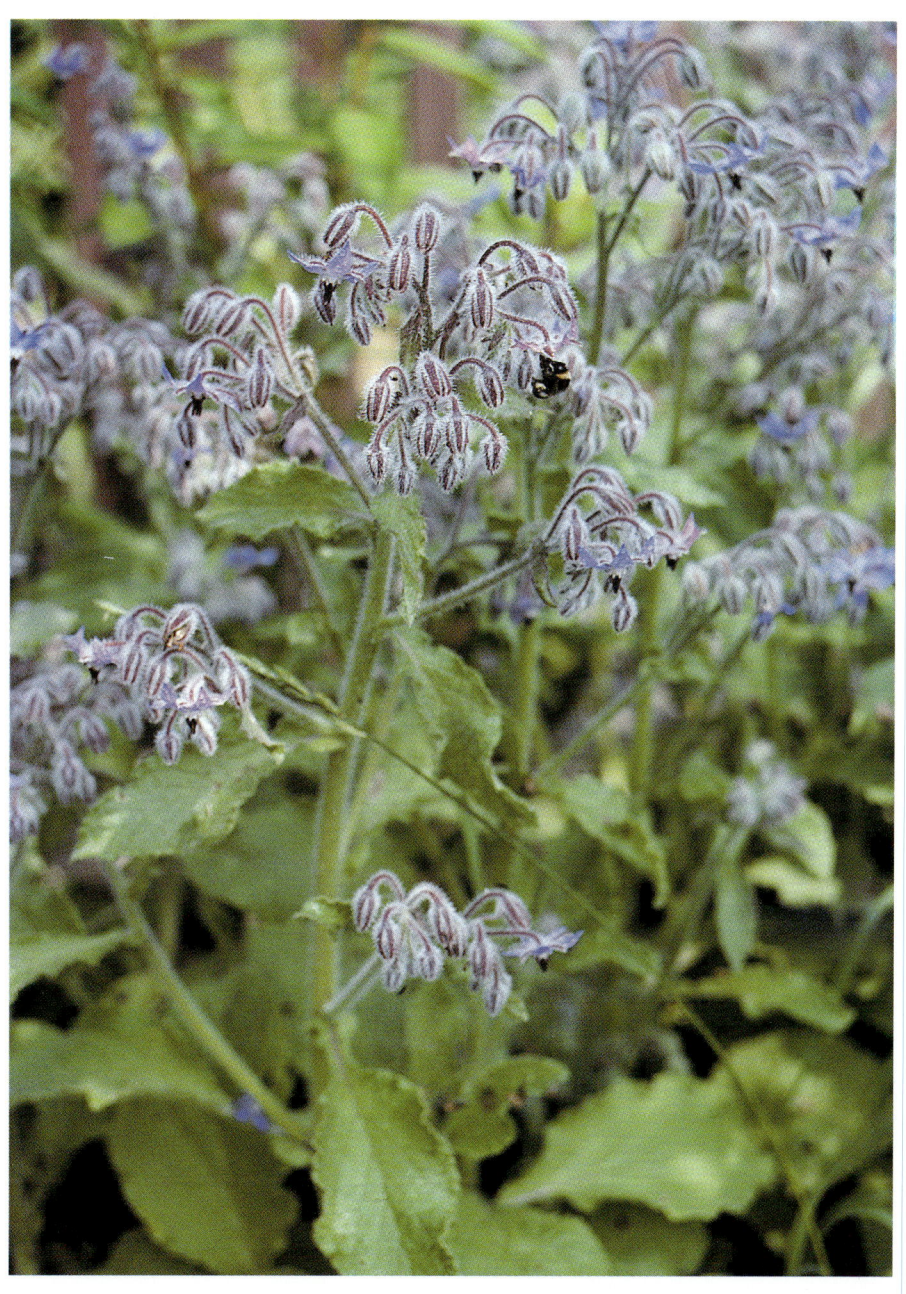

AUSGEWOGENHEIT   Seelenblicke

Bodenlos ist der große Topf der psychischen Erkrankungen. Menschliches Unglück, Unbehagen sowie Gefühle von Hoffnungslosigkeit sind der Nährboden vieler Krankheiten. »Ausgewogenheit« hingegen heilt.

Da leidet jemand an Erschöpfungszuständen, regt sich über jede Kleinigkeit auf und ist überempfindlich.

Eine zweite Person kriegt es immer wieder mit der Platzangst zu tun, ist furchtbar gehemmt, sobald sich eine neue Situation ergibt, welche die altvertrauten Gewohnheiten über den Haufen wirft.

Das Schwarzsehen, auch Pessimismus genannt, kann das bißchen Hoffnung, das man im Herzen trägt, zur Gänze zunichte machen. Arbeitsunlust fällt über einen herein, ohne daß man dafür eine Ursache nennen könnte.

Trockene Schleimhäute, rissige Lippen, geringer oder zu starker Speichelfluß zählen auch zu den oft unerklärlichen Leiden oder Wehwehchen.

Herzrasen, Beklemmungen, innere Unruhe, Schlaflosigkeit, Schwindelgefühl, der berühmte »Brocken im Hals« und nicht zuletzt kalte, feuchte Hände?

All das sind Krankheiten, die selbst Fachleuten ein heilloses Kopfzerbrechen bereiten und die dann achselzuckend meinen, daß der Grund all dieser Leiden »psychisch«, also seelischer Art wäre. Ein Beruhigungsmittel verschreiben, das zwar für kurze Zeit die Symptome lindert, langfristig aber nicht hilft. Mitunter sogar zur Medikamenten-Abhängigkeit führen kann.

In solchen Fällen werden dann nicht selten Laboruntersuchungen durchgeführt, das Blutbild kontrolliert, ein EKG gemacht. Um schließlich festzustellen: »Vegetative Dystonie!«

Das Unausgewogensein, die »Vegetative Dystonie«, ist zu einer Volkskrankheit geworden. Wesentlich zur Heilung ist eine vernünftige und geregelte Lebensführung. Ein »In-den-Griff-Bekommen«.

AUSGEWOGENHEIT   Seelenblicke

Lebensangst und Unsicherheit des Menschen von heute haben nicht nur seinen seelischen, sondern auch seinen leiblichen Gleichklang gestört. Steuerungsfunktionen sind dadurch stark beeinträchtigt. Bestimmte Tätigkeiten leiden besonders darunter, wie Atmung, Verdauung, Stoffwechsel, Drüsensekretion und die Regelung des Wasserhaushaltes.

Wir sprechen dann von einer »Vegetativen Dystonie«. Es handelt sich dabei um eine Reihe von Störungen der verschiedensten Organe, die alle auf eine Unausgeglichenheit des vegetativen Nervensystems zurückzuführen sind. Beschwerden, die sehr oft in hormonellen Krisenzeiten ausbrechen.

Besonders betroffen sind dabei die Entwicklungsjahre, Schwangerschaft, Wochenbett, aber auch die Wechseljahre. Hier nicht nur bei Frauen, sondern auch beim Mann.

Eine einschneidende Lebensumstellung, Heirat, Berufswechsel oder religiöse Umkehr kann alle diese Beschwerden schlagartig verschwinden lassen.

Nicht zu unterschätzen ist in diesem Zusammenhang eine Änderung der Ernährungsgewohnheiten. Das Weglassen von Süßigkeiten, Kaffee und Weißmehl, bei gleichzeitiger Umstellung auf Vollwertkost, wobei der gesamte Flüssigkeitsbedarf durch abwechslungsreiches Kräuterteetrinken gedeckt wird, und der reichliche Genuß von Obst können überraschende Besserung herbeiführen.

Der Traum ist ein Geschehen im Schlaf, das heute empirisch gut untersucht ist. Therapeutisch wird der Traum durch die Tiefenpsychologie genutzt. Im Traum kommen die Signale aus der Seelentiefe hoch.

Der Traum ist eine Brücke zwischen dem Bewußtsein und dem Unbewußtsein. Er steht deshalb ähnlichen, aber im Normalfall nicht so tiefgreifenden Vollzügen wie Assoziation, Meditation, Tagtraum nahe.

Wenn diese Vollzüge durch Begabung, Askese und Übung

AUSGEWOGENHEIT   Seelenblicke

vervollkommnet werden, spricht man von Mystik.

Das ganze Leben des Christen wird gestaltet durch den Glauben aus der Dynamik des Göttlichen in seinem Innern. Dahin führen vor allem Betrachtung und Meditation, das Anschauen und Hinhorchen. Das ist christliche Mystik: die »Leidenschaft« des Absoluten, das sich uns mitgeteilt hat.

Vom Christen, der so lebt, gilt: »Wo ein Christ ist, da ist ein Brand.« (Leo der Große) »Nicht mehr ich lebe, sondern Christus lebt in mir.« (Gal 2,20)

Es gibt auch eine marianische Mystik. Denn von Maria können wir alle die Grundhaltung des Christen lernen: »Mir geschehe nach deinem Wort!« Und mit ihr können wir diese christliche Grundhaltung zur eigenen Haltung werden lassen.

Das Durchdrungensein vom Bösen ist Besessenheit. Das Durchdrungensein aber vom Geist Gottes ist die christliche Mystik. Ist göttliche Begeisterung. Der Weg dorthin? Ist Stille, Sehnsucht, Besinnung und Einkehr, Erlebnis und Tat.

Die Vollendung des christlichen Lebens ist die »Christusmystik«: Nichts außerhalb des gekreuzigten und des auferstandenen Christus wissen wollen.

Die Beziehung des Menschen ist überirdisch. Das Irdische ist vergänglich und ständig gefährdet.

Ausgewogensein wird uns nicht auf den Weg ins Leben gratis mitgegeben. Sicherlich spielt Vererbung keine nichtige Rolle. Aber der Hauptanteil muß von uns selbst geleistet werden.

Kräuter-Anwendung wird zum Ausgewogensein seelischer und körperlicher Art viel beitragen. Weil hinter jedem Kraut das höchste Wesen, der allmächtige Gott, steht, der SEINE Werke liebt. Ihr Bestehen und Fortdauern sichert und uns SEINE Liebe nicht entzieht.

AUSGEWOGENHEIT   Borretsch

Das Heil- und Gewürzkraut Borretsch vertreibt die Traurigkeit, macht leicht das Herz, bringt Fröhlichkeit. Hat den ausgezeichneten Ruf als pflanzlicher Mutmacher und Brecher der Schwermut.

Ärzte und Kräuterkundige der Antike waren davon überzeugt, daß das Heil- und Gewürzkraut Borretsch »die Menschen fröhlich und ausgelassen mache und Traurigkeit vertreibe«. Sie gaben ihm daher den Namen »Euphrosinum«, Fröhlichmacher, Gemütserheller.

Zur Zeit der Äbtissin Hildegard von Bingen galt Borretsch als hochgeschätztes »Klosterkraut«.

Albertus Magnus nennt es »Erzeuger guten Blutes«.

Der Borretsch zählt zu den herzstärkenden Kräutern. Er wirkt erweichend, reizmildernd, schweiß- und harntreibend, stoffwechselanregend, schleimlösend, entzündungshemmend, blutreinigend, fiebersenkend, kühlend, erfrischend, belebend und nervenstärkend.

Zur Herz- und Nervenstärkung, bei Nierenentzündung, zur Linderung von Rheumatismus, zum Abflauen des Fiebers, bei Schleimhaut- und Venenentzündung ebenso wie zur Vorbeugung von Thrombosebildung. Ganz beachtlich ist die Wirkung bei Melancholie und Neigung zu Depressionen. Bei übermäßigen Blutwallungen, aber auch bei Seitenstechen.

Der Borretsch, in der Volksmedizin überaus beliebt, kann auch im Blumentopf gezogen werden. Man verwendete früher die Sprosse, um Überempfindliche zu beleben, Verzweifelte aufzumuntern.

Borretsch, der rauhaarige Geselle mit seinen fünfblättrigen himmelblauen Blüten, stammt aus den Mittelmeerländern östlich von Italien. Während der Kreuzzüge kam dieses Heil-, Würz- und Gemüsekraut über Damaskus nach Europa und im Laufe der Jahrhunderte ist es hier heimisch geworden.

AUSGEWOGENHEIT — Borretsch

Für die Wildkräuterküche Das zerschnittene frische oder in der Tiefkühltruhe aufbewahrte Kraut kann Salaten, Gemüse und Suppen beigegeben werden. Es eignet sich vor allem zu Gurkensalat, bei dem es den Eigengeschmack hebt.

Borretschbutter kann nur empfohlen werden Das frische Kraut wird ganz fein geschnitten und mit Butter gut vermengt. Aufs Brot gestrichen, ist es sehr schmackhaft.

Teemischung von starker Heilkraft Borretschblätter, Kamillenblüten, Klatschmohn-Blütenblätter, Rosmarinkraut und Erdrauchhkraut werden zu gleichen Teilen gemischt, kleingeschnitten. 1 vollen Eßlöffel davon mit 1/4 l kochendem Wasser übergießen. Zugedeckt 15 Minuten ziehen lassen, abseihen. Täglich 3 Tassen tagsüber trinken. Anzuwenden bei Bronchitis, Grippe und Lungenentzündung.

Borretschtee-Zubereitung, Tagesmenge, Dauer und Anwendung 2 Teelöffel frischer Borretschblätter mit 1/4 l kochendem Wasser übergießen, 15 Minuten zugedeckt ziehen lassen, abseihen. Man kann für den Tee auch eingefrorene Blätter heranziehen. Jedoch muß man diese vor dem Überbrühen bei normaler Zimmertemperatur auftauen. In beiden Fällen soll man den Tee vor dem Trinken noch durch ein feines Tuch filtrieren, da ansonsten die darin enthaltenen feinen Härchen einen Hustenreiz auslösen könnten. 2 bis 3 Tassen Tee langsam und schluckweise über den Tag verteilt einnehmen, 3 Wochen lang.

Man kann aber auch die frischen himmelblauen Blüten als Tee verwenden. Gleiche Zubereitung wie oben. Hervorragend bewährt hat sich hier das Trinken von 3 bis 4 Tassen, mehrere Tage hindurch, bei innerer Unruhe.

Borretsch frisch, getrocknet oder eingefroren verwenden? Getrocknet ist Borretschkraut nicht nur fast geruch- und geschmacklos, sondern auch kaum mehr wirksam. Sodaß das Trocknen und Aufbewahren nicht in Frage kommt.

Hingegen gibt es keine bessere Konservierungsmethode als das Einfrieren in der Tiefkühltruhe. Die frischgepflückten blühenden Zweige unter fließendem kalten Wasser kurz ab-

AUSGEWOGENHEIT — Borretsch

waschen. Wobei zu beachten ist, daß man das Kraut keinesfalls zerdrückt. Gut abtropfen lassen und in Plastiksäckchen portionsweise einfrieren.

Auf diese Weise hat man auch den Winter über das wertvolle Borretschkraut zur Hand.

Borretsch-Saft Der rotbraune Saft wird aus dem blühenden Kraut ohne Wurzel hergestellt. Die oberen blühenden Zweigspitzen am Vormittag pflücken, zusätzlich noch einige schöne Blätter hinzugeben. Das Ganze auf einen flachen Teller legen, mit ein wenig frischem Wasser besprengen. Nach 3 Stunden ist dieses von den Pflanzenteilen gänzlich aufgesaugt, und man kann sie nun durch den Fleischwolf drehen. Den Pflanzenbrei durch ein Leinentuch auspressen. Dieser Borretsch-Saft ersetzt chemische Beruhigungsmittel voll und ganz. Hellt das Gemüt auf. Prüfungsangst, Verstimmungen, seelisch-geistige Zerrüttungszustände können mit einer gewissenhaft durchgeführten Kur behoben werden. 6 Wochen lang über den Tag verteilt 3 bis 4 Likörgläschen verabreichen. Vor einer Wiederholung aber 3 bis 4 Wochen aussetzen.

Des weiteren steigern Kuren mit Borretsch-Saft die Leistungsfähigkeit, erhöhen die Lebensfreude, muntern auf, beheben nervöse Herzschwäche, wirken sichtlich befreiend von Depressionen, Hypochondrie, Schwermut und lösen auch Weinkrämpfe.

1 Eßlöffel Borretsch-Saft in ein Glas Sauermilch abends 1 Stunde vor dem Zubettgehen hineingeben, fördert den Stuhlgang und reinigt das Blut.

Borretschöl Hiefür benötigt man frischgepflückte Blüten, setzt sie 1 : 4 in kaltgepreßtem Olivenöl an. In einem gut verschlossenen Glasgefäß 14 Tage in die Sonne stellen und täglich umrühren. Letztlich abseihen, in dunkle Fläschchen füllen, kühl und dunkel lagern. – Dient zum Einreiben bei Rheumaschmerzen. Wirkt hier wohltuend lindernd. Bei Erkrankungen der Atemwege sowie der Harnorgane kann man Borretschöl mit Erfolg innerlich anwenden, indem man 2mal täglich 1 Teelöffel davon einnimmt.

AUSGEWOGENHEIT — Borretsch

Borretschessig   Ein überaus aromatischer Essig von herrlich blauer Farbe. Vielseitig in der Küche verwendbar. Er wirkt erweichend und reizmildernd. 2 Handvoll frischer Blüten in 1 l Obst- oder Weinessig geben. Die Flasche verschließen und 3 Tage der Sonnenbestrahlung aussetzen, dann abseihen. Auf diese Weise hat die Köchin einen gesunden Kräuteressig zur Verfügung.

Ein durststillendes Getränk für die heißen Sommertage Indem man 1/2 l Wasser 6 Eßlöffel dieses Essigs hinzugießt.

Borretschbad   Seine nervenstärkende und herzfreundliche Wirkung ist eine Wohltat. – Das Borretschkraut zerstampfen und zirka 150 g der Breimasse mit 2 l kochendem Wasser übergießen. 15 Minuten zugedeckt ziehen lassen, abseihen. Den Rückstand auspressen und die Flüssigkeit dem Bad kurz vor dem Hineinsteigen beifügen. – Ein solches Bad sollte man sich den Sommer über des öftern zunutze machen.

Blutreinigungstee   3 Teile Borretschkraut, 2 Teile Brennessel und 1 Teil Salbei. 2 Teelöffel dieser Mischung mit 1/4 l kochendem Wasser überbrühen. 15 Minuten zugedeckt ziehen lassen, abseihen. 2mal täglich, am besten früh und abends, je 1 Tasse vor dem Essen trinken. – Stellt ein hervorragendes Blutreinigungsmittel dar. Bringt gleichzeitig Hilfe bei Ermüdungszuständen.

Nord und Süd begegnen einander im Gemütserheller Borretsch. Südländisches Feuer und nordische Ausgeglichenheit vereinen sich hier. Stärken Herz und Nerven. Vertreiben morsche Gedanken. Schaffen sprießende und fruchtbringende Lebensfreude.

Die eingewanderte blauäugige Südländerin ist mehr als ein »Gurkenkräutl«. Ist Lebenskraft und Dynamik. Mit einem Wort: ein Weg zum Gesundsein. Mit Recht heißt man Borretsch »Herzfreund und Liebäuglein«.

FROHSINN — Stockrose

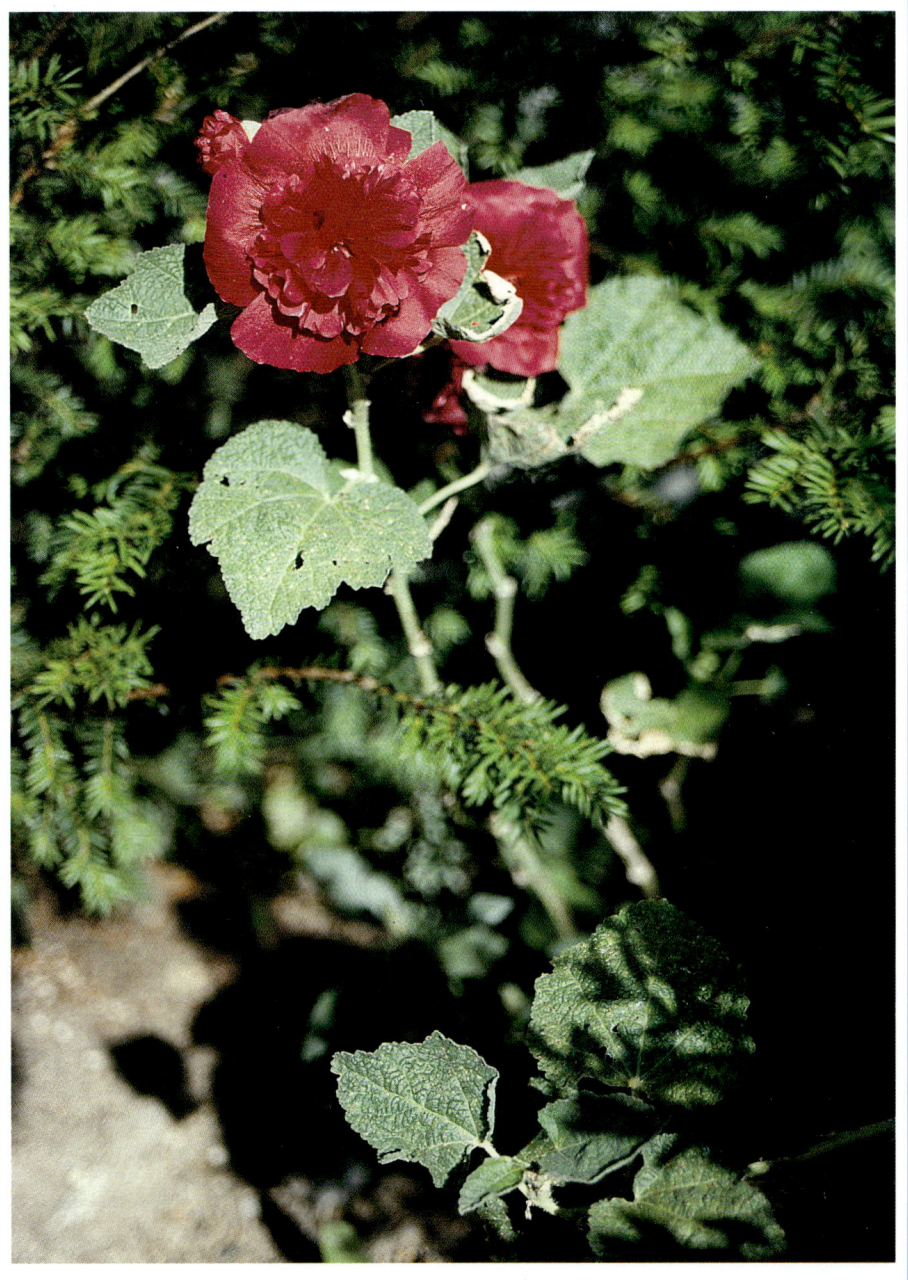

FROHSINN   Seelenblicke

Die Hoffnung erweist im geduldigen Ausharren ihre Kraft. Denn rein Isoliertes, Losgelöstes gibt es in unserem Leben nicht. Alles greift in das andere über. Wird zur Kette, die uns emporzieht oder niederbindet.

Gemüts- und Herzenspflege haben ihren unübersehbaren Stellenwert, wollen wir bewußter leben und ein Gewicht darauf legen, ausgeglichen zu sein.

Das Blut – ein wertvoller Saft, daran zweifelt wohl niemand. Daß diese kostbare Flüssigkeit – von der letzten Endes Leben oder Tod abhängt – alle Teile des Körpers regelmäßig durchlaufen muß, registrieren wir nur im Unterbewußtsein. Schlafen Hände oder Füße ein und erinnert uns dies an das Kribbeln von Ameisen, befassen wir uns näher damit.

Um alle Teile des Körpers erreichen und versorgen zu können, bedarf das Blut eines gewissen Druckes. Dieser wieder hängt von verschiedenen Lebensumständen ab.

Beim jungen Menschen ist der Blutdruck niedriger. Steigt aber dann mit zunehmendem Alter von Jahr zu Jahr.

Auch beim liegenden Menschen ist der Blutdruck niedriger als beim Stehenden oder Gehenden.

Während des Schlafes sinkt der Blutdruck, steigt tagsüber langsam an und erreicht am Spätnachmittag oder am Abend seinen höchsten Stand.

Beim Steigen und Sinken des Blutdruckes besteht eine Relation zur herrschenden Wetterlage.

Ganz besonders untergeordnet ist der Blutdruck dem jeweiligen seelischen Zustand eines Menschen.

Froher Sinn und heiteres Gemüt haben in der Hoffnung ihren Sitz. Hoffnung aktiviert menschliches Handeln. Lenkt es im Sinne der Gerechtigkeit, der Liebe und des Friedens.

Es gibt Pflanzen, die innere Verkapselungen lösen, Hemmungen abbauen. Unser Seelenleben dahingehend beeinflussen, daß der Frohsinn geweckt, das Leben aus einer anderen Perspektive betrachtet wird. Nicht vom Schwarzsehen her, sondern von der Schönseite.

FROHSINN   Seelenblicke

Das Gemüt ist der »Klangraum der Innerlichkeit« und der Heimat schaffende Ort. Eng verbunden mit dem Willen Gottes wird die Ganzheit des »Heil«-Seins angestrebt. Diese Nestwärme schafft den Frohsinn.

Das Wort »Gemüt« ist die zusammenfassende Bezeichnung für die gefühlsbetonte und gefühlsmäßige Seite menschlichen Erlebens. Es steht im Gegensatz zu den rein von der Vernunft und dem Verstand gelenkten Funktionen des Seelenlebens.

Die Gemütsart eines Menschen bekundet sich durch die Tiefe und Stetigkeit der Gefühlserlebnisse, durch dessen anteilnehmende Bezogenheit auf Personen, Dinge und Werte.

Goethe machte eines Tages mit einem Forstmeister namens Stein von Weimar aus einen Ausflug auf einen Berg. Der Tag war trüb, löste sich bald in Regen auf. Der Forstmann wurde immer mürrischer. Goethe hingegen sammelte Steine und betrachtete sie. Nannte Name und Eigenschaft.

Da fragte ihn der erzürnte Begleiter: »Wenn Sie Steine so gut kennen, dann sagen Sie mir, was bin ich für ein Stein?«

Da sah ihn Goethe lächelnd an und antwortete schlagfertig: »Das kann ich Ihnen sofort sagen. Sie gehören zu der Klasse der Kalksteine. Wenn Wasser auf sie tropft, brausen sie sofort auf.«

Groß ist die Macht des Grußes von Mensch zu Mensch. Mancher Bann von Einsamkeit oder finsterer Laune und Feindschaft kann durch den Gruß aus einem gütigen, frohen Herzen gebrochen werden.

In manchen Märchen und Sagen geraten Menschen in den Bannkreis von Zaubermächten und werden erst dann von ihm befreit, wenn ein anderer Mensch sie durch einen guten, freundlichen Gruß davon erlöst.

Ein besonders schönes Bild einer denkwürdigen Szene hat Meister Edward Steinle 1849 gemalt. Maria steht still und ganz in ihr Geheimnis versunken im Torbogen des Hauses

FROHSINN   Seelenblicke

ihrer Base Elisabeth. Diese aber hat Marias Hand erfaßt und blickt voll innigen Entzückens in das so reine Antlitz der Hochgebenedeiten. Indes ihr Mund voll heiliger Freude ihr den Segensgruß entgegenruft:

»Gesegnet bist du mehr als alle anderen Frauen, und gesegnet ist die Frucht deines Leibes.« (Lk 1, 42 u. 1, 46)

Da sagte Maria: »Meine Seele preist die Größe des Herrn, und mein Geist jubelt über Gott, meinen Retter.«

Um alle Wirklichkeits-Dimensionen wahrzunehmen, die der Mensch in der ihn umgebenden Schöpfung vielschichtig erlebt, bedient er sich nicht nur des Wortes, sondern auch der Zeichen.

Ein Geschehen aus dem Alltag möge dies illustrieren.

Der Gruß verbindet Menschen. Er ist ein sichtbares Signum der Nächstenliebe. Bekundet nicht nur, sondern aktiviert den frohen Sinn.

Mit dem Grußwort kann aber auch eine innige Umarmung einhergehen. Das Grußwort macht unmißverständlich deutlich, wie die Umarmung gemeint ist.

Etwas Ewiges liegt im kleinsten Werk, ob bekannt oder unbekannt. Dazu gehört auch der Gruß. Weil er eine Tat ist, die ihre Spur ins Ewige zieht.

Die Umarmung wieder läßt den Gruß in seiner seelischen Tiefe und Intensität erleben, die das Wort allein schwerlich erreichen kann.

Frohsinn öffnet den Weg der Freude. Freude aber ist die köstliche Frucht aus vielen Tagen und Erfahrungen. Sie ist das sprudelnde Wohlbehagen des Körpers und die ekstatische Verzauberung der Seele. Sie ist die große, die Hohe Zeit der Seele.

FROHSINN   Stockrose

Hochsommer, Bauerngärten und Stockrosen. Diese drei Begriffe waren früher in bäuerlichen Landstrichen innig miteinander verknüpft und zu einem Inbegriff ländlicher Kultur geworden.

Die Blume »Guck-über-den-Zaun«, wie sie vielerorts genannt wird, ist nicht nur Schmuck, sondern auch Heilpflanze. Die stattliche Pflanze hat ihren Namen davon, weil ihr ganzes Äußeres wie Rosen am Stock aussieht.

Die Stockrose ist ein zweijähriges oder ausdauerndes Glied der Malvengewächse, erreicht eine Höhe von bis zu 3 Metern. Sie besitzt einen einfachen, etwas rauhhaarigen Stengel. Die langgestielten Blätter sind fünf- bis siebenlappig, gekerbt und mit Filzhaaren bedeckt.

Die großen, herrlichen Blüten stehen achselständig einzeln oder zu zweien bis vieren zusammen. Die oberen Blüten sind fast ungestielt und bilden eine lange Ähre.

Die Farben wechseln je nach Varietät von Gelb, Weiß, Blaßrot über Karminrot oder Schwarzpurpurn.

Die Blüten stellen das Heilmittel dar. Sie enthalten Schleim, Gerbstoffe, Pektin, Althein, ätherisches Öl und 9 Prozent Mineralien.

Über den Weg der Stockrose durch die Jahrtausende ist wenig bekannt. Es ist jedoch anzunehmen, daß diese Heilpflanze im Mittelmeerraum beheimatet war und von dort über Italien nach Mitteleuropa gelangt ist. Ernstzunehmende Vermutungen jedoch gehen in die Richtung, daß die Stockrose bereits im 8. Jahrhundert unter den Klosterkräutern zu finden ist, jedoch unter dem Sammelnamen »malvas«.

Die älteste Abbildung der Stockrose findet sich im »Kräuterbuch« des Hieronymus Bock, erschienen 1551. Damals hieß sie aber »Ernrosen«. Eine Bezeichnung, die aussagt, daß die »Ernterose« eben zur Erntezeit erblüht.

Als Ursprungsland der Stockrose ist China anzusehen, wo sie heute noch verwildert wächst. Ebenso in den Balkanländern und im Orient.

FROHSINN   Stockrose

Heilkräuter, richtig verwendet, haben keine unliebsamen Nebenwirkungen. Das läßt sich von mehr als 90 Prozent der verordneten Medikamente nicht sagen. Eine Tatsache, die uns nachdenklich stimmt.

Heilkräuter können in verschiedener Form eingenommen werden. Es ist eine irrige Auffassung, daß nur der Kräutertee die einzige Möglichkeit ist, die in der Pflanze schlummernde Heilkraft dem eigenen Körper zuzuführen.

Tees können von frischen oder von getrockneten Kräutern zubereitet werden. Die getrocknete Form wird man vor allem zu den Jahreszeiten verwenden, in denen die frischen Pflanzen nicht erreichbar sind. Getrocknete Kräuter haben den Vorteil, daß durch die Trocknung und Lagerung gewisse Umweltschäden – die auch bei der gewissenhaftesten Betreuung unvermeidbar sind – verschwinden. Zumindest in einem hohen Prozentsatz.

Auf bestimmte Personen allerdings wirken alkoholische Auszüge oder Tinkturen besser ein als die Kräuterform. Solche Extrakte und Lösungen werden aber auch als Einreibung über die Haut wirksam.

Kräuteröle bereitet man im Ansatzverfahren von getrockneten Kräutern und fetten Pflanzenölen zu. Wobei das kaltgepreßte Olivenöl klar den Vorrang hat.

Kräuter können aber im getrockneten Zustand auch zu Pulver gestampft oder gemahlen werden, vor allem Samen und Wurzeln, jedoch auch Rinden.

Andere Kräuter wieder werden verbrannt und der Rauch eingeatmet, was über die Atemwege zur Wirkung kommt.

Frischkräuter-Auflagen lindern die Schmerzen und erleichtern die Heilung.

Pharmazeutische Produkte rein pflanzlichen Ursprungs gibt es heute in Tablettenform und als Dragées. Sie enthalten Wirkstoffe in stark konzentrierter Weise.

Homöopathische Mittel werden auch in »Globuli« angeboten, für alle jene, die jede Art von Alkohol meiden.

FROHSINN   Stockrose

So wurden Erfahrungen gemacht, daß vom astrologischen Standpunkt aus die Erd- und Wasserzeichen besser auf Kräutertees reagieren. Das wären – unter dem Wasserzeichen – Krebse, Skorpione und Fische und – unter dem Erdzeichen – Stier, Jungfrau und Steinbock.

Die Feuer- und Luftzeichen hingegen sprechen besser auf Tinkturen, Ölextrakte und Tabletten an. Das wären – unter dem Feuerzeichen geboren – Widder, Löwe und Schütze. Weiters – unter dem Luftzeichen stehend – Wassermänner, Zwillinge und Waage.

Wenngleich dies nur allgemeine Hinweise sind, so kann man sie doch als Richtschnur nehmen. Man sollte jedoch nicht verabsäumen, einmal die verschiedenen sich bietenden Möglichkeiten versuchsweise zu nutzen.

Persönliche Erfahrungen tragen ja zur Bereicherung der Erkenntnisse auf diesem Gebiete bei. Wobei die Persönlichkeitsentfaltung nicht außer acht gelassen werden darf. Nicht zuletzt läßt dies die Fröhlichkeit spürbarer werden.

Infolge des hohen Schleimgehaltes wird die Stockrose ihrer hustenreizlindernden und krampflösenden Eigenschaften wegen geschätzt. Darüber hinaus wirkt sie auch entzündungshemmend und schmerzlindernd.

Schleimige Inhaltsstoffe treffen wir im Pflanzenbereich häufig an. Es handelt sich dabei um dickflüssige, gleitende Massen, die als Heilmittel Verwendung finden.

Man setzt sie bei Schleimhautentzündungen ein, für die gesunde Flimmerbewegung im Darm, auch Peristaltik genannt, gegen Verstopfung, Husten und Katarrh.

Zu den wichtigsten schleimstoffhaltigen Heilpflanzen zählen neben der Stockrose der Eibisch, der Alant, die Käsepappel, die Isländische Moosflechte, die Königskerze, der Huflattich, der Leinsamen und der Spitzwegerich.

Stockrosentee wird auf folgende Weise zubereitet 2 Teelöffel geschnittener Stockrosenblüten übergießt man mit

FROHSINN   Stockrose

1/4 l kochendem Wasser, läßt 15 Minuten ziehen, seiht ab und trinkt täglich 3mal eine Tasse, jeweils mit 1 Löffel Honig gesüßt. Sehr wirksam bei Husten, Heiserkeit und Asthma.

Teegemisch gegen Hustenanfälle   Stockrosenblüten, Kamillenblüten und Pfefferminzblätter getrocknet und zerkleinert, werden zu gleichen Teilen gemischt. Im Heißaufguß zubereitet und je nach Bedarf täglich 3 bis 4 Tassen langsam und schluckweise getrunken.

Bei Ermüdung stärkender Kräuterwein   2 Teelöffel getrockneter, zerkleinerter Stockrosenblüten werden in 1/4 l gutem Rotwein kurz aufgekocht. 1/2 Stunde ziehen lassen, abseihen und filtrieren. Schluckweise trinken. Hilft nicht nur, bei Ermüdung rasch wieder zu Kräften zu kommen, sondern verschafft auch Linderung bei Hustenanfällen.

Stockrosenblüten-Wein   Ist ein vorzügliches Mittel zur Mundausspülung bei Zahnschmerzen. In diesen Fällen wird zuerst der gesamte Rachenraum ausgespült, dann aber die Flüssigkeit über der schmerzenden Stelle einige Minuten still gehalten, um dann ausgespuckt zu werden.

Zur Blutreinigung im Frühjahr und im Herbst   Kann ich Stockrosentee zu trinken empfehlen. Im Aufguß, 2 Teelöffel für 1/4 l kochendes Wasser. Mit Honig süßen.

Pflanze die Stockrose um dein Haus   Menschen kommen vorüber, bleiben stehen und freuen sich. Frohen Sinnes gehen sie weiter. ... Und du freust dich mit ihnen.

Wie herrlich der Anblick, wenn da und dort über den Gartenzaun die »Rose am Stock« grüßt. Ihre Verbreitung und Erhaltung liegt in Menschenhand. Man sieht diese herrliche Heilblume viel zu selten. Das könnte aber rasch anders werden.

Gib ihr in deinem Garten ein sonniges Plätzchen, möglichst windgeschützt, dann erblühen im Hochsommer die Prachtblumen. Und du kannst stolz sein.

ENTWIRRUNG   **Roßkastanie**

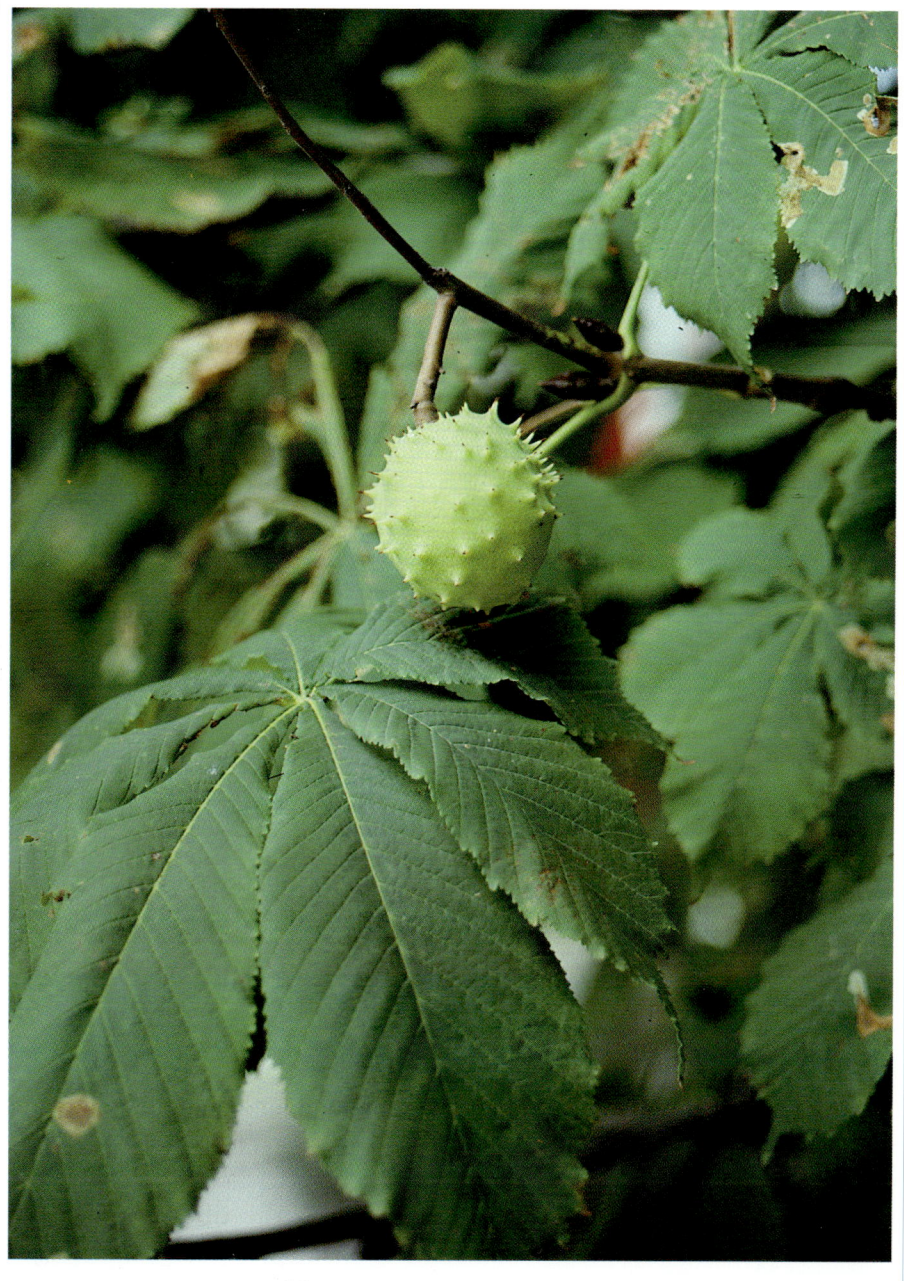

ENTWIRRUNG Seelenblicke

In jedem lebendigen Organismus geben Erstarrungen, Verkrampfungen und Verknöcherungen Grund zur Sorge. Kündet sich heute ein langsames Verlöschen des Christentums an? Läuten schrill die Alarmglocken?

Sind die Meinungsverschiedenheiten innerhalb der Kirche nicht oft Anlaß genug, ihre innere Struktur zu erschüttern, oder zeugen sie nicht vielmehr von einem regen Interesse an der Sache Christi? Bedeuten Konflikte im Leben, Auseinandersetzungen, Diskussionen und Dispute immer Zerwürfnis, Auflösung, oder sind sie vielmehr ein Zeichen des Erwachens, des Wachsens und des Heranreifens?

Man müßte in allem, was Kirche und Leben seiner Glieder betrifft, das Wirken des Geistes Gottes erkennen.

Um für alle Völker und Zeiten »Evangelium« oder Frohbotschaft zu werden, ist die christliche Wirklichkeit unablässig Veränderungen ausgesetzt. Bekannt wurde ein diesbezüglicher, typischer Ausspruch: »Es darf nicht beim alten bleiben, wenn es beim alten bleiben soll.«

Andererseits aber kann man auch nicht in den Fehler verfallen, jede Veränderung immer und überall unbedingt positiv einzustufen und um jeden Preis durchführen zu wollen.

Solange sich die Kirche erneuert, ihre Glieder nicht verrosten und verkalken, wird sie wachsen, sich entwickeln.

Der Geist Christi muß immer wieder »neu auf die Welt kommen«. Weihnachten feiern wir zwölfmal im Jahr. Monat für Monat, ja Tag für Tag. Weil wir die ewige Krippe in unserem Herzen tragen können.

Mitten in einer technisierten Zivilisation wirkt sich die Frohbotschaft heute anders aus als ehedem. Andere Probleme brennen unter den Nägeln.

Wie wichtig ist ein Leben der Besinnung und des Gebetes, damit wir uns für Gottes unmittelbare Nähe öffnen. Uns ein klar empfundenes Gespür für SEINE völlige Andersheit gege-

ENTWIRRUNG   Seelenblicke

ben wird, die immer wieder Auswege aus der Ausweglosigkeit schenkt und zeigt.

Der stets lebendige Gottesgeist ist es, der jeden einzelnen von uns einbindet in SEINE Schöpfung. Der uns läutert und mit sicherer Hand führt und leitet.

Auseinandersetzungen und Konfliktlösung bleiben uns dabei nicht erspart. Ganz im Gegenteil, wir müssen vielmehr versuchen, Probleme und Unklarheiten zu beseitigen, Gegensätze abzubauen.

Ein Christ besuchte einst einen Zen-Meister und sagte: »Erlaubt mir, daß ich Euch einige Sätze aus der Bergpredigt vorlese.«

»Ich werde mit Freude zuhören«, sagte der Meister.

Der Christ las einige Sätze und blickte dann auf. Der Meister lächelte und sagte: »Wer diese Worte gesprochen hat, war wahrlich ein Erleuchteter.«

Das gefiel dem Christen. Er setzte fort.

Der Meister unterbrach und sagte: »Der Mensch, der diese Worte sprach, könnte wahrlich der Erlöser der Welt genannt werden.«

Der Christ war wie elektrisiert. Er las weiter, bis zum Ende. Dann sagte der Meister. »Diese Predigt wurde von einem Mann mit göttlicher Aura gehalten.«

Die Freude des Christen kannte keine Grenzen. Er ging weg, entschlossen, zurückzukommen und den Zen-Meister zu überzeugen, er solle selber Christ werden.

Auf dem Heimweg traf er Christus am Straßenrand. »Herr«, sagte er begeistert, »ich habe diesen Man so weit gebracht, daß er deine Göttlichkeit anerkannte«.

Jesus lächelte und sagte: »Und was hat das dir gebracht, außer dein christliches Ego aufzublähen?«

Entwirrung ist Klarstellung unserer Gesinnungsrichtung. Ist Umkehr, »metánoia«. Bezeichnet den völligen Herzens- und Sinneswandel. Abkehr unseres Herzens und Sinnes von der Selbstsucht, hin zu Gott.

ENTWIRRUNG   Seelenblicke

»Du sollst den Herrn, deinen Gott, lieben mit ganzem Herzen und ganzer Seele, mit all deiner Kraft und all deinen Gedanken.« (Lk 10, 27)

Leo Tolstoj schrieb nach seiner Bekehrung in einem Rückblick auf sein Leben. »Ich war wie ein Mensch, den man in einen Kahn setzte. Dem man zwei Ruder in die unerfahrenen Hände gegeben und den man vom Ufer abgestoßen hat.

Je weiter ich auf den Strom des Lebens hinausgelangte, desto reißender wurde die Strömung, die mich forttrug. Desto weiter entfernte ich mich von meinem Ziel.

Dafür aber begegnete ich vielen anderen Schiffen auf den Wogen des Stromes. Überall fuhren die Insassen auf Segelschiffen und Ruderkähnen mit lustigen Jubelrufen flußabwärts an mir vorbei. Und wenn ich sie fragte, so sagten sie mir, das sei die rechte Richtung, es gebe gar keine andere. Ich glaubte ihnen und fuhr mit.

Plötzlich hörte ich das Tosen und Rauschen der Stromschnellen und sah, wie die Kähne in ihnen zerschellten. Da kam ich zu mir und fing an, mit aller meiner Macht gegen den Strom zu rudern. Dem festen Ufer entgegen.«

Das Ufer aber, von dem so viele Menschen weggetrieben werden, ist niemand anderer als Gott. Die Strömung, die Welt. Die Ruder sind die von Gott geschenkte Freiheit, sich zum Ufer durchzuarbeiten.

Tote und lebendige Chemie stoßen im Werdegang der Roßkastanie aneinander und trennen sich. Den »Trennungsstrich« zieht der Sproß.

Ab jetzt dürfen die Stoffe nicht mehr ihre Eigenkräfte entfalten, sondern müssen sich den Impulsen der Lebensganzheit völlig unterordnen. Und die Aesculin-Kräfte nehmen ihren Wirkungslauf. Ein Wesensmal, das sich kaum verheimlichen läßt.

ENTWIRRUNG   Roßkastanie

Feuchter Boden, feuchte Luft, und üppig wächst der schattenmächtige Roßkastanienbaum. – Das Leben bewältigen, Konflikte lösen, aus scheinbar verworrenen Fäden den Teppich des Lebens weben.

Wunderbare Lehrmeister schenkt uns die Schöpfung. Ganz vorne steht die Roßkastanie. In ihrer schwellenden, in ihrer quellenden Wachstumskraft verwandelt sie das wäßrige Element.

Schon im ersten Jahr schießt aus dem Samen ein Sproß bis zu 1/2 Meter hoch empor. Gleichzeitig wird wurzelkräftig der Boden ergriffen, darin sich mit dicken, strotzenden Knospen das neue Leben auf das Wachstum des nächsten Jahres vorbereitet.

Raschwüchsig, derb und massig reckt sich der Jungbaum in den Raum, allzeit bereit für ein Baumleben. Grenzt mit seinen großen Blättern bald eine Kuppel ab. Darin wahrt sich der Baum auch für die weitere Entwicklung dichten Schatten und kühle Feuchte.

Das Roßkastanienblatt ist arttypisch. Ein großgefingertes, langgestieltes Gebilde, zumeist aus 7 Teilblättern zusammengesetzt. Zuerst hängen sie hilflos herab. Heben sich dann aber langsam dem Lichte entgegen, ordnen sich schließlich zu einer kreisförmigen Gesamtfläche.

Siehe da, welche Ähnlichkeit im Blatt mit manchen dem Feuchten, Wäßrigen zugehörigen Kräutern.

Die Seerose galt bei den Ärzten des Mittelalters als »Zerstörer der Freuden und Gift für die Liebe«.

Die Pestwurz mit ihrem überdimensionalen Blatthut und ihrer intensiven Blüten-Ausatmung wird zum vielbegehrten Heilkraut der Atmungsorgane.

Die Sumpfdotterblume braucht viel Wasser für ihre saftigen, tiefgrünen Sprosse, die getrocknet als Tabakersatz bei der Raucher-Entwöhnung dienen.

Die Kapuzinerkresse mit ihren schildförmigen Blättern als Gemüse verwendet, senkt den zu hohen Cholesterinspiegel.

ENTWIRRUNG   Roßkastanie

Im Roßkastanienbaum hat alles seine ureigenste Art. Es werden Stoffe gebildet, die Luft und Wasser ineinanderfügen. Eine Tendenz zeigt sich an, über sich hinaus und dem Tierwesenhaften entgegenzustreben.

Gedrungen und nicht zu hoch strebt der Roßkastanienbaum hinaus. Die breitbasige Blütentraube ist aufrecht und kegelförmig. Sie steht als Ganzes kerzenhaft da, aber senkt die einzelnen Blüten in die Waagrechte. Bogenartig neigen sich auch die Zweige und Äste abwärts, um erst mit der Spitze wieder nach oben zu steigen.

Im späten Frühjahr drängt eine Überfülle an Blüten hervor. In Blütenständen zusammengefaßt, die zwei Handspannen hoch werden können – der Fachmann spricht von Wickeltrauben. Weit über 100 Einzelblüten können eine solche Blütenpyramide aufbauen.

Sie hauchen einen an Flieder oder Hyazinthen erinnernden, jedoch wäßrig abgedämpften Duft aus.

Obwohl alle Blüten Staubgefäße und Stempel ausbilden, sind allein die oberen Blütenstaubspender. Nur ein Zehntel der unteren Blüten setzt Früchte an. Davon reift wiederum bloß ein Zehntel aus.

Ein reicher Nektarfluß entströmt den Blüten, die besonders von Hummeln, aber sehr gerne auch von Bienen besucht werden.

Die glattgerundeten Kapselfrüchte sind glänzend dunkelbraun mit einem weißen Ansatzfleck und werden von einer stacheligen grünen Hülle umschlossen. Wenn der Herbstwind über die nackten Felder weht, dann stürzen die Kastanienfrüchte wie Steine zu Boden. Schwer und flügellahm folgen ihnen im herbstlichen Laubfall die mächtigen Blätter.

Das Volk liebt die Roßkastanie. Weil es das Wesensgeheimnis des ganzen Baumes erahnt. Der in unserer Seele Luft gewinnen und von der Geistessonne höheren Begreifens ganz und gar bestrahlt sein will.

ENTWIRRUNG   Roßkastanie

Gerade die Bitterstoffe und der Saponingehalt, wie sie die Roßkastanie führt, schützen uns vor Erkältungskrankheiten sowie vor Rheumatismus und Neuralgien.

Durch die Bewegungsarmut der Menschen unserer Zeit wird die Entstehung von Gefäßerkrankungen gefördert. Als Heilmittel bietet sich hier die Roßkastanie an.

Roßkastanienblüten-Tee, ein »Venenputzer« Die Blütentrauben werden von Mai bis Juni gesammelt, die Einzelblüten abgezupft und vorsichtig getrocknet. Ihres hohen Aesculin-Gehaltes wegen ein vorzügliches Mittel gegen Krampfadern, Unterschenkelgeschwüre und Hämorrhoiden. Wahrhaftig ein »Venenputzer«. Wobei zu beachten ist, daß die roten Blüten wirksamer sind als die weißen.

50 g Blüten mit 1 l kochendem Wasser überbrühen, 20 Minuten ziehen lassen, abseihen. Die betroffenen Stellen gut aus- oder abwaschen.

Auf die gleiche Weise bereitet man mit 2 Teelöffeln Blüten und 1/4 l Wasser einen Tee und trinkt morgens und abends davon je 1 Tasse. Zusätzlich zur äußerlichen Behandlung eine Trinkkur von 3 Wochen durchführen.

Roßkastanienblätter bei schmerzenden Krampfadern Roßkastanienblätter Anfang Juni geerntet, kurz nach dem Verblühen, finden vor allem zur Auflage bei schmerzenden Krampfadern Verwendung. Eine Lage Blätter wird im Waschbecken heiß abgebrüht, mit nicht mehr als 1/2 l Wasser. Kurz ziehen lassen, die erweichten Blätter 5 Stunden auf die schmerzenden Stellen legen und einfaschen.

Roßkastanienrinden-Absud bei Gelenksschmerzen Rinde mit Bast wird im März von dreijährigen Trieben geschabt und zerkleinert. 2 Handvoll mit 1 l Wasser aufkochen, abseihen und dem Badewasser beifügen. Wirkt stark lindernd bei Gelenks-, Rheuma- und Gichtschmerzen.

Roßkastanienfrüchte schirmen ab Ganz wertvoll sind die von September bis Oktober gesammelten Früchte. 36 Stück davon werden in eine breite Schachtel unter das Bett gestellt. So schirmen sie gut gegen Strahleneinwirkung ab.

ENTWIRRUNG — Roßkastanie

Roßkastanien-Auszug, schmerzlindernd und heilend Frische, reife Roßkastanien mitsamt der braunen Schale in Stücke schneiden, durch den Fleischwolf drehen. Dann setzt man 250 g Früchte in 1 l 75%igem Alkohol oder in kaltgepreßtem Olivenöl an. Stellt 14 Tage ins Fenster und seiht ab. So bekommt man Kastanientinktur oder Kastanienöl.

Abwechselnd zum Einreiben bei Rheuma, Gicht, Arthritis, Bandscheibenschäden, Hämorrhoiden und Krampfadern verwenden. Wirkt schmerzlindernd und heilend. – Bei Arterienverkalkung 4mal pro Tag 1 Teelöffel voll einnehmen.

Roßkastanienfrüchte-Brei erweicht verhärtete Brüste Roßkastanienfrüchte ohne braune Schale in der Pfanne rösten, zerreiben, mit Roggenmehl vermengen. Mit Essig zu einem Brei anrühren. Erweicht bei Milchknotenbildung die Brüste.

Roßkastanienhonig hat sich bei infektiösen Erkrankungen des Darms bestens bewährt Dieser Spezialhonig ist vor allem in der Gegend um Graz zu finden. Ansonsten sind Roßkastanien stark an der Zusammensetzung des »Obstblütenhonigs« oder »Frühlingshonigs« beteiligt, den sie aufwerten. Roßkastanienhonig ist von dunkler, bernsteinähnlicher Farbe und von strengem Aroma. Er fördert die regelmäßige Durchblutung. Die Blutzirkulation wird reger. Dies hat sich bei infektiösen Darmerkrankungen als sehr hilfreich erwiesen.

Venöse Blutstauungen in den Beinen werden durch die ungenügende Funktionstüchtigkeit der Venenklappen verursacht, die im Stehen den Blutrückfluß verhindern und damit den Bluttransport zum Herzen bei Betätigung der Beinmuskulatur erleichtern.

Die wirksamste Vorbeugungsmaßnahme ist regelmäßiges Aktivieren der Beinmuskulatur. Stehen und Sitzen macht krank, Bewegung hält gesund.

BESÄNFTIGUNG — Gelbes Labkraut

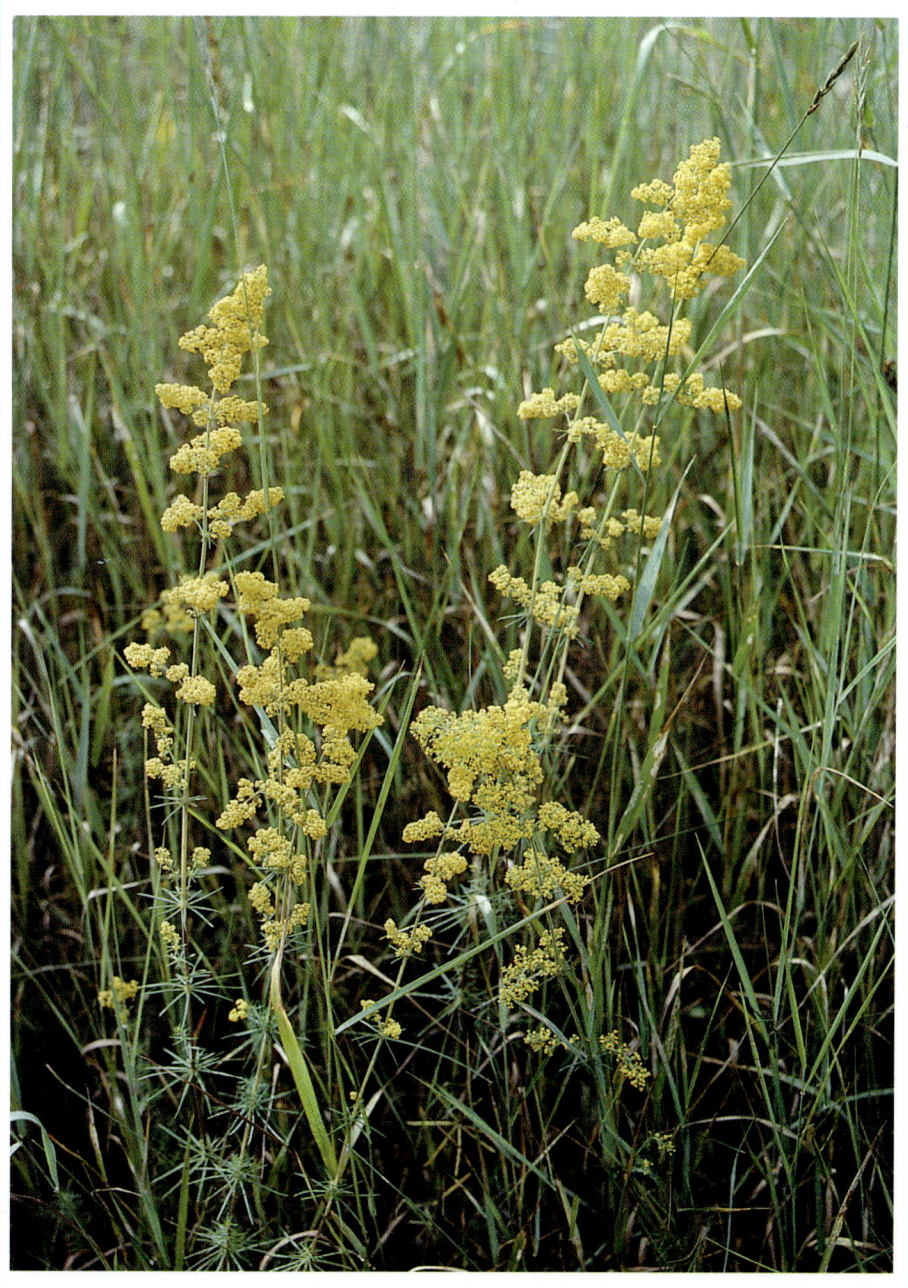

BESÄNFTIGUNG   Seelenblicke

Gewohnheiten prägen das Leben eines jeden Menschen. Die meisten unserer Tätigkeiten beruhen darauf. Sie werden tragendes Element unserer Handlungen. Wie immer sie sind, ob gut oder schlecht.

Die Biene kennt keine Gewohnheit. Ein unbeirrbarer Instinkt sagt ihr, welche Blüten sie aufsuchen muß, um den wertvollsten Nektar und den besten Pollen zu finden. Leistet eine Blüte ihren Anforderungen nicht Genüge, dann ... »ich habe die Ehre«, und sie fliegt zur nächsten Blume weiter.

Die Biene nimmt oder nimmt nicht. Läßt stehen. – Verzichtet darauf. – Wie schaut es aber mit unserer Lebensweise aus? Dazu gehört ebenso die Ernährung. Sie beeinflußt in einem sehr hohen Ausmaß nicht nur die Gesundheit, sondern auch unser Charakter und Menschentyp kann dadurch geprägt und gefördert oder geknechtet und geknebelt werden.

In einem gesunden Körper – damit meine ich Leib, Geist und Seele – sind alle organischen Vorgänge einem ständigen Wandel und Wechsel unterworfen.

Vielen Menschen ist es nicht mehr unbekannt, daß es unserer durchschnittlichen Verpflegung an vielen Vitalstoffen mangelt. – Das Leben ist uns aber zur Gewohnheit geworden. Wir haben uns routinemäßig an Lebensmittel gewöhnt, deren Mineral- und Vitamingehalt durch gewisse Verarbeitungsprozesse zum größten Teil verlorengegangen sind.

Wundern wir uns dann noch über unser Wesen? Unruhig, reizbar. Unfähig zu geistiger Arbeit, überempfindlich gegen Schmerzen. Niedergeschlagen, traurig und freudlos. Gleichgültig die eigene Person, unversöhnlich anderen gegenüber.

Suchen wir doch nach natürlichen Besänftigungsmitteln. Greifen wir nur in extremen Fällen, auf Rat des Arztes – dem wir volles Vertrauen schenken sollen – und nicht aus bequemen Gewohnheiten heraus zu Tranquilizien oder Tranquilizer. Den sogenannten Psychopharmaka, diesen Arzneimitteln zur Behandlung von Geistes- und Gemütskrankheiten, zu Sedativa oder Beruhigungsmitteln.

BESÄNFTIGUNG   Seelenblicke

Ein altes, vielfach bewährtes Mittel zur Entspannung ist am Abend, nach getaner Arbeit, ein Glas Bier oder ein Achtel Rotwein. Es schafft den nötigen Abstand zu den Tagesereignissen. Erleichtert das Einschlafen.

Lebensfreude und Gesundheit hängen von einem nicht ohne weiteres durchschaubaren Wechselspiel zwischen den Nähr- und Wirkstoffen in unserem Organismus ab. Verlangen einen offenen Sinn zur gültigen Tat.

Ungesunde Lebensweise durch viele Jahre hindurch, die Belastung durch Umweltgifte und erhöhte Dauerspannung fordern Ausgleich durch eine zusätzliche Zufuhr von Wirkstoffen. Welche die belastenden Faktoren auffangen können, indem sie den Gesamtorganismus stärken.

Dazu dienen neben frischem Obst und Gemüse alle naturbelassenen Getreideprodukte, die wertvollen Kräutertees und die heilkräftigen Bienenerzeugnisse.

Wir müssen wieder »kritische Menschen« werden, wenn es um unser Leben geht. Strahlenbehandeltes Gemüse aus dem Ausland, mit Wachs überzogene Äpfel und Birnen, das alles dürfen wir nicht stillschweigend hinnehmen!

Die Abwehrfähigkeit gegenüber Krankheiten hängt von der Wertigkeit der heutigen Lebensmittel ab. Überlegungen sollen uns aufrütteln und unser Interesse wachrufen.

Nach neuesten Erkenntnissen der Forschung sind im naturbelassenen Honig wertvolle Mineralstoffe enthalten, die der Körper benötigt. Als schneller Energiespender ist der Genuß in den Morgenstunden zu empfehlen.

Hält die »Morgen-Müdigkeit« den Tag über an, hat es meist schon am Start des Tages an Schwungkraft gefehlt.

Stoßen zwei harte Körper aneinander, so gibt es ein großes Geräusch. Trifft aber ein harter Körper auf einen weichen und nachgiebigen Stoff, so hört man von dem ganzen Zusammenstoß nichts.

BESÄNFTIGUNG Seelenblicke

Schlagen Granaten ein, winken Tod und Verwüstung.

»Mama, bitte nicht rauchen«, ertönt eine schwache, zarte, aber nicht unüberhörbare Stimme.

Darf der Schwangeren ihre heißgeliebte Zigarette verboten werden? Gleiches Recht für alle, fordern die einen. Einschränkung der weiblichen Freiheit, wettern die andern. Und ... weiter. Daß das Rauchen ganz einfach zur Privatsphäre gehöre, daß jedermann selbst über Gesundheit und Lebensgewohnheiten entscheiden dürfe, daß man Raucherinnen nicht ins Ghetto schicken dürfe.

So ähnlich ist die Diskussion schon einmal geführt worden. Stichwort: Fristenlösung. Mittlerweile hat jede Frau – dem Gesetze nach – das Recht, sich ihr eigenes Kind aus dem Bauche schaben zu lassen.

Persönliche Freiheit! Das Ungeborene schützt keiner.

Und noch ein anderes Recht steht jeder Frau zu. In der Schwangerschaft nämlich Nikotin und Alkohol zu konsumieren. Ärzte warnen. Erklären ihr, daß das Baby sogar bleibende Schäden davontragen kann.

Wer jedoch kann einer mündigen Frau befehlen? Das Gewissen kann es. Das kann man nicht besänftigen. Nur unterdrücken.

Echter Bienenhonig wird zu einem schnellen Energiespender. Geht rasch, durch den Speichel aufgespalten, ins Blut über. Setzt so die gewünschte Energie frei, die der Mensch braucht, um den neuen Tag als Geschenk und nicht als Last zu betrachten. Seine Arbeit mit Mut, Gelassenheit und Lust zu beginnen.

Schon Jahre hindurch empfehle ich am Morgen Kräutertee mit Bienenhonig.

BESÄNFTIGUNG — Gelbes Labkraut

Wie Goldfedern steht es am Wegrand, auf Feldrainen und Böschungen. Er winkt einem zu, der verzweigte, rispenartige Blütenstand, übersät mit kleinen zitronengelben Blütensternchen. Das ist das Echte Labkraut.

Auf trockenen Wiesen steht es auch dann noch da, wenn nichts mehr blüht. Bringt Leben in den Herbstmond hinein, weil die Bienen und Hummeln sich bei ihm ein Naschnäpfchen gefunden haben. Auffallend ist der zarte Honiggeruch, den dieses Heilkraut ausstrahlt.

Der Stengel kann sich nur gliedweise aufrecht halten. »Gliedkraut« nennt es daher das Volk.

Weil man früher ohne chemische Mittel auskam, hat man die getrockneten Blüten in die Milch gegeben, um sie so rascher zum Gerinnen zu bringen. Das gleiche war mit der Beigabe von einem Stückchen Labmagen der Kälber zu erreichen. So kam diese Pflanze zu dem Namen Labkraut.

Vital und leistungsfähig zu bleiben, in den fortgeschrittenen Jahren im Vollbesitz seiner Kräfte zu sein, ist kein eitler Wunsch. Krank und alt machen aber die Überforderung, die ständige Erschöpfung, der Mangel an Ausgleich, die fehlende Freude, nervliche Zerrüttung und nicht zuletzt unausgeheilte Erkrankungen.

All das fügt dem Organismus Narben zu. Aneinandergereiht, entstehen klaffende geistige Wunden, an denen man seelisch verblutet!

Mancher Alterungsprozeß ließe sich aufhalten, würde man Aufstauungen nicht anhäufen, sondern abbauen. Nach Aufregungen danach trachten, sich wieder zu besänftigen.

Menschen, die wankelmütig sind, leicht Weinkrämpfe bekommen oder auch den erleichternden Tränenstrom brauchen würden und nicht weinen können. Menschen, die vom Luftigen gerne zur Erdhaftigkeit zurückkehren möchten und diese reale Erd- oder Lebensverbundenheit auch benötigen, aber schwer finden – sie alle verspüren im Labkrauttee einen Helfer, den sie schon lange suchten!

BESÄNFTIGUNG Gelbes Labkraut

Die Pflanzenfamilie der Rötegewächse strebt hin zur astralischen Sphäre. Möchte am tierischen Stoffwechsel teilhaben. Wendet sich der Verdauungs- und Nierenorganisation zu, erzeugt Enzyme.

In der germanischen Mythologie war das Gelbe Labkraut, auch Echtes Labkraut genannt, der blonden Freyja, der Göttin der Fruchtbarkeit und Liebe, geweiht.

Es galt als Frauenpflanze und wurde zur Geburtserleichterung ins Strohlager der Frauen gelegt oder als Kräuterbüschel über das Bett gehängt.

Im Zuge der Christianisierung wurden diese heidnischen Bräuche umgedeutet und der Jungfrau Maria zugeordnet.

Das Labkraut heißt auch »Marien-Bettstroh« oder »Liebfrauenstroh«. Diesbezüglich berichtet eine liebliche Legende, die ich nun erzählen will.

Als Maria und Josef nach Bethlehem kamen, legten sie sich im Stall auf ein Lager von Labkraut nieder. Und als das göttliche Kind geboren war, wollte auch das Labkraut mit seiner Verehrung nicht zurückstehen. So trieb es mitten im Winter kleine, unscheinbare Blüten.

Aus Dankbarkeit für das kleine Labkraut sagte Maria zu ihm: »Du sollst fortan meine Lagerstatt sein, und deine kleinen einfachen Blüten will ich in schönere, goldgelbe, wohlriechende Blüten mit einer besonderen Kraft verwandeln, die jeden erfreuen und ihm helfen sollen.« Aus diesem Grunde trägt das Labkraut bis zum heutigen Tag den Namen »Marien-Bettstroh« oder »Liebfrauenstroh«.

Früher, als es nur Hausgeburten gab, reichte man der jungen Mutter Labkrauttee, um die Nachwehen zu heilen, und das mit gutem Erfolg.

Ein Steckbrief wird ausgeschrieben: Rundlicher, verzweigter Stengel. Die Höhe schwankt zwischen 30 Zentimeter und 1 Meter. Schmale, quirlständige Blätter, unterseits weißlich, weichhaarig. Die Stengelspitzen tragen kleine, zitronengelb leuchtende Blüten in Rispen. Blüht von Mai bis

BESÄNFTIGUNG — Gelbes Labkraut

September. Wächst auf trockenen Wiesen, an Hängen und Böschungen, an Wegrändern und Waldsäumen, bevorzugt Trockenrasen, Feldraine und Hanglagen.

Verwendet werden die Blütentriebe im späten Frühling, kurz bevor die Blüten sich voll zeigen. Im Schatten getrocknet, hebt man die Droge staubgeschützt in gut schließenden Behältern auf. Als Wirkstoffe gelten Gerbstoffe, etwas ätherisches Öl – welches den starken Duft verleiht –, Gelbfarbstoffe und Glykoside.

Gelber oder Echter Labkrauttee Wird in der Volksheilkunde als Drüsentee benutzt. Hat auch eine besondere Wirkung auf das Lymph- und Pfortadersystem.

Labkrauttee richtig zubereitet Eines muß man sich merken: Auf keinen Fall kochen, sondern 2 Teelöffel zerkleinerten und getrockneten Krautes mit 1/4 l Wasser überbrühen, 15 Minuten ziehen lassen, abseihen. Nach Möglichkeit täglich nur 1 Tasse trinken. Die geeignetste Zeit dazu ist abends, bevor sich der Körper zur Ruhe begibt.

Getrocknetes und nicht frisches Kraut Weil erst durch die Trocknung das in der Pflanze enthaltene Cumarin zur Geltung kommt.

Dieser Inhaltsstoff erhöht die Wirkung und verleiht dem Tee einen eigenartigen, guten Geschmack.

Ein natürliches Besänftigungsmittel Gelbes Labkraut findet noch eine andere Einsatzmöglichkeit, nämlich als Beruhigungsmittel. Um Aufregungen abzubauen, unliebsame Eindrücke leichter und rascher aus dem Unterbewußtsein zu verdrängen.

Kräuterkissen mit Labkraut Ins Bett gelegt, nimmt es Gicht- und Rheumaschmerzen. Weil so schädliche Strahleneinwirkung abgewehrt wird.

Das Echte Labkraut gehört zu jenen Heilpflanzen, die trotz ihrer vielseitigen Eigenschaften vielfach in Vergessenheit geraten sind. Ein Helfer bei nervösen Krämpfen, Hysterie und Rückenschmerzen.

BESÄNFTIGUNG Gelbes Labkraut

Äußerlich benutzt man den frischen Preßsaft Als Umschlag bei Ekzemen, Flechten und Geschwüren.

In der Volksheilkunde Wird Echtes Labkraut als Tee bei Magen-Darm-Katarrh, Leber- und Milzleiden, bei Nierengrieß, Fallsucht und sogar bei Epilepsie getrunken.

1 Teelöffel getrockneter und zerkleinerter Blüten Einem Glas Sauermilch beimischen und zugedeckt 15 Minuten ziehen lassen. Verbessert nicht nur den Geschmack, sondern gilt als besonders gesundes Getränk.

Labkraut-Badezusatz besitzt eine starke harntreibende Wirkung 50 bis 100 g getrocknete Blütenstände mit 3 l kochendem Wasser übergießen und 15 Minuten zugedeckt ziehen lassen. Nicht kochen, denn dabei entweichen die nur geringfügig vorhandenen, aber stark wirksamen ätherischen Öle. Nach dem Abbrühen abseihen und dem Badewasser beifügen.

Ein anderer Weg der Bereitung. Ein Leinensäckchen von zirka 15 Zentimeter Breite und 18 Zentimeter Höhe wird mit getrocknetem, kleingeschnittenem Labkraut angefüllt. An den Heißwasserhahn gebunden, läßt man die entsprechende Menge heißes Wasser darüberfließen, aber langsam. Dann herunternehmen, zubinden und in die Badewanne geben. Mit kaltem Wasser die Badetemperatur regulieren.

In der Herbst- und Frühlingszeit hilft dieses Bad, Temperaturschwankungen zu ertragen und nicht so leicht Erkältungskrankheiten »einzufangen«.

Das Gelbe Labkraut gehört zu jenem Menschentyp, der überzeugt ist, zuwenig sachlich zu sein, der zuwenig Energie hat, um sich durchzusetzen.

Seine abschirmende Kraft gegen Einflüsse von Erdstrahlen auf Menschen und ihr Empfinden und Befinden läßt sich aus dem Pflanzencharakter »luftig bis erdverbunden« ableiten. Hat sich im Konkreten vor allem als Bettkissenfüllung bestens bewährt.

AUFHELLUNG Salbei

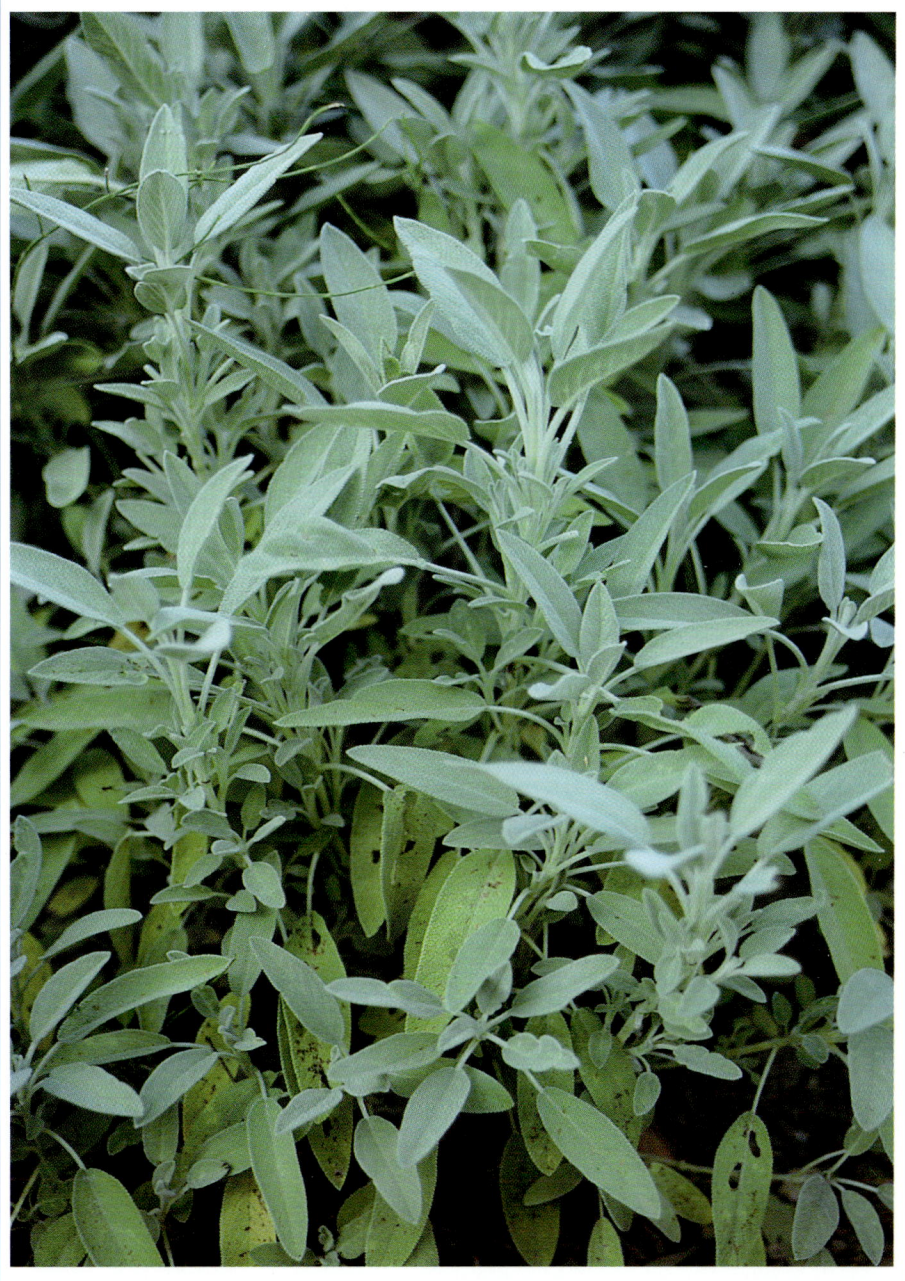

| AUFHELLUNG | Seelenblicke |

Novembernebel zeigen alles in Grau und verschleiert. Doch ein wenig Sonne vermag schon so vieles zu ändern. »Überm Berg, da wird es helle.« Hält man die »Durststrecke« durch, folgt bald schon Erquickung.

In Gedanken versunken saß der junge Salomo unter den Palmen seines Vaters. Da trat sein Lehrer Nathan der Prophet zu ihm hin und sprach: »Was hast du, daß du so ernst zu Boden schaust?«

»Ich möchte gern ein Wunder sehen«, war die Antwort.

Da lächelte der Mann Gottes und sprach: »Das habe ich mir auch einmal in jungen Tagen gewünscht.«

»Und du hast's erlebt?« fragte der Königssohn gespannt.

Da hob Nathan an zu erzählen: »Eines Tages kam ein Gottesmann zu mir, der einen Granatapfelkern in der Hand trug. Siehe, sprach er, was aus diesem Kern werden wird! Dann machte er mit dem Finger eine Öffnung in die Erde, legte den Kern hinein und bedeckte ihn. Als er die Hand zurückzog, hob sich die Scholle voneinander, und ich sah zwei Blättlein hervorkommen. Kaum war das geschehen, da schlossen sich die Blättlein aneinander, und es erhob sich ein runder Stamm, wurde zusehends höher und dicker. Da sprach der Gottesmann zu mir: Hab acht! Ich gab acht, und siehe da, es verbreiteten sich sieben Äste aus dem Stamm wie die sieben Arme am Leuchter des Altares. Ich war erstaunt, aber der Mann Gottes gab mir einen Wink zu schweigen. Gib acht, sprach er, und nahm aus dem Bächlein, das vorüberfloß, Wasser in seine hohle Hand. Sprengte es dreimal auf die Äste, und siehe da, nun hingen die Äste alle voll grüner Blätter, so daß ein kühler Schatten uns umgab und ein süßer Duft uns umschwebte. Woher, rief ich, kommt dieser herrliche Duft? Siehst du nicht, gab der Gottesmann zur Antwort, wie dort aus den grünen Blättern die purpurfarbene Blüte dringt und in Büscheln herniederhängt? Ich wollte reden, aber ein sanfter Lufthauch fuhr durch die Blätter um uns her, wie wenn der Schnee aus Wolken niederschwebt. Kaum waren die Blät-

AUFHELLUNG — Seelenblicke

ter gesunken, so hingen zwischen den Blättern die roten Granatäpfel herab. Da ging der Gottesmann davon, und ich blieb in tiefem Staunen zurück.«

»Wer war der Mann?« fragte der junge Salomo voll Hast. »Wie heißt er? Lebt er noch?«

Da gab ihm Nathan der Weise zur Antwort: »Sohn Davids, höre, ich habe dir ein Traumgesicht erzählt.«

Da wurde Salomo traurig und sprach: »Wie konntest du mich nur so täuschen?«

Nathan aber fuhr fort: »Ich habe dich nicht getäuscht, sondern nur die volle Wahrheit gesagt. Schau einmal in den Garten deines Vaters, dort kannst du alles sehen, was ich dir gesagt habe.«

»Ja«, sagte Salomo, »aber unbemerkt und in langer Zeit.«

Da erwiderte Nathan: »Ist es etwa darum weniger wunderbar und weniger Gottes Werk, weil es langsam und in leiser Stille vor sich geht? Ich dachte im Gegenteil, es wäre umso Göttlicher!«

Soweit eine alte Legende. Ob Legende nur Legende ist?

Der Friedhof mit seinen Gräbern ist ein Mahnmal, auch für mich. Eine Frage wäre nicht fehl am Platze. Die Frage nach dem Sinn des Lebens. Dabei bin ich nicht der erste, der diese Frage gestellt hat.

Warum hat Gott mich geschaffen? Einzig und allein um mir eines zu bestätigen, das Geschenk SEINER Gnade, SEINES Reichtums, SEINER Güte, die ER mir erweist.

Nicht weil ER mich braucht. Ich kann IHM doch nichts nützen, kann SEINER Größe keinen Fingerbreit beifügen.

ER gab mir den Verstand, IHN zu erkennen. Das Gedächtnis, mich SEINER zu erinnern. Den Willen, IHN zu lieben. Die Phantasie, mir SEINE Wohltaten vorzustellen. Die Augen, SEINE wunderbaren Werke zu sehen. Die Zunge, IHN zu preisen. – Deshalb, und nur deshalb allein, gab ER mir auch alle anderen Fähigkeiten.

AUFHELLUNG   Seelenblicke

Freundlichkeit ist eine menschliche Grundhaltung, von der wir in unserem Begegnen leben und die wir einander schulden. Freundlichkeit zu bekommen ist so wichtig wie Sauerstoff, Schlaf und Nahrung.

Ein Mensch, der aus dem Glauben lebt, ist Zeuge für die Güte, Langmut, Freundlichkeit und Liebe Gottes.

»Kummer im Herzen hingegen drückt nieder und kränkt, ein freundliches Wort aber stärkt und erfreut!« (Spr 12, 25)

Ein Adler hörte viel über die Nachtigall und hätte gern Gewißheit gehabt, ob alles auf Wahrheit beruhe. Darum schickte er den Pfau und die Lerche aus, ihr Federkleid zu betrachten und ihren Gesang zu belauschen.

Als sie wiederkamen, fragte der Adler: »Nun, was habt ihr gefunden?« Da sprach der Pfau: »Der Anblick ihres erbärmlichen Kleides hat mich so verdrossen, daß ich ihren Gesang gar nicht gehört habe.«

Die Lerche aber sprach: »Ihr Gesang hat mich so entzückt, daß ich ganz vergaß, auf ihr Federkleid zu achten.«

Freundlichkeit im persönlichen Kontakt und Dialog schafft eine gesunde Atmosphäre in der Gemeinschaft.

Strahle immer Freude aus. Lächle in aller Natürlichkeit. Suche die guten Seiten der anderen. Übersieh ihre Fehler. Korrigiere mit Feingefühl und Verständnis. Betrachte die Meinung der anderen von ihrer Gesinnung aus. Laß sie sprechen und höre aufmerksam zu. Verzichte auf dein Recht. Gestehe deine Fehler sofort ein. Vermeide, wenn möglich, das Wort »Nein«.

Tue das, und die Gnade Gottes setzt sich durch.

AUFHELLUNG   Salbei

S**albei bringt zu dem heilenden Durchwärmen die verfestigenden Gerbstoffprozesse hinzu. Sie vollenden die Form. Straffen das Gewebe. Ein überquellender Flüssigkeitsorganismus wird gebändigt.**

Salbei stärkt alles, was im Kopf »eingebettet« ist. Wenn du deine Augen nicht am Rücken trägst ..., dann verachte Salbei nicht für deine Augen.

Der Hauptbestandteil des »Gesundheitsbringers« – das ist nämlich die Sinndeutung des Wortes »Salbei« – ist das leicht verflüchtende ätherische Öl, das zum Großteil aus Thyjon besteht.

Dieses ätherische Öl hat vor allem die wertvolle Eigenschaft, Entzündungen zu verhindern. Die in erster Linie die feinen und feinsten Gewebeteilchen der Schleim- und Bindehäute ihres zarten Gepräges wegen befallen, das sind eben die Augenpartien, das Zahnfleisch, der Mund- und Rachenraum und nicht zuletzt der Magen-Darm-Trakt.

Weiters spielt bei der Wirkung des Salbeis noch ein anderer Inhaltsstoff keine geringe Rolle, nämlich der Gerbstoff. Der in beachtlicher Menge enthalten ist und die Schleimhäute widerstandsfähig macht. Gemeinsam mit dem ätherischen Öl hat er eine nicht unbedeutende Desinfektionskraft. Was sich besonders gegen körperschädliche Bakterien sehr vorteilhaft für den Menschen auswirkt.

Um unserem Körper die Wohltat des Heilkrautes Salbei zuzuführen, stehen uns viele Möglichkeiten offen.

S**albeilandschaft« sind die kahlen Kalkfelsen der dalmatinischen Küste, die öden Berghänge des Balkans, Griechenlands, Spaniens. Dort ist Salbei wie Räucherwerk auf einem Naturaltar.**

Streng und feierlich weht der Salbeiduft. Dem Rosmarin ähnlich, nur derber, erdverwandter. Rechte Sommerpflanzen sind es, mit kräftig-holzigem Stengelwerk, harten, dick-run-

AUFHELLUNG						Salbei

zeligen Blättern, kräftigen Rippen und Adern. Zwar nicht bis zum Nadeligen, aber doch schmal-lanzettlich zusammengezogen.

Aus dem vielblättrigen Halbbusch erhebt sich eindrucksvoll der Blütenstand mit den großen, würzigen, nektarreichen, dem Bienenkörper besonders entsprechenden Blüten. Er löst sich klar sichtbar aus der Blattregion.

Im Strom des Wärmebildens steigt das Salbeiwesen rasch in die obere Region empor. In der sich duftausatmend ätherische Öle bilden. Und reiches Blühen offenbart.

Ein anderer innerer Prozeß geht in der Pflanze vor sich. Ebenso intensiv. Nämlich die reichliche Gerbstoffbildung. Etwas Verfestigendes und Formendes. Nicht vergessen werden dürfen Harzbildung und reichlich Salzablagerung.

Die getrockneten Blätter enthalten 2 % ätherisches Öl, 5 bis 6 % Harze, 5 % Gerbsäure.

Salbeitee als Krankheitsvorsorge 1 voller Eßlöffel frischer oder getrockneter und zerkleinerter Salbeiblätter mit 1/4 l kochendem Wasser übergießen, 15 Minuten ziehen lassen, abseihen. Morgens, auf nüchternem Magen, 3 Wochen hindurch getrunken, hebt es die allgemeine Konstitution des Körpers. Tut den Augen gut. Vermehrt im Gesamtorganismus die Abwehrkräfte gegen Krankheitsanfälligkeit, macht widerstandsfähiger.

Salbeitee mit Honig, Feind alles Schwachen Wenn sich zwei wertvolle Menschen zusammentun und gemeinsam schaffen, dann kann man von ihnen eine gute, ja übermäßige Leistung erwarten. Soll das etwa in der Natur viel anders sein?

Salbei und Honig sind zwei gute Verbündete Die lassen sich nicht einschüchtern, wenn es darum geht, ihr Wesen zu entfalten und dadurch anderen Geschöpfen zu helfen. Indem sie deren Abwehrkräfte spürbar stärken und deren Selbstvertrauen heben. Salbeitee im Aufguß zubereiten, nach dem Ziehenlassen abseihen und pro 1/4 l Tee 1 Eßlöffel echten Bienenhonig gut einrühren. – 1/2 Stunde vor dem Mittag-

AUFHELLUNG   Salbei

essen getrunken, stärkt es schwache Kinder, die an Sehstörungen leiden. Beruhigt überarbeitete Menschen, verhindert nervösen Magen. Kopfarbeiter leiden häufig an Appetitlosigkeit, hier finden sie Abhilfe. Schüler und Studenten mit Prüfungsangst werden dieses Hausmittel nicht umsonst anwenden. Das gleiche gilt auch für Kranke auf dem Weg der Genesung, vor allem aber nach Operationen.

Augenbad mit Salbeitee Zuerst wird Salbeitee im Aufguß zubereitet. Nur 5 Minuten ziehen lassen, abseihen. Die Augen vor dem Schlafengehen damit langsam, ruhig und gründlich auswaschen. Von starker reinigender Kraft. Beseitigt auch auf einfache Weise lästige Augenschmerzen, die durch Überanstrengung entstehen können und häufig Einschlafschwierigkeiten nach sich ziehen.

Augenbad schenkt mehr Sicherheit im Straßenverkehr Das Augenlicht ist ein großes und wertvolles Geschenk. Mehr noch, eine Notwendigkeit, wenn der Mensch nicht auf die fürsorgende Hilfe anderer angewiesen sein will.

Salbeitee im Aufguß zubereitet nur 5 Minuten ziehen lassen, in eine Thermosflasche füllen. Bei längeren Touren während kurzer Rast die Augen damit auswaschen. Schützt vor Müdigkeit. Schärft das Augenlicht. Erhöht die Verkehrssicherheit.

Frische Salbeiblätter kauen reinigt die Augen Mehrmals während des Tages ein einziges frisches Salbeiblatt in den Mund nehmen und gut kauen. Gilt als »alter Jägerrat« für ein schärferes Auge und größere Zielsicherheit.

Salbeitee ist sehr erfolgreich, wenn es darum geht, Nachtschweiß zu stoppen Das gleiche gilt auch von sonstigen abnormalen oder übelriechenden Schweißausbrüchen, auch an Händen und Füßen. Die Wirkung ist rasch und anhaltend.

Bei Lungenschwachen und Rheumapatienten macht sich die tonisierende und stimulierende Wirkung bemerkbar.

Salbeitee hat eine weitere tiefgreifende Wirkung Angenehm notiert man dies bei allen nervösen Störungen, chronischen Ermüdungserscheinungen, Depressionen, in der

AUFHELLUNG — Salbei

Rekonvaleszenz, bei zu niedrigem Blutdruck, bei ungenügender oder unregelmäßiger Menstruation, bei Unfruchtbarkeit und im weiblichen Klimakterium.

Salbei in der Hausapotheke Hier sollte er nie fehlen. Unbestreitbar ein sehr wertvolles, vielfach verwendbares Kraut, das wieder der Vergessenheit entrissen werden muß. Die Pflanze ist die Königin der Lippenblütler, und das mit Recht.

Weinaufguß von starker Kraft Macht auch das dickste Blut sauber und flüssig. – 1 Eßlöffel voll getrockneter und zerkleinerte Salbeiblätter wird mit 1/4 l Weißwein übergossen, 1 Stunde ziehen lassen, abseihen. Schluckweise vor der Mahlzeit trinken.

Salbeiblätter in Rotwein gekocht Damit eine warme Auflage bereitet, beschleunigt die Heilung von Geschwüren und eiternden Wunden.

Gegen Haarausfall, zur Pflege der Kopfhaut Wird Salbei in gutem Obstbrand im Mischverhältnis 1 : 4 angesetzt. Damit die Kopfhaut täglich einreiben.

Getrocknete und pulverisierte Salbeiblätter Auf die angefeuchtete Zahnbürste gestreut, wirkt antiseptisch, entfernt den Belag und kräftigt Zahnfleisch, das zum Bluten neigt.

Salbei als Gewürz Für alle Arten von Braten, Schnitzel, Faschiertes, Geschnetzeltes. Aber auch für Bohnen-, für Kartoffel- und Knoblauchsuppen. Für Fischgerichte, marinierten Hering, Hecht und für Füllung von Gans und Ente.

Der Salbei führt heraus aus dem Trüben, Unklaren, wo das Wahre in der Verschwommenheit bleibt. Vollbringt die Aufhellung, schenkt Klarheit.

In der Schweiz war es Brauch, Salbeisträußlein mit in die Kirche zu nehmen. Predigte der Pastor zu lange, dann sollte man durch den Kräuterduft vor dem Einschlafen bewahrt bleiben. Diese Würzsträußlein wurden »Altweiberschmeckele« genannt.

MILDESEIN — Königskerze

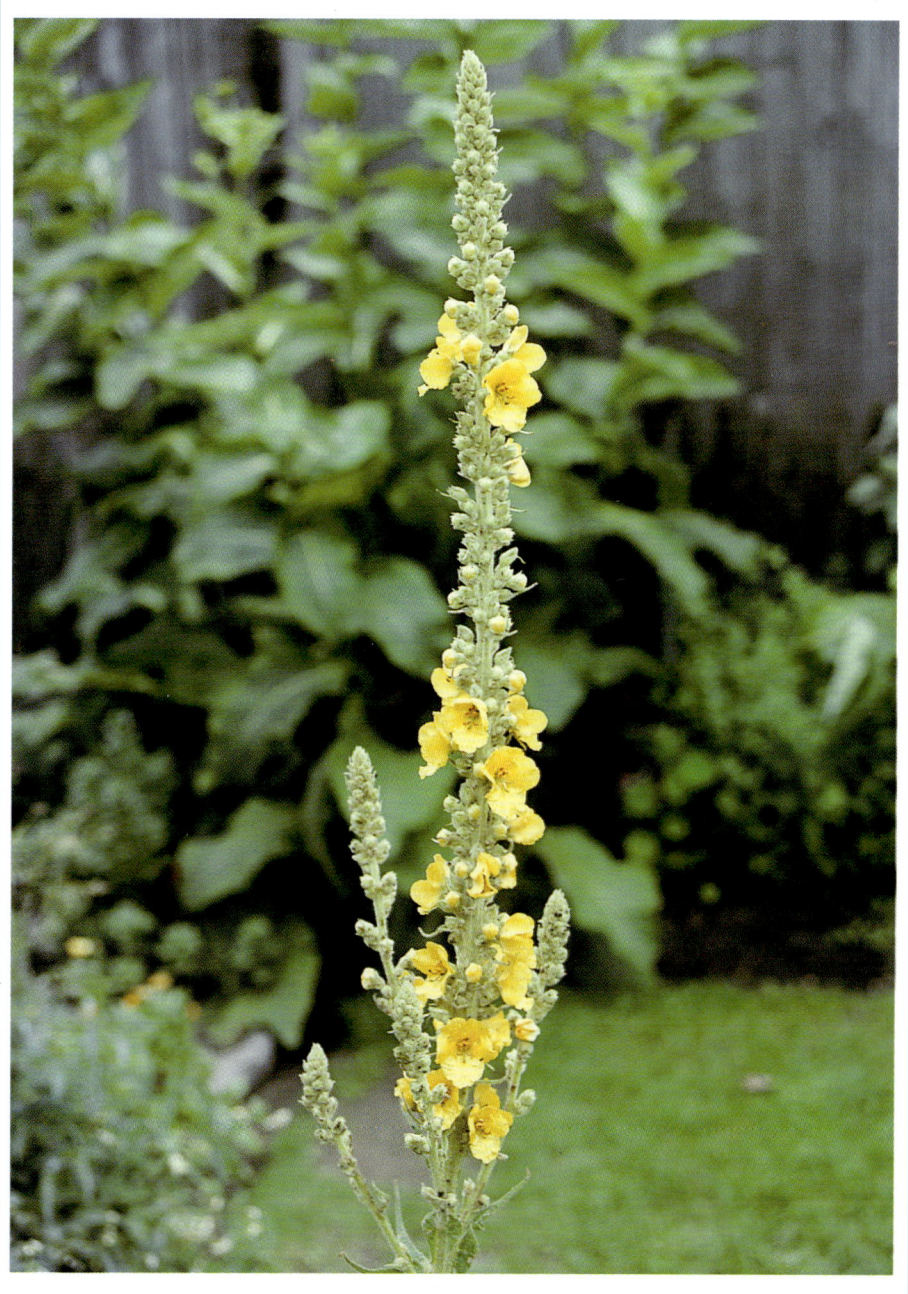

MILDESEIN   Seelenblicke

Fanatismus ist eine seltsame Mischung aus Selbstgerechtigkeit und abgrundtiefem Pessimismus in bezug auf den »sündhaften« Gegner. Liebe darf nicht untergehen. Sein eigenes Verhalten kontrollieren!

Während meiner Zeit als Missionar in China habe ich von den »zehn Bauern« erzählen gehört. Sie gingen miteinander übers Feld. Da wurden sie von einem schweren Gewitter überrascht, so daß sie in einer halb verfallenen Pagode Zuflucht suchen mußten.

Der Donner kam immer näher, und es war ein Getöse, daß die Luft ringsum erzitterte. Kreisend fuhr ein Blitz fortwährend um den Tempel.

Die Bauern fürchteten sich sehr und dachten, es müsse wohl ein Sünder unter ihnen sein, den der Blitz erschlagen wolle. Um herauszubekommen, wer es sei, machten sie aus, ihre Strohhüte vor die Tür zu hängen. Wessen Hut weggeweht werde, der solle sich dem Schicksal stellen.

Kaum waren die Hüte draußen, so war auch schon einer weggeweht. Und mitleidlos stießen die anderen den Unglücklichen vor die Tür.

Als er aber den Tempel verlassen hatte, da hörte der Blitz zu kreisen auf und schlug krachend in die Pagode ein.

Der eine, den sie verstoßen hatten, war der einzige Gerechte gewesen, um dessentwillen der Blitz das Haus verschonte.

So mußten die neun ihre Hartherzigkeit mit dem Leben bezahlen.

In der Liebe ist alles vollkommen. Aber auf dieser Welt haust die Liebe zusammen mit viel Unvollkommenheit. Soll die Liebe nicht untergehen, muß man viel Verständnis für die Schwächen des geliebten Wesens aufbringen.

Wer seine Liebe in Gott verankert, ist sicher, denn dort gibt es keine Unvollkommenheit.

Dort hat so vieles Platz. Und ganz gewiß auch das Verständnis für das Versagen anderer.

MILDESEIN   Seelenblicke

Gott kommt dem Menschen durch SEINE Milde und Nachsicht entgegen. Der Weg des Glaubens gleicht einem Überkleidetwerden mit den Verhaltensweisen des HERRN und findet im himmlischen Hause Vollendung.

Was ist es denn, das im Frühjahr den harten Winter und seine Hinterlassenschaft besiegt?

Es ist der milde Sonnenschein, der den Schnee wegschmilzt.

Es sind die lauen Frühlingslüfte, die ohne viel Lärm, aber wirksam das Eis oft über Nacht auflösen.

Dazu vielleicht noch ein warmer Regen in einer Frühlingsnacht. Siehe da, was eben noch hart und starr und tot schien, erwacht zu neuem Leben. Es knospet und blüht und läutet einen neuen Frühling ein.

So geht es auch im Menschenherzen vor sich. Milde versteht es, das Beste in ihm zu wecken und reifen zu lassen.

Demütig sein heißt, sich immer wieder als den anzunehmen, der man ist, mit seinen Licht- und Schattenseiten, und nicht in einer Illusion zu leben. Diese führt sehr häufig zu Konflikten mit den anderen.

Es muß aber klar hervorgehoben werden, daß es einen Unterschied gibt zwischen: »Demütig-Sein« und »Ver-demütigt-Werden«.

Denn einer, der meint, nichts leisten zu können – ehrlicher wäre es zu sagen: nichts leisten zu wollen – der ist nicht demütig, sondern verdemütigt sich höchstens. Und in den seltensten Fällen ist Verdemütigung »tugendhaft«.

Hoffart, Stolz und Übermut sind die Boten unseres Fallens. Demut bleibt das höchste Gut. Dem, der sie entbehrt, fehlt es an allem. – Ein altes Reim-Sprücherl, das dem Kern des »Mildeseins« näherkommen will.

Anschaulicher zeigt dies eine wahre Begebenheit vom legendären Erzherzog Johann von Österreich.

MILDESEIN   Seelenblicke

Im Jahre 1823 ließ er auf dem Erzberg in der Steiermark ein großes Kreuz errichten. Die Einweihung desselben nahm der damalige Pfarrer von St. Michael ob Leoben vor.

Diesen hatte der Erzherzog in einem huldvollen Brief darum ersucht. Am Schluß des Briefes heißt es: »Was mich betrifft, so bitte ich, Ihrer Anrede gelegentlich der Einweihung des Kreuzes nichts zu sagen. Denn da, wo ernste Worte über Gott den Herrn gesprochen werden, kann von seinem Diener keine Erwähnung geschehen. Sie wissen aber besser als ich: ›Vor Gott sind wir alle gleich.‹ Er, der Herr, wiegt und rechnet nach dem Herzen ab – und sooft ich einem Bettler begegne, denke ich immer: ›Vielleicht bin ich nicht wert vor Gott, diesem zum Fußschemel zu dienen.‹ Es kann mir daher kein schlechterer Dienst geschehen, als wenn man bei solcher Gelegenheit über mich spricht.«

Der wahre Demütige stellt sich nie selber in den Mittelpunkt. Er will im »Mildesein« sein Christsein verwirklichen, will niemals sich selber ehren, sondern immer nur Gott allein.

»Jesus, sanftmütig und demütig von Herzen, bilde mein Herz nach deinem Herzen.«

Jeder von uns, der sich als Glied des Reiches Gottes fühlt und dafür kämpft, erlebt Stunden der Verlassenheit. Die innere Sonne verfinstert sich, und Zweifel nagen an seiner Seele.

Es ist der Herrscher der Finsternis, der Versucher, der dich mutlos machen will. Der dir zuflüstert: »Warum kämpfst du gegen die Welt? Es ist doch sinnlos. Wende dich ihr wieder zu. Leb wie die andern, dann wirst du glücklich sein im Kreis der Fröhlichen.«

MILDESEIN — Königskerze

Ein schillerndes Bild begleitet sie durch die Jahrhunderte. Nicht nur in der Heilkunde, sondern auch im Volksglauben. Sie hat wahrhaftig etwas Königliches an sich, die Wollblume oder Königskerze.

Die Königskerzenarten zählen zu den teilweise geschützten Pflanzen.

Man darf zwar Blüten und Samen sammeln, Wurzel und Zweige aber nicht.

Eine sonnengelbe und festlich leuchtende Opferkerze zu Ehren des Sommertages auf steinigem Altar, würde ich die Königskerze benennen, die dort auf der Böschung kühn zwischen Steinplatten wächst.

Auf Schuttplätzen und Erdaufschüttungen, auf Bahndämmen und Böschungen, an Wegrändern, auf Kahlschlägen, an trockenen und sonnigen Plätzen, wie Heiden und steinigen Hängen, anzutreffen. Sie gedeiht auch üppig in alten, aufgelassenen Kiesgruben.

Eine zweijährige, bis 2 Meter hohe Pflanze. Im ersten Jahr treibt die grundständige Blattrosette. Die Blätter sind elliptisch, bis 40 Zentimeter lang, dicht filzig behaart.

Im zweiten Jahr entwickelt sich der derbe, aufrechte Stengel. Die Blüten erscheinen in dichter ähriger Traube von Ende Juni bis Ende September.

Bereits in der griechischen Antike war die Königskerze eine bekannte Heilpflanze.

Im 12. Jahrhundert wird die Königskerze als "Wullena" von der heiligen Hildegard von Bingen als Heilmittel gegen Schwermütigkeit empfohlen. Von Lonicerus wird sie bei Brustverschleimung, Herzschwäche und Fieber, bei Wunden und Geschwülsten sowie als Haarwuchsmittel verwendet.

Nicht nur aufgrund ihres »kerzenähnlichen« Wuchses nannte man sie Königskerze. Die Pflanze diente in Harz getaucht als Fackel. Die getrockneten, wolligen Blätter als Lampendochte, der Flaum als Zunder.

MILDESEIN   Königskerze

Der Name »Unholdskerze« deutet auf die Zauberkraft hin. Sie sollte nämlich bösen Zauber abwehren und Dämonen fernhalten. Die Wurzeln, als Amulett getragen, sollten vor Krankheiten schützen.

»Himmelsbrand« hieß man sie in Niederbayern. Sie war unter den besonderen Schutz der Muttergottes gestellt. War man erkrankt, so mußte man sich mit Weihwasser besprengen, über die erkrankte Stelle das Kreuzzeichen machen und folgenden Segensspruch sagen:

»Unsere Liebe Frau geht über das Land. Sie trägt den Himmelsbrand in ihrer Hand.«

Die Königskerze galt auch als Mittelpunkt und Hauptzierde des am Großen Liebfrauentag – dem Feste Mariä Aufnahme in den Himmel – am 15. August, geweihten Kräuterbuschens.

Die Zahl und Art der Pflanzen im Kräuterbuschen schwankt je nach Region. Von der Kirche zurückgekehrt, wurde dann der Strauß in die Ställe oder Häuser gehängt und sollte vor der Macht des Bösen schützen.

In bäuerlichen Gegenden hieß die Königskerze auch »Wetterkerze«. Sie wurde als Wetterprophet angesehen. »Steht ein Blütenkränzchen tief am Stengel, so deutet das auf Frühschnee. Folgt nach einer Blütenreihe wieder eine Blattreihe, so heißt das, daß nach dem ersten Schnee lange kein neuer kommt.«

Das Sammeln der Königskerzenblüten darf nur bei voller Sonne und um die Mittagszeit durchgeführt werden. Ansonsten werden sie unansehnlich und schmutzig-braun. Man zupft die Blüten ohne Druck ab.

Dann legt man sie auf ein Leinentuch und trocknet sie an einem luftigen, schattigen Ort. Sie dürfen dabei nicht mehr berührt werden. Sind sie gut durchgetrocknet, werden sie in gut verschlossenen Behältern vor Luft- und Lichtzutritt geschützt aufbewahrt.

MILDESEIN   Königskerze

Blüten, die von der Pflanze auf den Boden gefallen sind, keinesfalls mehr benützen.

Bei schwacher Blase   2 Teelöffel getrockneter Blüten mit 1/4 l kochendem Wasser übergossen 15 Minuten ziehen lassen, abseihen. Warm getrunken, hilft dies Bettnässern und solchen Menschen, die den Harn nicht gut verhalten können. In erster Linie wird ihr Selbstvertrauen gestärkt.

Frauen mit offenen Füßen   Die sich meistens im ausklingenden Klimakterium befinden und in deren Körper sich ein hormoneller Ausgleich vollzieht, können mit mehreren, 3 Wochen lang andauernden Königskerzen-Teekuren Erleichterung und Heilung erfahren. Verbunden mit dem Auswaschen der Wunden mit einem Teegemisch zu gleichen Teilen von Salbei, Käsepappel und Königskerzenblüten, das man 2mal täglich durchführen soll. Von einer Waschung zur anderen gibt man Königskerzenöl oder -creme auf die Wunde.

Menschen, die nach längerem Leiden zu einem Problem geworden sind   Weil sie unverträglich werden, sollen Königskerzentee öfters trinken. – Beim Rindfleischkochen gibt man pro Person 1 Eßlöffel getrockneter Königskerzenblüten in den Fleischtopf. Kocht sie mit, gießt die Suppe ungeseiht in den Teller und ißt die restlichen Blüten mit. Ein Ratschlag, den schon die heilige Hildegard von Bingen gegeben hat und Pfarrer Kneipp wiederholte.

Königskerzenblüten-Gurgelwasser   Mit Königskerzenblüten-Tee alle halbe Stunde gurgeln.

Eine wirkungsvolle Salbe zur Linderung von Hämorrhoiden und Frostbeulen   1 Teil Königskerzenblüten wird mit soviel kaltem Wasser übergossen, daß die Blüten gut eingeweicht werden können. Über Nacht bei Zimmertemperatur ziehen lassen. Tags darauf fügt man 2 Teile kaltgepreßtes Ölivenöl hinzu und dickt dann auf kleinster Flamme ein, bis das Ganze eine Salbe geworden ist, die nun verwendet werden kann.

Hämorrhoiden sind Blutstauungen   Bei einer Behandlung mit Königskerzenblüten-Öl soll man sich über deren Ursachen im klaren sein: Hartnäckige Stuhlverstopfung, sitzen-

MILDESEIN	Königskerze

de Lebensweise, ungesunde Ernährung durch zu reichlichen Genuß von Kaffee, Bier, Wein, Fleisch, scharfen Gewürzen. Aber auch durch zu enge Kleidung.

Königskerzenblüten-Tinktur bei chronischer Bronchitis 20 g getrocknete Blüten läßt man 14 Tage lang in 1/4 l gutem Obstbrand ziehen. Täglich 3- bis 5mal 20 bis 30 Tropfen in heißer Milch oder in einem anderen, mit Honig gesüßten Getränk einnehmen.

Äußerliche Anwendung als Kompressen 3 volle Eßlöffel getrockneter, kleingeschnittener Königskerzenblätter kocht man in 1/8 l Milch so lange, bis eine halbflüssige Paste entstanden ist, die auf Frostbeulen, Prellungen und Hautentzündungen aufgelegt wird.

Sehr wirkungsvoller Brusttee Königskerzenblüten, Malvenblüten und Huflattichblätter werden zu gleichen Teilen gemischt. 1 Eßlöffel voll davon im Heißaufguß zubereitet und mit Honig gesüßt, ergibt einen wertvollen, vielfach bewährten Brusttee. Wovon man täglich 2 bis 3 Tassen vor den Mahlzeiten trinkt.

Die aufrechte, stattliche Königskerze vermag falsches Feindbild wegzuräumen, weil ihr erhabener Pflanzencharakter alles Niedrige, Beleidigende, Unwürdige abzubauen weiß.

Die Wollblume bewahrt sich vor dem holzigen Erstarren durch reichliche Bildung von Schleim, welcher die ganze Pflanze bis in die Blütensubstanz durchdringt. Die Blütenkerze ist das »königliche« Haupt, das sich selbstbewußt erhebt.

FREIHEITSSTREBEN Weißdorn

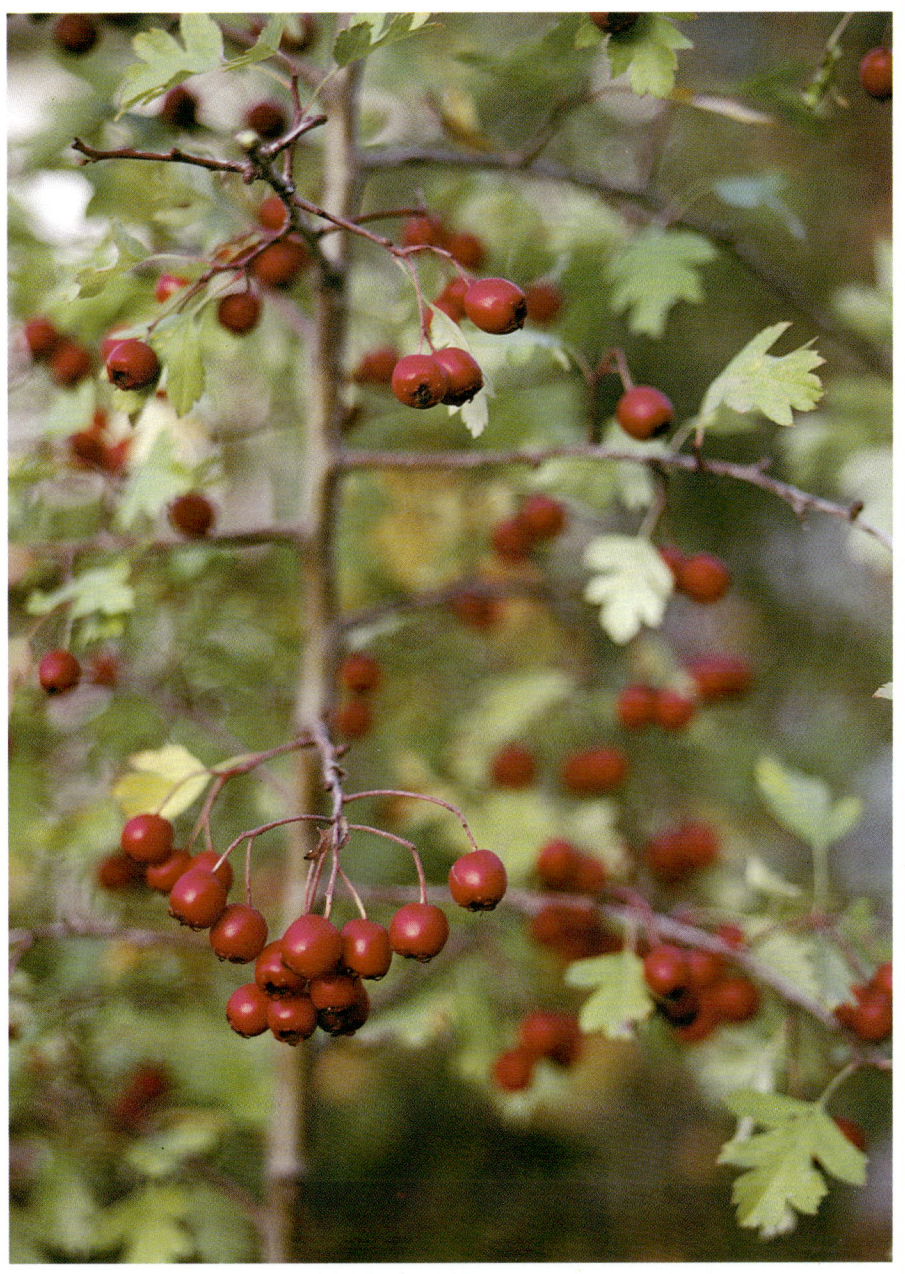

FREIHEITSSTREBEN	Seelenblicke

Die Sonne, Spenderin der Lebensenergie, regelt den natürlichen Rhythmus des Menschen. Der Tag wird zur »Auf-Tat« und die Nacht zur »Ab-Reinigung«. Nichts verdient mehr Beachtung als unser Herz.

Es befindet sich zu oft im Alarmzustand. Aus dem Blickwinkel der Volksgesundheit gesehen, wird es zu einem Sorgenkind ersten Ranges. Der Ursachen sind viele: Das Rauchen, Bewegungsmangel, zu reichliches und zu fettes Essen, Gehetztwerden, Hektik …

Es ist besonders traurig, mitansehen zu müssen, wie schwer es manchen fällt, sich von liebgewonnenen Gewohnheiten oder Dingen zu trennen, die für sie zu einem »Status-Symbol« geworden sind. Video, Farbfernseher, Geschirrspülmaschine, Flugreisen sind für breite Bevölkerungsschichten etwas Selbstverständliches.

Was vor wenigen Jahren noch unvorstellbar war, ist unterdessen an der Tagesordnung. Nämlich Herzinfarkt in allen Bevölkerungsschichten! Selbst der Gärtner in städtischen Diensten, der ständig an der frischen Luft arbeitet, mehr als genug Bewegung hat und bei seiner Tätigkeit kaum mit größeren Aufregungen rechnen muß, stirbt an Herzinfarkt. Die behandelnden Ärzte im Krankenhaus äußern ihr Erstaunen und wenden sich dem nächsten Patienten zu.

Die Naturheilkunde zwingt uns zu einer Entscheidung für sie. Zu einer Lebensweise, die Werte vermittelt. Die aber anders sind als diejenigen, die gegenwärtig bei vielen als »höchste Norm« gelten.

Wer die Lehre Christi begreift, sagt Leo Tolstoj, jene Lehre, daß in den Menschen etwas ist, was sie über dieses Leben mit seinem Jagen, seiner Angst und Lust hinaushebt, der hat dasselbe Gefühl wie ein Vogel, der vorher nicht wußte, daß er Flügel besitzt, und nun plötzlich begreift, daß er fliegen kann, daß er frei sein kann und nichts zu fürchten braucht.

# FREIHEITSSTREBEN	Seelenblicke

Auch ein Kanarienvogel, der im Käfig großgezogen wurde und nie aus dem Zimmer herauskam, hält sich für frei.

Aber nur deshalb, weil er die wahre Freiheit niemals kennengelernt hat.

Was würde er für Augen machen, wenn er eines Tages in seiner Heimat erwachte, auf den Kanarischen Inseln, die meerumspült unter strahlend blauem Himmel dem einheimischen Kanarienvogel paradiesische Herrlichkeiten bietet?

So wie diesem Vögelchen in seinem Käfig geht es vielen Menschen, selbst Christen in der Welt.

Sie glauben in all ihren Verirrungen und geheimen Ketten wie frei zu sein und ahnen nichts von der wahren Freiheit der Kinder Gottes.

»Ich will frei sein!« sprach ein Blatt und löste sich vom Baum. Aber sogleich wurde es ein Opfer der Elemente. Der Wind trieb es vor sich her. Die Hitze dörrte es aus. Und es starb unfreier, als es je zuvor gelebt hatte.

Glück und Last im Leben hängen nicht ausschließlich von uns ab. Wir müssen sie annehmen, wie sie uns zugeteilt werden. Wer an Gottes Liebe glaubt, wird die Kraft haben, beides zu meistern. Mit einem Ja zu Gott.

Die geistige Freiheit im Menschen ist auf die freie und liebende Bindung an Gott hin ausgerichtet. Sie fordert heraus und fordert uns auf: Nicht im Banne der Schwermut gefangen sein. Von irdischen Sorgen immer mehr losgelöst. Bei gelegentlicher Überspitzung wieder ausgeglichener. Das geistige Gleichgewicht erlangen. Denn geistige Freiheit, das ist ein Geschenk, ist Zeichen der Gotteskindschaft.

Gebunden sein heißt nicht die Freiheit aufgeben. Bedeutet vielmehr frei sein für eine Aufgabe. Wie es folgende Erzählung zu zeigen vermag.

Kunstgerecht hatte ein Binder ein schönes Faß gebunden. Die Reifen ringsherum noch einmal nachgetrieben und die Arbeit dem Weinhändler geliefert.

FREIHEITSSTREBEN — Seelenblicke

Eines Tages fing eine der Faßdauben zu sprechen an: »Ich weiß nicht, wie ihr andern Dauben denkt, aber ich finde es einfach unerhört, daß wir uns dauernd den Druck dieser Reifen, die der Binder rings über uns getrieben hat, gefallen lassen sollen. Schon damals, als er die Reifen mit dem Hammer festschlug, hab' ich's nur knirschend ertragen. Jetzt aber hab' ich es satt. Frei war ich, und frei will ich wieder sein!«

Kaum hatten die anderen Dauben rings in der Runde diese Worte vernommen, da riefen sie: »Du hast recht. Auch wir haben es satt, uns diesem Druck noch länger zu beugen. Auf, stemmt euch gegen diese Tyrannei! Wir wollen frei sein, wie wir's im Walde draußen waren!«

Dem Wein, der eben in diesem Faß gärte, gefiel, was er da hörte, und er versprach den Dauben, ihnen beim Befreiungskampf zu helfen.

So taten sie aus aller Kraft einen gewaltigen Ruck, der Wein half mit, die Reifen zersprangen und fielen herunter, und im gleichen Augenblick fiel das ganze Faß auseinander. Der edle Wein aber verdarb auf dem Boden des Kellers.

So hatten sie alle ihre Freiheit erkauft.

Doch um welchen Preis!

Ihr seid zur Freiheit berufen.« (Gal 5,13) Grundlage jeder christlichen Spiritualität. Denn eine Person, geschaffen nach dem Bilde Gottes, die nicht frei wäre, kann es nicht geben.

Herz ist das bedeutungsreichste menschliche »Urwort«. In vielen Kulturen bezeichnet das Herz die ursprüngliche, innerste Mitte der leib-geistigen Person, den Quellort der Erkenntnis und Weisheit, des Wollens und Handelns, aber auch des affektiven Lebens.

FREIHEITSSTREBEN	Weißdorn

W**ie im weißen Feuer steht das ganze Gewächs, wenn aus den Zweigenden die Doldentrauben der Blüten gedrängt hervorquellen. Der Sommer reift, der Herbst zeitigt die nach oben getragenen gelbroten Früchte.**

»Mehlbeeren«-Fülle läßt den Baum weithin sichtbar werden.

Wer sich am Karfreitag zu dem Weißdornbusch neigt, der vernimmt ein seltsames Seufzen und Klagen.

Wurden doch nach altem Glauben das Kreuz und die Krone des Heilands aus dem Weißdorn gefertigt. Nun trauert der Strauch über sein Unglück, zu dem Leiden des HERRN beigetragen zu haben. Da aber der freundliche Busch ganz unschuldig war, tröstete ihn der liebe Gott und schenkte ihm den Reichtum an weißen Blüten.

Eine andere Legende erzählt, daß der Hagedorn aus dem Wanderstab des heiligen Joseph entstand. Seither haben die Ableger dieser Pflanze heilende Kräfte, die man besonders dem Auszug der Blüten zuschreibt.

Seltsames trug sich nach der Schlacht bei Roncevalles zu, die Kaiser Karl der Große geschlagen hatte. Man wollte die toten Franken beerdigen, doch waren sie von den toten Heiden nicht zu unterscheiden. Da geschah ein Wunder.

Am anderen Morgen erblühte neben jedem Christen eine weiße Blume, durch jeden toten Ungläubigen war ein Hagedorn gewachsen.

D**er kleine, zähe, aber hartholzige Baum oder Strauch mit seinen dornigen Zweigen besiedelt Hecken, Waldränder, steinige Berghänge, besonders lehmigen Boden. Rosen und Schlehen sind oft seine Nachbarn.**

Weißdorn behebt nicht nur Herz- und Kreislaufbeschwerden, sondern ist auch für das Nervensystem von Bedeutung.

Die Liebe will nicht Ziel ihrer selbst sein. Liebe braucht ein Du, ein Gegenüber, dem sie sich zuwenden und widmen kann. Zu dem sie auf dem Weg ihres Suchens stößt. Denn alles Suchen in unserem Leben wird von der Gewißheit bewegt, daß es ein Finden gibt, das zur Einheit führt.

Weißdornbüsche quellen im Mai vom Blütenschaum über. Leuchten im Oktober in kugeligen Beeren korallenrot. Man trifft die Büsche gerne dort an, wo der Mensch seine Wege geht und das Leben Leistung abverlangt.

Der gehetzte Mensch auf der Straße aber wird in seinem Existenzkampf getrieben. Und die Folgen? Es zeigen sich die typischen Symptome des Herzklopfens, Schmerzen in der Herzgegend und ein Druckgefühl in der Brust, das soweit gehen kann, daß »einem die Luft wegbleibt« und »sich das Herz zusammenkrampft«.

In all diesen Fällen verleiht Weißdorn dem Herzen Kraft, damit es solche und ähnliche Situationen zu meistern vermag. Weißdorntee wirkt gefäßerweiternd, herzberuhigend, vorbeugend gegen Arteriosklerose und senkt gleichzeitig erhöhten Blutdruck. – Unter der Bezeichnung »Crataegus« als homöopathisches Mittel erhältlich.

Weißdorn-Blüten-Blätter-Tee Mai bis Juni werden die Blüten gemeinsam mit den soeben sprossenden Blättern, die in Büscheln stehen, gesammelt. Schnell und vorsichtig im Schatten trocknen. Zerkleinern, in gutschließenden Gefäßen aufbewahren. – 2 Teelöffel davon mit 1/4 l kochendem Wasser übergießen, 20 Minuten ziehen lassen, abseihen. Mit Honig gesüßt, verstärkt es die Wirkung. Täglich 3mal 1 Tasse trinken. – Hilfreich bei allen Kreislauf- und Herzbeschwerden, mit folglich kalten Händen und Füßen.

Weißdornfrüchte-Tee Erntezeit der Früchte bis in den Dezember. Im warmen Raum trocknen und zerstoßen. – 2 Teelöffel voll in 1/4 l kochendes Wasser geben, ganz kurz aufkochen, 15 Minuten ziehen lassen, abseihen. 3 Tassen täglich einnehmen. Ein hervorragendes Mittel zur Normalisierung der Herztätigkeit, zur Stärkung des Altersherzens und zur Beruhigung bei Übererregbarkeit. Hilfreich bei Bluthochdruck. Bestes Morgengetränk für ältere Menschen.

FREIHEITSSTREBEN — Weißdorn

Weißdornsaft   Zur Regulierung der Herztätigkeit. Weißdornsaft-Anwendung birgt keine Gefahr einer Überdosierung in sich. Ist ein unübertroffenes und ausgezeichnetes Kur- und Pflegemittel des Herzens und des Kreislaufes. Von brauner Farbe, ohne besonderen Geruch und Geschmack. – Wirkt bei zu hohem und zu niedrigem Blutdruck ausgleichend. Ist sowohl von heilender als auch von vorbeugender Eigenschaft. Besonders in Zeiten starker geistig-seelischer Belastung.

Früchtebrei   Die frischen, mehligen Früchte mit etwas Wasser gekocht, geben einen angenehm-süß schmeckenden Brei, der – vor allem abends genossen – die Herztätigkeit sehr günstig beeinflußt.

Weißdorngelee   Frische, weichgekochte Beeren werden ausgepreßt und mit ebensoviel Apfel-Birnensaft-Gemisch vermengt. Für 1 l Saft fügt man 1/2 kg Rohzucker hinzu. Der vorgewärmte Zucker wird in den schwach kochenden Saft eingerührt, bis er völlig geschmolzen ist. 10 Minuten lang sprudelnd weiterkochen lassen. Ist der Gelierpunkt erreicht, vom Herd nehmen und abschäumen. Rasch in Gläser füllen, bevor das Gelee fest wird.

Weißdorn-Dörrfrüchte   Im Ofen gedörrte Früchte ergeben ein wertvolles »Kauobst«. Gut gegen Angina pectoris.

»Hutzelbrot«   Eine alte Volksspeise bekommt man, wenn man reife Weißdornfrüchte in den Brotteig mischt und mitbäckt. – Eine hervorragende Diätspeise für Herzleidende.

Weißdorn-Tinktur   250 g reife, zerkleinerte Früchte in 1 l 70%igem Obstbrand 14 Tage lang ansetzen. – 3mal täglich 20 Tropfen in etwas Wasser vermengt und eingenommen, wirkt herzstärkend.

Weißdornrinde wird im Herbst gesammelt   Keine borkige alte Rinde, sondern fingerdicke Stämmchen werden entrindet, kleingeschnitten und getrocknet. Vor Staub und Feuchtigkeit geschützt aufbewahren.

Weißdornrinde-Tinktur, Zubereitung   125 g getrocknete und zerkleinerte Rindenteilchen 3 Tage lang in 1/8 l kaltem Wasser bei Zimmertemperatur ansetzen. Gut durchrühren,

FREIHEITSSTREBEN — Weißdorn

damit alle Flüssigkeit aufgesogen werden kann. Die durchtränkten Rindenteilchen in ein breithalsiges Glasgefäß geben. Mit 1/2 l gutem Obstbrand übergießen und 14 Tage lang im warmen Raum stehen lassen. Abseihen und filtrieren. Den Rückstand mit wenig abgekochtem und ausgekühltem Wasser gut vermengen, auspressen, filtrieren und der ersten Flüssigkeit beimischen. Nochmals 14 Tage verschlossen im warmen Raum stehen lassen. Dunkel und kühl lagern. Nach 6 Monaten ist die Rindentinktur richtig gereift.

Bei Arteriosklerose und Angina pectoris Sowohl zur Vorbeugung als auch zur Heilung täglich 3mal auf etwas Honig oder Sauermilch 20 Tropfen einnehmen.

Auch Patienten mit nervösen Störungen Wird Weißdornrinden-Tinktur kurmäßig verabreicht. 3 Wochen lang, mit einer einwöchigen Pause, um zu wiederholen. Bei Schwindel, Angstzuständen, Zittern, Schlaflosigkeit, Kreislaufstörungen, Verspannungen. Kurz bei allen von Herz oder Kreislauf ausgehenden Affektionen. Diese Tinktur ist ein Spezifikum gegen alle Funktionsstörungen, die ihren Ursprung im sympathischen Nervensystem haben.

Unser Nervensystem ist ein unteilbares Ganzes mit zahlreichen Querverbindungen untereinander. Gemeinsam mit dem strömenden Blut vereint es alle Organe zu einer Ganzheit. Und Blut ist »Geist«.

Ein mutiges Herz ist der beste Reisegefährte. Auf unserem Lebensweg gibt es viele »grüne Orientierungsschilder« mit einer ganz persönlichen Schrift, die nur jener entziffern kann, der in der Natur mit dem Herzen schauen lernt.

WIRKLICHKEITSNÄHE **Fenchel**

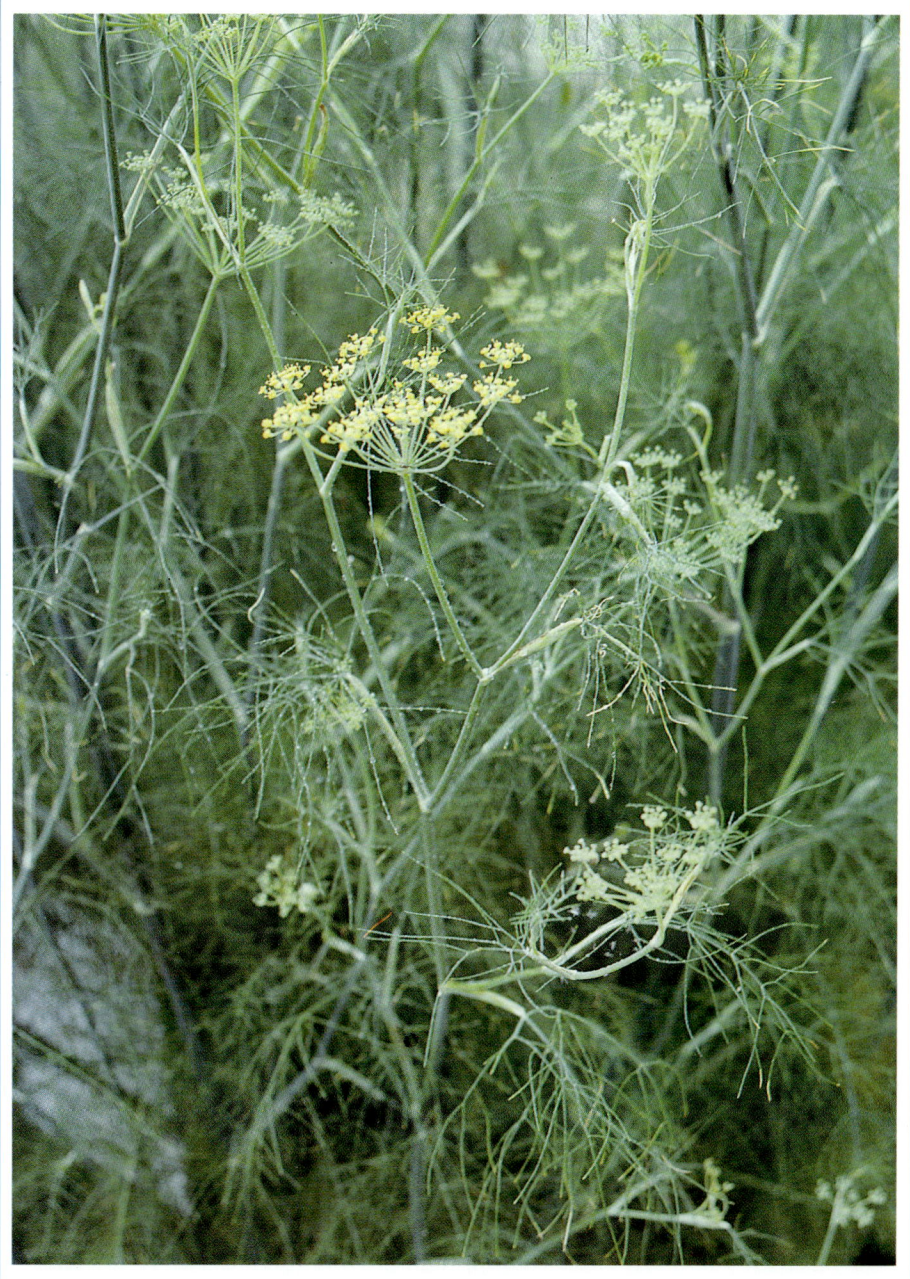

| WIRKLICHKEITSNÄHE | Seelenblicke |

Dort, wo die Ausdrucksweise der Darbietung mit dem inneren Wunschbild innig verwachsen ist, spricht man von Konkretisierung. Es soll etwas greifbar, »konkret«, in die unmittelbare Nähe gerückt werden.

Die Lebensweise eines Menschen fließt aus dem Schmelzofen seiner Grundgedanken über in das Hammerwerk seiner täglichen Worte- und Tatenschmiede. Dabei ergeben sich innere, seelische und äußere, soziale Spannungen.

Antriebe, Wünsche und Ziele sind am Werk. Die in uns vorerst ruhen, aber oft einander entgegengesetzte Richtungen einschlagen. Wir werden gedrängt, zwischen Pflicht und Neigung zu wählen. Dabei darf man nicht in Gefühlen ertrinken. Muß sie erst einmal ordnen, bevor man entscheidet.

Nur ein ideelles Wunschbild, gut geformt vorhanden in mir, kann ich nach außenhin ausdrücken, konkretisieren.

»Es gibt in dieser Welt schwerfällige Leute ohne Flügel: die bewegen sich auf der Erde ...

Es gibt Menschen, die sich Flügel wachsen lassen, sich langsam emporschwingen und schweben: die Mönche ...

Es gibt leichtbeschwingte Menschen, die sich mühelos erheben und wieder herabstürzen: die gutmütigen Idealisten.

Und es gibt Menschen mit starken Schwingen ... «

War das Ringen Leo Tolstojs – die zitierten Worte sind von ihm –, der manchmal so groß und auch so klein sein konnte, nicht eine heimliche Sehnsucht nach dem Menschen »mit starken Schwingen«?

Das Ideal ist »schön« in der Theorie. Ist wertvoll als Leben. Schwer im Streben. Freudig im Erleben. Erfüllend im Erfassen. Doch: »Je mehr die Gnade uns vergöttlicht, desto mehr vermenschlicht sie uns.«

Maßlosigkeit führt zum Fall. Von dem seinerzeit hochberühmten französischen »Idealkatholiken« Lamennais hat einst Papst Pius IX. das Wort gesprochen, das dessen Radika-

WIRKLICHKEITSNÄHE   Seelenblicke

lismus gut beleuchtet: »Dieser Mann ist ein so großer Liebhaber der Vollkommenheit, daß er imstande wäre, die ganze Welt in Unordnung zu bringen.«

Das Ende dieses Mannes war traurig. Was ihm fehlte, war die Gabe des Maßhaltens, war der Gehorsam gegen die Mahnung des Apostels: »Gleicht euch nicht dieser Welt an, sondern wandelt euch und erneuert euer Denken, damit ihr prüfen und erkennen könnt, was der Wille Gottes ist: was ihm gefällt, was gut und vollkommen ist. – Aufgrund der Gnade, die mir gegeben ist, sage ich einem jeden von euch: Strebt nicht über das hinaus, was euch zukommt, sondern strebt danach, besonnen zu sein, jeder nach dem Maß des Glaubens, das Gott ihm zugeteilt hat.« (Röm 12, 2-3)

Der Realist verliert den Boden der Wirklichkeit nicht. In seinem Einsatz wird er über Erfolg oder Mißerfolg, über Menschliches und Zeitliches und über Kleinlich-Enges erhaben bleiben.

In Nordamerika wurde die Indianermission durch die Revolutionen am Ende des 18. Jahrhunderts fast zugrunde gerichtet.

Ihre Erneuerung ist aufs engste mit dem flämischen Jesuiten Pieter de Smet, dem großen Schwarzrock, verbunden. Mit einigen Freunden, Seminaristen aus Mecheln, war er 1821 dem Aufruf von Karl Nerinckx, einem Weltpriestermissionar aus Kentucky, gefolgt. 1827 zum Priester geweiht, gewann er das Vertrauen der Indianer so sehr, daß alle Stämme, die er besuchte, wie weit sie auch voneinander entfernt wohnten und wie sehr sie sich voneinander unterschieden, zu ihm wie zu einem Stammesoberhaupt aufsahen.

Die Potawatomis am Missouri, die Osages in Kansas, die Sioux in Dakota, die Plattkopfindianer in Montana, die Schwarzfußindianer in Kanada, die Hängeohren, die Durchbohrten Nasen, die Durchbohrten Herzen und andere Stämme wurden durch seine Briefe und Bücher überall bekannt.

WIRKLICHKEITSNÄHE   Seelenblicke

Von New Orleans bis Milwaukee am Michigansee, von Westpoint bis Fort Assiniboine an der Athabaska, vom Oregon und der Vancouver-Insel an die Küste des Stillen Ozeans, über die ganze Länge und Breite der Rocky Mountains laufen die nicht zu entwirrenden Linien seiner Reisen.

Jahrelang war er der populärste Mann sowohl bei den Rothäuten als auch bei den Weißen Nordamerikas. Er war der Unentbehrliche, der die Rechte der unterdrückten Indianer gegenüber der Regierung verteidigen konnte und die Indianer die Versprechungen der Regierung annehmen hieß.

Jedoch sein höchster Ehrentitel ist der, daß er durch seine Briefe und Wanderfahrten viele edelmütige junge Männer in Europa für die Indianermission zu begeistern verstand.

Zu dem Ahnherrn eines italienischen Adelsgeschlechtes sprach einst König Enzio, um ihm seine Liebe und Zuneigung zu bekunden, das Wort: »Ich will dir wohl.« Und seitdem führt jenes Geschlecht dieses Königswort stolz als Wahlspruch in seinem Familienwappen. Es hat sogar dieses Wort als Familiennamen angenommen und nennt sich bis zum heutigen Tag: »Bentivoglio«.

ER will unser Wohl. Diese Losung steht über Gottes Gnadenwillen. Künder von der Wirklichkeitsnähe zwischen Gott und uns.

Nicht alle Träume sind Schäume. Es gibt aber Träume, die Schäume sind. Wer darin das Ideal sieht, der verschläft einen Großteil seines Lebens.

Jedoch gerade der reife Mensch, der Sinn für das Ideal entwickelt, weiß Träume zu träumen, die Wirklichkeit werden oder die die Wirklichkeit menschenwürdig gestalten können. Schließlich haben nur Träumer, die Realisten blieben, und Realisten, die zu träumen wagten, etwas Großes in der Geschichte vollbracht.

WIRKLICHKEITSNÄHE — Fenchel

Fenchel paßt zu dem Menschentyp, den das Leben immer mit entnervenden Umständen konfrontiert. Ein solcher »Fenchel-Typ« befindet sich seelisch dauernd in einem nervösen Hochspannungszustand.

Dabei ist der Körper total verkrampft, so daß bestimmte Funktionen durch mangelnde Entspannungsmöglichkeit nicht erfolgen können.

Astrologisch gesehen gibt es bei diesem Typ eine ungünstige Verbindung von Merkur- und Uranuseinflüssen. Wobei der Merkur der Eingangsplanet ist – das heißt die Kraft, die Lebenssphäre, die dem stärkeren Uranus zum Opfer fällt.

Auf psychischem Gebiet denkt dieser Mensch auf eine mit Unvorhersehbarem, Entnervendem und Plötzlichem unlösbar verknüpfte Weise.

Praktisch gesehen kommt es im Körper zu Gasansammlungen, da man ja mit angehaltenem Atem die Umstände erfährt. Wobei eigentlich für einen Augenblick das Leben unterbrochen wird.

Der Körper kann dann nicht entspannt verdauen, weil die Produktion der benötigten Körperflüssigkeiten gedrosselt, wenn nicht gar behindert wird. Dadurch kann es zu Gärungsprozessen kommen, die wiederum zu Gas-Luft-Ansammlungen im Darm führen.

Immer wieder macht ein genauer Seher, Hörer und Beobachter die gleiche Feststellung. Daß zwischen den angegriffenen Luftwegen, den Darmbeschwerden und der Haut Zusammenhänge bestehen.

Ein Hautekzem wird mit Salben behandelt. Nach einiger Zeit zeigt stellt sich Erfolg ein, die Haut wird sauber. Darüber könnte der Betroffene sehr glücklich sein. Wenn ihm nicht gleichzeitig die Gedärme zu schaffen machen würden.

Mit allen möglichen Mitteln werden auch diese Beschwerden verdrängt. Aber siehe da, nicht lange danach geben die

| WIRKLICHKEITSNÄHE | Fenchel |

Atemwege Grund zur Klage. Der Teufelskreis setzt von neuem ein. – Was hört man in den meisten Fällen? Man schiebt die Schuld auf das »Älter-Werden«. Kurzatmigkeit und Asthmasymptome werden rasch den »Jahren auf dem Buckel« zugeschrieben.

Auch dagegen finden wir auf unserer Pilgerfahrt der Gesundheits-Für-Sorgen irgendwo die Adresse eines Heilers. Und dem Übel wird energisch zu Leibe gerückt. Aber, staune nicht, jetzt treten mit unverminderter Wucht Hautjucken, Kratzen, Ekzeme wieder in den Vordergrund.

Haben wir erst einmal gelernt, das Wesen der sich in unserem Körper abspielenden Prozesse zu erkennen, werden wir leichter auf die Wurzeln der Krankheiten stoßen.

Ein Fenchelfeld ist der Inbegriff alles Luftigen. Die Blätter sind wahrlich Organe »an der Luft für die Luft« gebildet. Die ganze Pflanze ist durcharomatisiert. Duft und Geschmack mild, flüchtig, feinwürzig.

Das Goldgrün der Blattfarbe ist Ausdruck der intensiven Lichtkräfte, die dieses Blattwerk mit seinem luftigen Wesen durchdrungen haben. – Im Blütenstand steigt die Pflanze empor, strahlt kraftvoll auseinander. Darin zeigt sich die energischeste Ausatmung. – Die Wurzel »denkt« weiter. Behält etwas für sich zurück. Hat mehrjährigen Bestand. – Die Früchte sind groß. Ihr Geschmack ist erwärmend und würzig. Aber nicht übertrieben, eher etwas fade und gleichzeitig »wild« und roh.

Der Fenchel nimmt und gibt weiter. Nur das Fließen und Weitergeben ist wirklichkeitsnah. Ist konkret und realistisch, gleichzeitig aber auch ideal.

Fencheltee, wenn sich die Augen röten und schmerzen
Überanstrengte Augen, gerötete Lider. Augen, die zu Entzündungen neigen. Augen, die schmerzen.

Fencheltee ist hier richtig am Platz. 2 volle Eßlöffel leicht angequetschten oder im Mörser angestoßenen Fenchelsamen

WIRKLICHKEITSNÄHE   Fenchel

mit 1/2 l kochendem Wasser übergießen, 15 Minuten ziehen lassen, abseihen. 1/4 l davon abends trinken.

Das zweite Viertel verdünnen. Mit ebensoviel abgekochtem Wasser vermengen und die Augen darin baden, so warm Sie es vertragen. Dabei gleichzeitig die Augenlider fleißig bewegen. Hernach gut abtrocknen. Die Augen schonen und sie ausruhen lassen. Ratsam ist es, anschließend zu Bett zu gehen.

Fencheltee-Augenkompresse tut besonders Kleinkindern gut Das Augenlicht der Kleinkinder kann man günstig beeinflussen, indem man dem Kinde einige Zeit hindurch täglich warme Fencheltee-Kompressen sachte auflegt. 2 bis 3 Minuten oben läßt. Die Auflage wiederholt.

Manche Kleinkinder leiden an krustigen Augenlidern. Auch hier sind Fencheltee-Kompressen angezeigt. Abschließend kann vorsichtig Ringelblumensalbe aus der Apotheke darübergestrichen werden. Den Arzt befragen.

Fenchel-Hautwasser selbst zubereitet, hilft Haut und Haar 4 Eßlöffel Fenchelfrüchte im Mörser zerstoßen, mit 3/4 l kochendem Wasser überbrühen, 30 Minuten ziehen lassen, abseihen. In eine Literflasche füllen. 1/4 l 70 %igen Alkohol nachgießen, gut durchschütteln. In kleine braune Fläschchen abfüllen. Dunkel und kühl lagern.

Fettige Gesichtshaut Läßt sich damit gut reinigen. Früh und abends abtupfen. Macht die Haut widerstandsfähig.

Hautdurchblutende Körperabreibung Mit Fenchel-Hautwasser reibt man nach einem Kamillenbad den Gesamtkörper ein. Wirkt hautkräftigend und hautdurchblutend.

Pflege von fettem Haar Mit Fenchel-Hautwasser das Haar einschließlich Haarboden gut durchwaschen, abtrocknen. Im warmen Raum bleiben.

Weil Fenchel luftig lösend wirkt Schau in ein Fenchelbeet, betrachte die straußenfedernartigen Blätter, und du wirst den Eindruck nicht los, hier war ein Zauberkünstler am Werk, der es zustande bringt, Blätter und Luft zu modellieren.

WIRKLICHKEITSNÄHE — Fenchel

Heilwirkung der Fenchelfrüchte An erster Stelle der Wirkungsbereiche des Fenchels stehen Verdauungstrakt, Milchdrüsen und Unterleib: krampflösend, blähungstreibend, schmerzstillend und durchwärmend. – Dann folgt das Gebiet der Atmungsorgane: schmerzlindernd und schleimlösend. Besonders wirksam bei hartnäckiger Bronchitis und zur Linderung der Verkrampfungen bei Asthmaleidenden. – Der günstige Einfluß des Fenchels auf das Augenlicht ist in Zusammenhang mit dem hohen Kieselsäuregehalt der Früchte zu sehen.

Fenchelfrüchte-Tee 2 Teelöffel Fenchelkörner werden vorher etwas zerdrückt, mit 1/4 l kochendem Wasser übergossen. 15 Minuten ziehen lassen, abseihen. Langsam und schluckweise trinken.

Fenchellikör Im Mörser gibt man 150 g Fenchel, 30 g Anis, 15 g Koriander und 5 g Kümmel zusammen, stößt die Früchte leicht an. Füllt sie in ein Glasgefäß, übergießt sie mit 1 l gutem Obstbrand und stellt dies verschlossen 14 Tage lang ins Fenster. Dann wird 500 g Honig in 1 l abgekochtem, temperiertem Wasser aufgelöst, ausgekühlt, mit dem Fenchelauszug vermischt. In Literflaschen gefüllt, dunkel und kühl lagern. – Mäßig genossen, erwärmt Fenchellikör den Magen, heitert auf und hilft auch bei Heiserkeit, Husten sowie Verkühlung.

Leib und Seele sind eng miteinander verwirkt. Deswegen muß man Menschen, die an Asthma leiden, zunächst aus der beklemmenden Situation herauslösen.

Eltern, deren Kind an Asthma erkrankt ist, sollten sich ernsthaft fragen, ob sie wirklich der »heimische Herd« sind, an dem sich das Kind wohl und geborgen fühlen kann. Ob sie die dringend benötigte Nestwärme geben können. Wärme und Liebe wirken Wunder.

SELBSTENTFALTUNG   Roter Sonnenhut

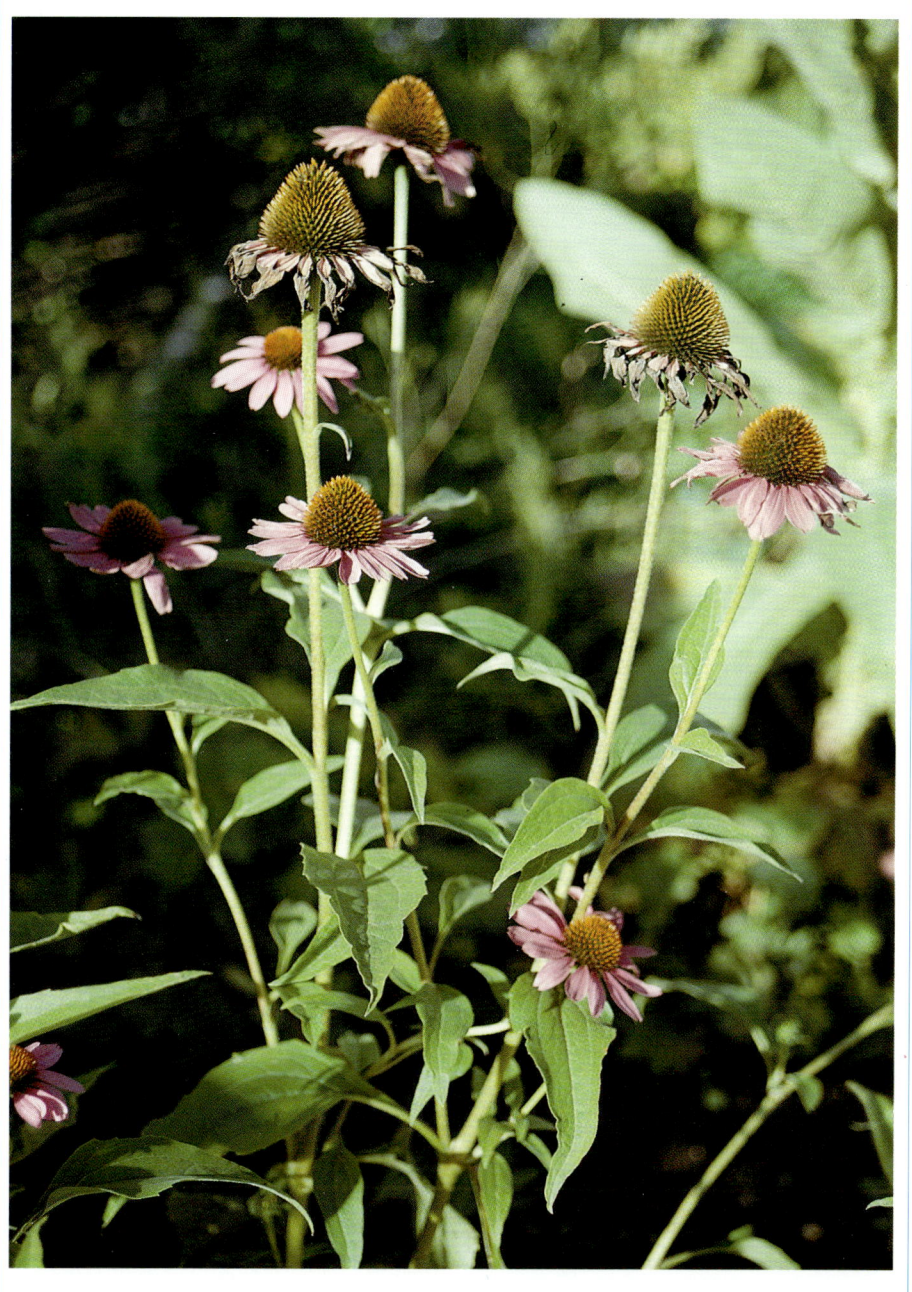

SELBSTENTFALTUNG Seelenblicke

G**efühle können unseren Gemütszustand sehr stark festlegen. Gleichzeitig aber auch die Gesundheit beeinflussen. Gefühle verleihen dem Verhalten Spannkraft und Richtungssinn. Bauen Neurosen gänzlich ab.**

Körperlich völlig erschöpft, ermattet und kraftlos. Ausgeronnen und leer. Als würde einem alles davonlaufen, reißaus nehmen, einen meiden. Kaum mehr etwas zurückbleiben vom eigenen »Ich«.

Wer hat dieses Gefühl noch nicht gehabt?

Man spricht dann von einem »Zerschlagenheitsgefühl«, das sich recht vielschichtig darstellen und bemerkbar machen kann. Benommenheit und Überempfindlichkeit gegen Schmerzen jeder Art. Schwächezustände, die nahezu aus dem heiteren Himmel hereinbrechen. Die geringste Anstrengung, wie das Ankleiden, die Planung der Tagesordnung, als unerträglich empfinden lassen.

Alles scheint hart zu sein. Jeder Stuhl, und sei er noch so gut gepolstert. Jedes Bett, auch wenn es vor Federung fast hüpfen könnte.

Die Haut juckt und brennt. Verströmt ein Kältegefühl, als würde man ein lebender Eiskasten sein. Gleichzeitig rühren sich die Nerven an Händen und Füßen, als stünden sie unter elektrischer Spannung.

Ein Wund- und Müdesein verbreitet sich über den ganzen Körper. Gichtische Schmerzen durchzucken stoßweise die Gelenke. Ein Reißen der Muskel blockiert in Gedanken schon jede Bewegung. Und dies besonders nachts, vor allem zwischen 2 und 5 Uhr. Erst durch fortgesetzte Bewegung und durch das Verweilen an frischer Luft erfolgt eine spürbare Besserung.

U**nser ganzer Körper ist eine Einheit. Ein Meisterwerk des Schöpfers, die Krone der Schöpfung. »Verherrlicht Gott in eurem Leib!« Gemäß den Worten des Apostels werden wir dazu aufgerufen. (1 Kor 6, 20)**

| SELBSTENTFALTUNG | Seelenblicke |

Der geringste Stoß verursacht blutunterlaufene, sichtbare Stellen. Die zwar kaum schmerzen, aber peinlich sind.

Die Augen brennen wie »Feuerkugeln«, schmerzen und fühlen sich überanstrengt an.

Lähmungsartige Schwäche macht sich in den Beinen bemerkbar. Während des Tages noch erträglich, verschlimmert es sich zusehends abends beim Hinlegen.

Alle diese Symptome können mehr oder weniger periodenmäßig auftreten. Gehen nicht selten mit Wetterfühligkeit einher. Lassen sich mit der Bezeichnung »Zerschlagenheitsgefühl« am besten ausdrücken und zusammenfassen.

Da es sich aber bei all diesen negativen Erscheinungen letzten Endes um ein Schwinden der Persönlichkeit handelt, einer Verminderung des Selbstbewußtseins, können Überlegungen zur Selbstentfaltung einiges beitragen.

»O Mensch, bedenk' das End'!«

Benjamin Franklin verfaßte für sich folgende Grabschrift: »Hier ruht der Leib Benjamin Franklins, wie der Einband eines Buches, aus dem der Inhalt herausgenommen und der seiner Aufschrift und Vergoldung beraubt ist. Eine Speise der Würmer. Das Werk selbst aber wird nicht verlorengehen, sondern, wie er fest glaubt, einst in einer schönen Neuausgabe erscheinen, durchgesehen und verbessert von seinem Urheber.«

Identität besagt, daß zwei Dinge so in Übereinstimmung zu bringen sind, daß sie sich gleichen. In bezug auf Spiritualität bedeutet das, daß die äußere Lebensführung mit dem inneren Wesen korrespondiert.

In der einen Hand hielt er Samenkörner, in der anderen ein Goldstück. – Wer? Ein Lehrer.

So trat er vor seine Kinder hin und fragte sie: »Was gefällt euch besser, ein Samenkorn oder das Goldstück?«

Der Großteil der Schulkinder deutete auf das Goldstück, einige aber auf das Samenkorn.

SELBSTENTFALTUNG — Seelenblicke

Auf die Frage nach dem Warum antwortete eines der Kinder: »Das Samenkorn ist das Nettere. Das Goldstück ist tot, aber das Samenkorn, das ist etwas Lebendiges. Wenn ich es in den Boden tue, dann wächst es und wird etwas und bringt Frucht.«

Damit hat das Kind bewiesen, daß es den ungeheuren Abstand begriffen hat, der zwischen allem Leblosen und der Welt des Lebendigen liegt.

Es ist nicht gleichgültig, wo man die Vertiefung, die Tiefe, den Geist sucht und pflegt.

Die geistige Arbeit gedeiht am besten, wo Stille, Ruhe und gemütliche Konzentration ermöglicht und erleichtert wird. Diesen Ort nennt man »die Wüste des Geistes, weil jede Wüste damit zu vergleichen ist«. (Nietzsche) Die Erholung, die Frische, die Ruhe haben selbst die Kraft der Inspiration.

Ein Pflanzenkundiger spricht.

Zu den ganz großen Naturforschern gehört Carl von Linné. Er war ein tiefgläubiger Mensch. In dem akademischen Programm zur Geburtstagsfeier des Königs 1752 sagte er: »Ich danke der Vorsehung, die mein Schicksal so geleitet hat, daß ich nun lebe, und zwar glücklicher als ein König von Persien ... Hier im Botanischen Garten lerne und lehre ich. Hier bewundere ich die Weisheit des Schöpfers, die sich auf immer neue Art zu erkennen gibt.«

Der Herr leitet die Schritte des Menschen, und Wohlgefallen hat er an seinem Weg. Wenn der Gerechte fällt, wird er dennoch nicht zuschanden, weil der Herr seine Hand unter ihm hält.« (Ps 37, 23–24)

Das heißt, wenn der Gerechte im Augenblick auch stürzt, so richtet ihn doch Gott, den er um Hilfe anruft, sogleich wieder auf. Was er auch im Augenblick durch die Schwäche des Fleisches verloren haben mag – die Hand des HERRN gibt es ihm zurück.

SELBSTENTFALTUNG   Roter Sonnenhut

Der deutsche Name Sonnenhut weist auf die große gewölbte Blüte hin, die einem der Sonne zugewandten Hute ähnelt. Der stachelige Fruchtboden hingegen macht sie zum roten »Schmalblättrigen Igel«.

    Der Sonnenhut wird in Nordamerika seiner keimtötenden Kraft wegen seit Jahrhunderten als Hausmittel eingesetzt.
    Die Pflanze gilt als Wundbehandlungsmittel, weil sie Infektionen verhindert. Ursprünglich wurde sie nur von den Indianern zur Desinfizierung von Wunden, die sie sich bei der Jagd zugezogen hatten, verwendet. Dann stieß zufällig ein weißer Arzt auf diese Heilpflanze.
    Eine Indianerfrau war dabei, einen Brei aus Sonnenhutkraut zu bereiten, den sie auf Frischwunden legen wollte. So konnte schon damals das Eitern derselben vermieden und eine rasche Heilung begünstigt werden.
    Der Arzt fand durch eigene Versuche die Aussagen der Squaw voll und ganz bestätigt. Auch Schlangenbisse konnten damit ausgeheilt werden. Nun wurde der Rote Sonnenhut in Nordamerika bekannt und seine Heilkraft ausgenützt.
    Dort hat er sich besonders bei infektiösen Fiebererkrankungen sehr bewährt. So ist mit diesem Kraut wieder einmal der Beweis dafür geliefert, daß manche Heilpflanze von den Urvölkern zu uns kam. Und, von uns angenommen, nicht nur ein Bestandteil der Volksmedizin wurde, sondern auch in die Schulmedizin Eingang fand.

Der Rote Sonnenhut steigert die Abwehrkräfte im gesamten Organismus. Baut Entzündungen ab. Reinigt das Blut. Fördert die Wundheilung. Stimuliert das Lymphgefäßsystem. Ist überdies sehr hautfreundlich.

    Der Rote Sonnenhut wird innerlich und äußerlich angewandt. Er gehört zur großen Familie der Korbblütler. So wie Ringelblume, Arnika, die Distelarten, der Wermut und viele andere wertvolle Heilkräuter. Es lohnt sich, den Roten Son-

SELBSTENTFALTUNG   Roter Sonnenhut

nenhut im eigenen Garten zu ziehen. Achten muß man dabei besonders auf die Qualität des Saatgutes. Denn der Samen ist nur ein Jahr keimfähig.

Es gibt eine Reihe von Sonnenhutarten, die botanisch mit der Bezeichnung »Rudbeckia« zusammengefaßt werden. Der Rote Sonnenhut gehört aber zu den Echinacea-Arten.

Die Pflanze gilt als eine prächtige, langblühende Gartenblume, die sich auch für den Schnitt bestens eignet. Als Standort liebt sie ein sonniges bis halbschattiges Plätzchen in normalem Boden. Die Blütezeit reicht von Juli bis Oktober. Zur Weitervermehrung ist auch Stockteilung möglich.

Der Rote Sonnenhut als Hausmittel angewandt Während der Vegetationsperiode kann man die ganze blühende Pflanze verwenden. Im Frühjahr und Herbst steht die frische Wurzel aus dem Garten zur Verfügung. Der Sonnenhut zählt zu jenen Pflanzen, die frisch am wirksamsten sind.

In der Tiefkühltruhe haben wir einen vorzüglichen Helfer Das ganze blühende Kraut wird fein geschnitten, in eine Plastikdose gegeben und eingefroren. Ebenso die frische, gereinigte, halbierte, in feine Scheiben geschnittene Wurzel.

Bei der Entnahme aus der Tiefkühltruhe Immer darauf achten, daß man nur soviel mit einem Löffel herausschabt, wie man sofort braucht. Aufgetautes darf auf keinen Fall ein zweites Mal eingefroren werden.

Verwendet man eingefrorenen Sonnenhut als Auflage Dann gibt man davon die nötige Menge in ein Gefäß, fügt wenig vorher abgekochtes und wieder erkaltetes Wasser hinzu, läßt es auftauen und erwärmt anschließend, ohne zu kochen. Dabei auf das Umrühren nicht vergessen!

Sonnenhutbrei-Anwendung Der Brei wird auf ein sauberes Leinwandfleckerl aufgetragen und aufgelegt.

Das richtige Handhaben von Brei-Auflagen Sie müssen warm gehalten werden und 8 bis 12 Stunden oben bleiben. – Bei inneren Unterleibsentzündungen werden die Pflaster außen an der entsprechenden Stelle aufgelegt. Erneuert man sie, ist die Stelle mit Sonnenhut-Tinktur abzuwaschen. Die

SELBSTENTFALTUNG Roter Sonnenhut

alkoholische Abwaschung läßt man von selbst eintrocknen, und erst nach 1 Stunde wird die neue Auflage angebracht. Beständigkeit und Pünktlichkeit in der Durchführung der Behandlung ist auch hier geboten, ansonsten man kaum einen Dauererfolg erwarten kann.

Näheres über Sonnenhuttee   2 bis 3 Tassen Sonnenhuttee sollen zusätzlich zur Auflage getrunken werden. – 2 Teelöffel des frischen Krautes mit 1/4 l kochendem Wasser übergießen. 15 Minuten zugedeckt ziehen lassen, abseihen.

Verwendet man zur Teezubereitung Wurzeln   So werden diese frisch und fein geschnitten. 2 Teelöffel voll davon mit 1/4 l kochendem Wasser übergießen, aufkochen. 15 Minuten zugedeckt ziehen lassen. Abseihen, trinken. Benützt man eingefrorene Bestandteile, dann muß man diese vorher auftauen lassen. Man verwendet hiezu gleich das Teegefäß, damit von der wertvollen Flüssigkeit nichts verlorengeht.

Wie lange Sonnenhuttee getrunken werden kann   Normalerweise dürfen bei allen angeführten Krankheiten 3-Wochen-Kuren gehalten werden. Wobei man täglich 2 bis 3 Tassen einnimmt. Nach einigen Tagen Pause kann man die Teekur nach Bedarf wiederholen.

Das Homöopathikum »Echinacea« in der Potenz D 4   Es wird vom Arzt gerne zur Hebung der Widerstandskraft der Kranken angewandt. Bei Typhus, Diphtherie oder bei malignem Scharlach, aber auch bei Tollwut und Blutvergiftung, bei Karbunkeln, gegen Gangrän, Schlangenbisse und bei bösartigem Pockenimpfverlauf verordnet. Bei diesen Erkrankungen werden täglich 3mal 15 bis 20 Tropfen eingenommen.

Kinder von schwächlicher Konstitution, die immer wieder erkranken   Das Homöopathikum »Echinacea« wird in Apotheken nicht nur flüssig, sondern auch in Körnerform geführt. Kindern reicht man täglich 3mal 5 Globuli vom 5. bis 8. Lebensjahr, von 9 bis 12 Jahren – 8 Globuli, von 10 bis 14 Jahren – 10 Globuli. Und Erwachsene nehmen täglich 3mal 12 bis 15 Globuli ein.

SELBSTENTFALTUNG — Roter Sonnenhut

Wie man Sonnenhut-Tinktur zubereitet   250 g frische Wurzel, oder ebensoviel Kraut- und Blütengemisch, werden fein zerkleinert und mit 1 l reinem Weingeist übergossen. In einem gutverschlossenen Gefäß in die Sonne stellen und dort 2 Wochen ziehen lassen. Täglich schütteln oder umrühren. Hernach abseihen, den Rückstand mit 1/2 l abgekochtem und ausgekühltem Wasser übergießen. 3 Stunden stehen lassen, abseihen und der ersten Flüssigkeit beigeben. Nochmals 14 Tage lang im warmen Raum ins Fenster stellen. Dann in Flaschen füllen, gut abschließen und 3 bis 6 Monate dunkel und kühl lagern.

Sonnenhut-Tinktur zur Körperabreibung   Eignet sich besonders wegen seiner anregenden Wirkung auf die Haut in Abwechslung mit Sonnenhutöl. Schützt sie vor dem Austrocknen und verzögert die Faltenbildung. Steigert zusätzlich die Widerstandskraft des Gesamtorganismus und kann ganz besonders im Frühjahr und im Herbst empfohlen werden.

Sonnenhut-Tinktur innerlich angewandt   Nimmt Frühjahrsmüdigkeit. Hebt das allgemeine Wohlbefinden. – 3mal täglich 1 Eßlöffel voll einnehmen.

Sonnenhutöl-Zubereitung   Im Mischverhältnis 1 : 4 wird frische, zerkleinerte Sonnenhutwurzel mit kaltgepreßtem Sonnenblumenöl vermengt. In ein weithalsiges Glasgefäß gegeben und 14 Tage lang in die Sonne gestellt. Das Gefäß gut abschließen. Der Rückstand kann zum vollständigen Verbrauch in der Flasche bleiben.

Unkontrolliertes Leben und zuwenig Selbstachtung bringen den Menschen immer wieder in Konfliktsituationen. Zur geregelten Selbstentfaltung, als Gegenpol zur Kraft, die nach unten zieht, braucht er das stärkende Element des Sonnenhutes.

Aufbauen, alle guten Säfte des Körpers fördern. In Bescheidenheit leben, mit wenig zufrieden sein. Sich gegen alles Falsche und Giftige entschieden wehren.

DEMUT — Rizinus

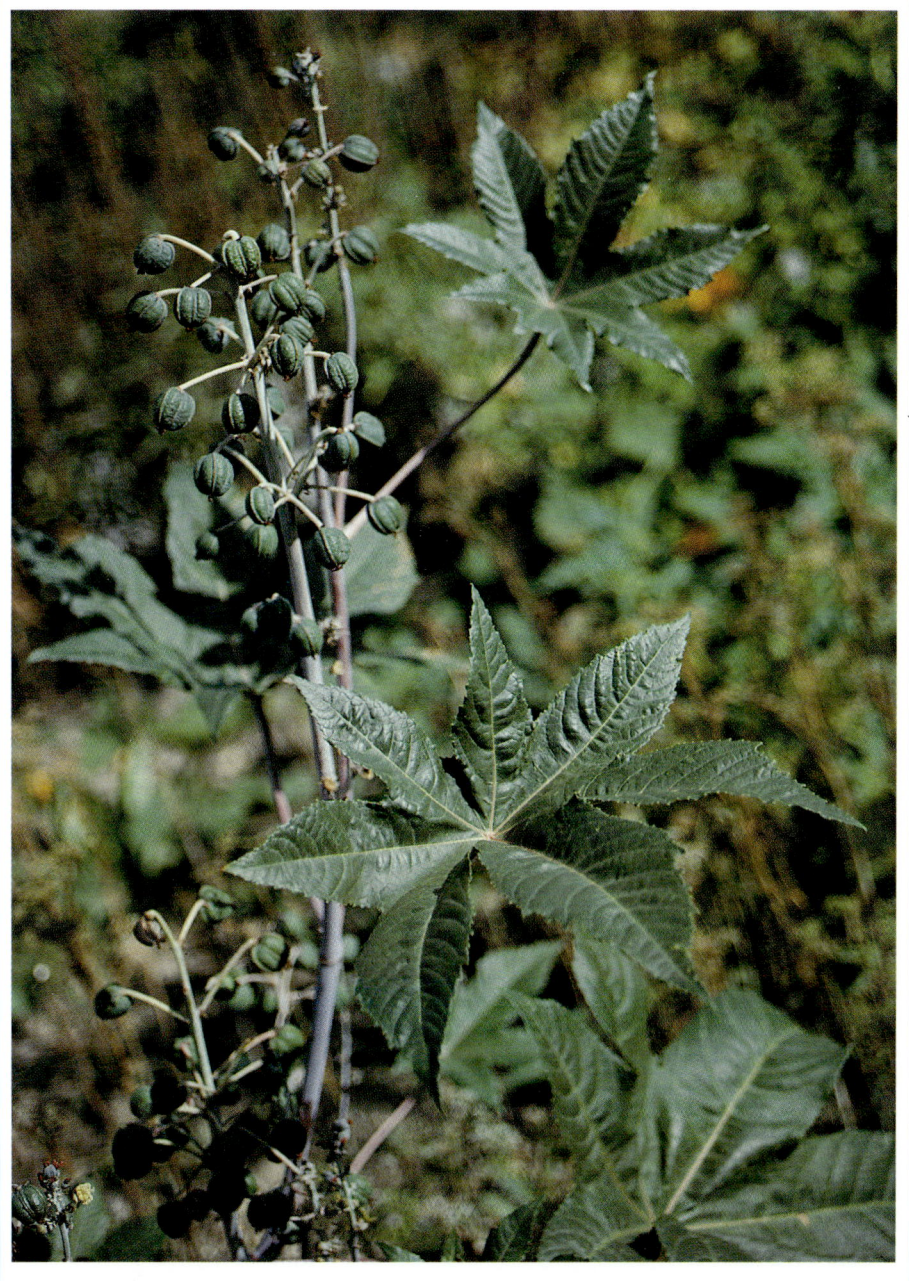

DEMUT　　　　　　　　　　　　　　　　　Seelenblicke

Ein leutseliges, unaufdringliches Wesen kann nur aus einer inneren demütigen Haltung heraus ganz sich formen. – Klein vor Gott und vor den Menschen sein. Den Mut haben, in aufopfernder Liebe zu dienen.

»Wandeln in Wahrheit«, so definiert Theresia von Ávila die Demut. Sie meint damit nicht nur, ehrlich und aufrichtig zu sein, also nicht zu lügen, sondern will damit auf die Herkunft des Menschen hinweisen. Die Wahrheit seines Geschaffenseins aus Erde in den Vordergrund stellen. Womit seine Vergänglichkeit und seine Begrenztheit in jeder Hinsicht angedeutet wird.

Zum andern beinhaltet diese Wahrheit die Tatsache, daß er von Gott geschaffen ist. Darin liegt seine Würde, seine Einmaligkeit und seine Hoffnung begründet.

Als ein aus Erde gemachtes Lebewesen ist der Mensch letztendlich ein Nichts. – Als ein von Gott geschaffenes Lebewesen aber steht ihm die Unendlichkeit und Vollkommenheit Gottes offen. Er, der Mensch, hat in der Schöpfung eine erhabene Sonderstellung inne.

»Humus« heißt Erde. Sich als Mensch aus Erde geschaffen zu betrachten. Der zur Erde wieder zurückkehrt. Und dementsprechend zu leben, das ist Demut.

»Humilitas« heißt Demut. Demütig zu sein bedeutet nicht, sich mit Bücklingen durchs Leben schlagen. Kein Wort des Widerspruches zu kennen, auch wenn es um Unrecht ginge. – Demütig sein will sagen, sich immer wieder selbst anzunehmen, mit seinen Licht- und Schattenseiten. Nicht vorzugeben, anders zu sein als man ist.

»In den Wolken leben« ist ein Sich-selbst-etwas-Vormachen. Die häufigste Quelle von Konflikten mit anderen.

Demütig sein ist durchaus nichts Gekünsteltes. Ist keine seelisch-geistige Akrobatik, die sich in körperlicher Fassung vollzieht. Ist nicht »Sklavenmoral« nach Nietzsche. Heißt sein Kreuz bewußt tragen.

DEMUT Seelenblicke

Zweierlei ist notwendig, wenn man für ein Haus ein gutes Fundament legen will. Erstens muß man die Erde aufwerfen, alle leichte und sandige Erde ausheben und so tief graben, bis man auf einen Grund stößt, der fest genug ist, daß man darauf bauen kann.

Hat man nun tief genug gegraben und alles lockere Erdreich weggeräumt, so fängt man zweitens an, den Grundstein zu legen. Der mit den übrigen, die noch dazukommen, das Fundament, die Grundmauer des Bauwerkes bildet.

Damit ist ein Bild für unser ganzes Tugendstreben gegeben. Für das zwei Dinge grundlegend sind. Die Demut und der Glaube.

Die Demut gräbt tief hinein in die Erde. Sie räumt allen Sand weg. Darunter versteht man Schwächen der menschlichen Kraft.

Denn wir dürfen nicht in göttlichen Dingen auf die eigenen Kräfte bauen. Sie sind nur beweglicher Sand, den wir durch Mißtrauen auf uns wegräumen müssen. Bis wir einen festen Boden finden, um darauf den Grundstein zu legen.

Wer ist aber dieser Grundstein?

Paulus sagt es, Christus ist der Fels, auf den wir bauen: »Und alle tranken den gleichen gottgeschenkten Trank; denn sie tranken aus dem lebenspendenden Felsen, der mit ihnen zog. Und dieser Fels war Christus.« (1 Kor 10, 4)

ER, Christus, ist der Grundstein des ganzen Gebäudes. Weil man aber, um diesen Grundstein zu legen, zuvor durch die Demut tief ausgegraben haben muß, deshalb wird auch die Demut das Fundament des ganzes Baues genannt.

Wenn man ohne die Demut baut, so wird bald das ganze Gebäude zusammenstürzen.

Weil es nur auf Sand gebaut ist.

Das Glück will erobert sein. Im täglichen bewußten, treuen und demütigen Dienen, Gott und den Menschen. Das Unglück kommt ganz von selbst. Dafür sorgen unsere Ungeschicklichkeit und unsere Dummheit.

DEMUT   Seelenblicke

Der Forschungsreisende war zu seinem Volke zurückgekehrt, und jeder dort war begierig, alles ganz genau über den Amazonas zu erfahren.

Aber wie konnte er je das Gefühl in Worte fassen, das sein Herz erfüllte, als er Blumen von atemberaubender Schönheit sah und die Geräusche im nachtdunklen Wald vernahm? Wie sollte er ihnen vermitteln, wie sich sein Herz zusammenzog, wenn er die gefährliche Nähe wilder Tiere spürte, wenn er sein Kanu über riskante Passagen des Flusses steuerte?

Er sagte: »Geht hin und sucht es selbst herauszufinden. Persönliches Risiko und Erfahrung sind nicht zu ersetzen.« Um ihnen jedoch einige Anhaltspunkte zu geben, zeichnete er eine Karte des Amazonas. Sie stürzten sich auf diese Karte. Sie rahmten sie und hingen sie in ihrem Rathaus auf. Jeder erhielt eine eigene Kopie. Und jeder, der eine Kopie hatte, hielt sich für einen Amazonas-Experten. Denn kannte er nicht jede Krümmung und Biegung des Flusses? Und wußte er nicht, wie breit und wie tief er war, wo die Stromschnellen sich befanden und wo die Wasserfälle?

Der Forscher bereute es, die Karte gezeichnet zu haben. Sicher wäre es besser gewesen, sie nicht anzufertigen.

Wir brauchen oft ein Leben lang, um Tugenden zu erlangen. Sind wir endlich soweit und meinen, wir hätten die eine oder andere geschafft, dann bleibt uns meist nicht mehr viel Zeit, sie zu verwirklichen.

Eine saubere Gesinnung ist das Sauberste am Menschen. Da stören weder abgearbeitete Hände noch ein faltiges Gesicht oder wenig Haare auf dem Kopf. Schon gar nicht eine abgetragene Kleidung.

DEMUT Rizinus

Wir »sehen« die Pflanzen mit den Augen. Um sie »wahr-zu-nehmen«, brauchen wir die Vorstellungskraft. Nur sie gibt uns die »Idee« einer Pflanze. Läßt uns das Wesen ihrer Kraft erst richtig erkennen.

Die besten Heiler und Pflanzenkenner finden wir unter den Großmüttern, den Hirten und den wurzelkundigen Jägern. Die Genannten sind zugleich Meister in der Erzählkunst. Sie sind in der Märchenwelt, in der Sage zu Hause.

Ebenso wie die Pflanze haben auch die Menschen ein »Urbild«. Aber während die Pflanze ihre inneren Vorgänge, ihr »Innen-Leben« und ihren »lenkenden Geist« außerhalb ihrer Leiborganisation hat, sind Geist und Seele des Menschen in den physischen Leib eingefahren.

Inkarniert, verkörpert, sind in uns Menschen Geist und Seele. Sie sind in uns. Deshalb kennt jeder Mensch das Fürchten, Freuen und Leiden. Weil er Seele hat. Seele ist.

Daher begreift sich schließlich der Mensch als selbstbewußtes Ich. Weil er Geist hat. Geist ist.

Wenn dieser Mikrokosmos Mensch nun mit seinem leiblich-ätherischem Bildnis so frei walten und phantasievoll improvisieren wollte, wie die Urpflanze es in den verschiedenen Pflanzenarten tut, dann wäre er wirklich abnormal krank.

Es ist einfach unvorstellbar, was sich da ereignen würde, wenn er sich gigantische Drüsen und Lebern wachsen ließe. Sich eine lilafarbene Haut und Erdbeernasen aneignen könnte. Sowie sonderliche Düfte von sich geben wollte.

Der Mensch muß seine Imaginationsflüge im Seelisch-Geistigen, nicht im Ätherisch-Physischen unternehmen. Die Pflanzen können es sich leisten, Riesenblüten, Schwellkörper, bizarre Formen, Farben und Düfte anzunehmen, wir Menschen nicht. Die Bildkräfte, welche die äußere Pflanze gestalten, sind dieselben, die im Menschenleib innerlich Gesundheit und Krankheit bewirken. – Das ist das Grundverständnis des Kräuterheilers, wenn er seine Kräuter sucht und sie verordnet.

DEMUT   Rizinus

Ein Kind aus Österreich fliegt nach Israel. Holt aus Christi Geburtsgrotte das »Licht von Bethlehem«. Unsere Bundesbahnen bringen es weiter. Ein Helfer trägt es in meine Kirche. Es brennt vor der Krippe.

In diesen Weihnachtstagen 1992 darf ich weiter an der Endfassung meines Buches arbeiten.

»Kräuter« und »Seele« sind für mich nicht zwei Begriffe, die man eben dünkelhaft so nebeneinanderstellt. Nein, sie entspringen beide der gleichen »Ur-Wurzel«. Sie werden von IHM gelenkt und geleitet. In diesem millionenfachen Formenspiel, dieser Farbensystematik, diesem Duftreigen und Heiltanz hält EINER den Dirigentenstab in SEINER Vaterhand.

Ich sehe IHN in unendlich vielen Bildern. Gehe hin zur Krippe und knie nieder. Ein leichter Luftzug dringt durch das Kirchenportal herein, läßt das Licht von Bethlehem aufflackern. Ein matter Abglanz erfaßt auch mein Herz. Unendliche Wonne zieht darin ein. Ich danke dem HERRN und bitte IHN gleichzeitig: »Zünde an, o Herr, die Herzen meiner Schwestern und Brüder, die dieses Buch lesen. Öffne ihnen die Augen vor den unzähligen Wundertaten, die DU auch in den Kräutern geschaffen hast.«

Eigenartig – der starke, allmächtige, allwissende Gott offenbart sich dem einfachen, schwachen, demütigen Herzen. Öffnet ihnen Herzen und Verstand. Läßt es Dinge schauen, die dem Stolzen verborgen bleiben.

Die Rizinuspflanze gilt als der eiserne Besen für den Darm. Zählte zu den Pflanzen der Bibel. Nicht nur ihre Heilwirkung war anerkannt, sie findet vielfach in der Bild- und Gleichnissprache Anwendung.

»Da ließ Gott, der Herr, einen Rizinusstrauch über Jona emporwachsen, der seinem Kopf Schatten geben und seinen Ärger vertreiben sollte. Jona freute sich sehr über den Rizinusstrauch.

DEMUT — Rizinus

Als aber am nächsten Tag die Morgenröte heraufzog, schickte Gott einen Wurm, der den Rizinusstrauch annagte, so daß er verdorrte.« (Jona 4, 6–7)

Das hebräische Wort »kikayon« wurde von Martin Luther mit »Rizinus« übersetzt. Es ist ein schnell wachsendes, einjähriges Kraut, das eine Höhe von 4 Meter und mehr erreicht.

Sein aufrechter Stamm entwickelt so viele gefingerte Blätter, daß die Pflanze einen Wanderer vor der sengenden Sonne schützen kann.

Der Talmud erwähnt »kikayon«, den Rizinus, als eine Pflanze, aus der man für Heilzwecke das schon lange Zeit bekannte Rizinusöl gewinnt.

Der Rizinus ist in Israel heimisch, wo er an vernachlässigten Plätzen und in einigen Wüstenwadis wächst. Stattliche »Wälder« des Rizinus wurden im Arnondelta in Jordanien entdeckt. Die Bestände sind mehrjährig und erreichen eine Höhe bis zu 13 Meter.

Rizinusöl – praktisch angewandt Das Wolfsmilchgewächs Rizinus, wegen seines schnellen Wuchses »Wunderbaum« genannt, ist auch in unseren Gärten gelegentlich zu finden. Erreicht eine Höhe von 2 Meter. Blüht von August bis September. Die Fruchtkapseln sind mit fleischigen Stacheln besetzt, sie haben drei Samenkerne in drei Fächern. Die Samen sind bohnen- oder zackartig und braun gezeichnet.

In unseren Breiten aus Samen einjährig gezogen, ist der Rizinusstrauch wegen seiner großen, schönen Blätter recht beliebt.

Rizinusöl als Haarpflegemittel Fügt man einem guten natürlichen kosmetischen Haarwasser einige Tropfen Rizinusöl bei und schüttelt das ganze gut durch, so kann man den Haarpflegewert bedeutend steigern. Trockene Kopfhaut wird nämlich genährt und brüchiges Haar wieder geschmeidig gemacht.

Harte, brüchige Finger- und Zehennägel Pflegt man am besten, indem man einmal wöchentlich Nägel, Finger- und Zehenkuppen mit Rizinusöl gründlich massiert.

| DEMUT | Rizinus |

Rizinusöl, das gesündeste Abführmittel Bewirkt nach 10 Stunden eine schmerzlose, breiige Entleerung. Verwendet man Rizinusöl zur Stuhlregelung, dann darf man nur zu reiner und giftfreier Ware aus der Apotheke greifen. So ist keine schädliche Wirkung zu befürchten.

Rizinusöl, eines der wichtigsten Abführmittel. Sein Effekt beruht auf der Tatsache, daß durch die Aufspaltung des Öls im Dünndarm Stoffe entstehen, die durch leichte Reizwirkung die Darmbewegung anregen. Der Rest dient als Gleitmittel.

Bei akuter Stuhlverstopfung wirkt Rizinusöl zuverlässig. 1 Eßlöffel voll reicht aus, mehr als 2 Eßlöffel davon dürfen pro Tag nicht genommen werden. Weil dadurch die Wirkung nicht mehr gesteigert werden kann.

Ein guter Rat Zur besseren Einnahme Öl und Löffel leicht erwärmen, eventuell etwas Zitronensaft beifügen. – Eine andere Ehrfahrung, die ich weitergeben kann: Vor der Einnahme des Rizinusöles ein Stück einer Brotrinde gut durchkauen und gründlich mit Speichel vermischen. Das gleiche macht man auch nach der Einnahme. So spürt man Geruch und Geschmack des Öles weniger.

Die große deutsche Mystikerin, die heilige Gertrud, grübelte oft und lange über Gottes unergründliche Geheimniswelt. Da offenbarte ihr eines Tages der Heilige Geist: »Gott ist höher und tiefer als alle Erkenntnis. Nur die Liebe ist es, die ihn erreicht.«

Von da an grübelte sie nicht mehr, sondern ergab sich ganz der Liebe Gottes. Und sie fand und fühlte SEINE Gegenwart, wo immer sie ging und stand.

LEBENSFREUDE — Eisenkraut

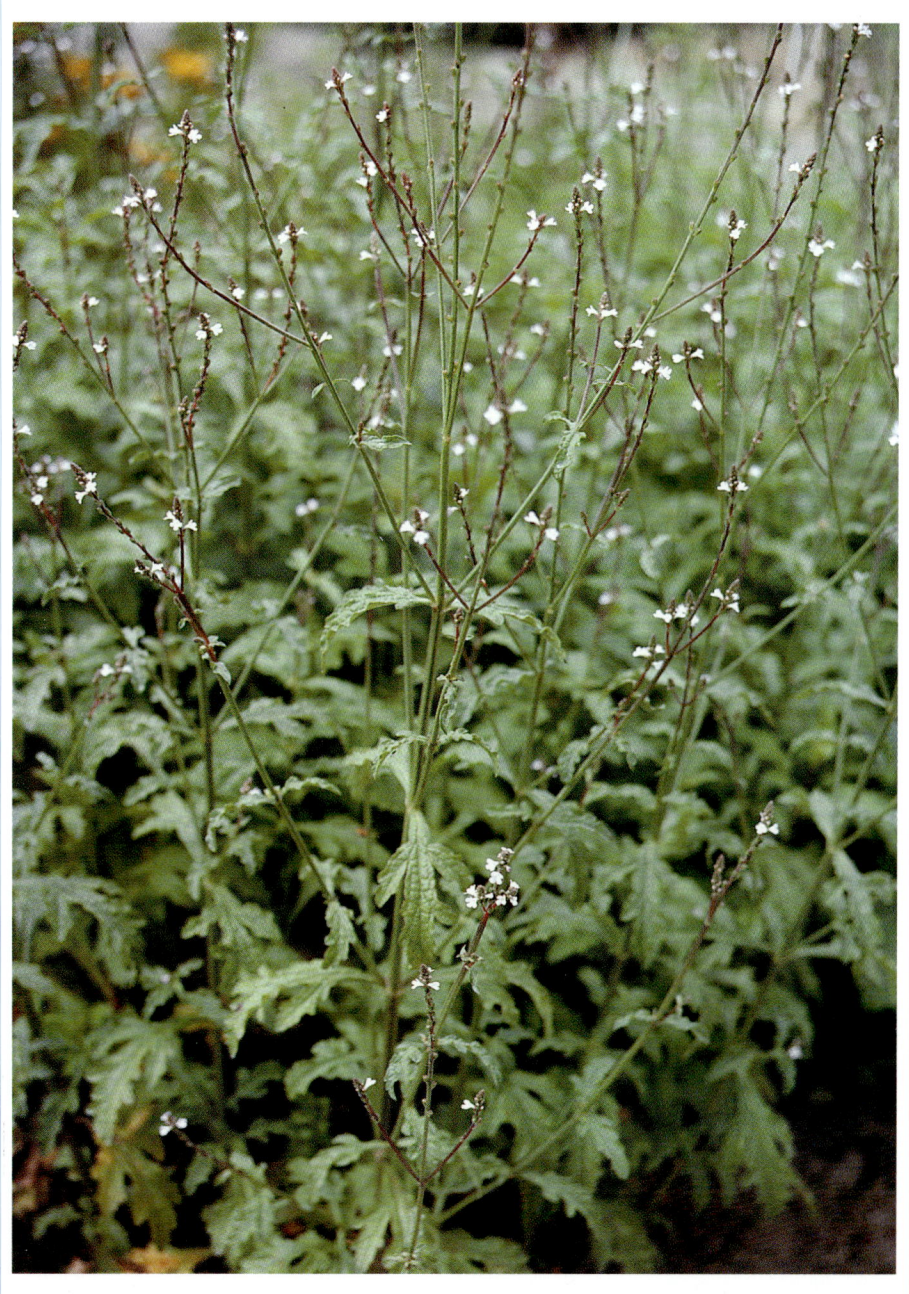

| LEBENSFREUDE | Seelenblicke |

Warum zerstören wir die Natur? Schlagwörter-Album für Nichts- oder Zuwenig-Tun: Umwelt-Zerstörung, Arten-Ausrottung, Müll-Katastrophe, Ozon-Loch. Welten-ende-Stimmung rund um den Erdball.

Angebliche Machtlosigkeit als fadenscheiniger Vorwand. Die Fischotter? Am Rande des Unterganges.

Am Fuß der Böhmisch-Mährischen Höhe entspringt die Mährische Thaya. Ein Teil der europäischen Wasserscheide zwischen Nordsee und Schwarzem Meer. Nach dem Grenzstein VII/28-3 bildet der Fluß auf 200 Metern die Staatsgrenze, um dann beim Hauptstein VII/29 endgültig auf österreichisches Gebiet zu wechseln.

Ausgedehnte Wälder begleiten das Flußtal. Auf waldiger Höhe erhebt sich das Gotteshaus Niklasberg. Unten, drüber der Thayabrücke, liegt der kleine Ort Unter-Pertholz.

Dort in dieser abgeschiedenen Gegend, im stillen Tal der Mährischen Thaya, ist noch der Fischotter aus der Familie der Marder ansässig.

Bewaldete Ufer von Bächen und Flüssen sind sein Lieblingsaufenthalt. Wo man ihn als Nachtjäger, freilich nur selten, zu Gesicht bekommen kann.

Dem sehr gewandten Schwimmer und Taucher fallen Krebse, Frösche, Wasservögel und vor allem Fische zur Beute. Als Unterkunft dienen ihm alte Fuchs- oder Dachsbauten, aber auch sonstige Uferhöhlungen, die er sich selbst gräbt.

Unter allen europäischen Säugetieren ist der Otter am stärksten gefährdet.

Bis Ende des vorigen Jahrhunderts war die Otterjagd noch Sitte. In Westfalen hat ein Brüderpaar in einem Zeitraum von 25 Jahren 1700 Otter gefangen. Neben dem wertvollen und begehrten Pelz verdienten die Fänger noch die Prämie, die auf den Kopf des Raubtieres – des Sündenbocks für den Fischrückgang – ausgesetzt war. 1912 wurde die Prämie abgeschafft. Weil »die Fischotter-Vertilgung sich nicht gelohnt« hatte ...

LEBENSFREUDE — Seelenblicke

Freude und Traurigkeit, Kreuz und Vergnügen sind Gegensätze. Freude und Kreuz aber widersprechen sich nicht. Beide sind nämlich Liebe. Die Freude bringt die Liebe zum Blühen, das Kreuz vertieft sie.

Mein und dein Leben sind ein Roman. Eine spannende Geschichte. In ihrer Einheit und in allen Details fein säuberlich betrachtet, übertreffen sie jede Dichtung. Fehlt einer Dichtung aber Herz und Gemüt, dann wird sie zur bloßen Wortmalerei, welche keinen bleibenden Wert haben kann.

Freude und Kreuz. Beide lassen sich nicht vereinen wie Papier und Klebstoff. Sie sind vielmehr wie Stoffteile auf der einen Seite, Nadel und Zwirn auf der anderen. Stich für Stich müssen sie sich näher kommen. Dann erst entsteht ein neues Stück »Manu-Faktur«, einer »Arbeit-mit-der-Hand«.

Bei unserer »Freude-Kreuz-Arbeit« müssen wir »methodisch« vorgehen. Planmäßig, überlegt, schrittweise.

Diese benediktinische Gebetsmethode umfaßt drei Stufen: Lesung – Betrachtung – Gebet. Nach ihr »meditiert« man mit dem Mund, nicht mit dem Verstand. Sie ist keine Sache des begrifflichen Denkens, sondern ein entweder lautes oder innerliches mehrmaliges Wiederholen dieser Worte.

Man wird etwa so vorgehen: »Wenn jemand Durst hat, komme er zu mir ... wenn jemand Durst hat, komme er zu mir ... wenn jemand Durst hat, komme er zu mir ...«

Im weiteren Verlauf werden Sie dazu neigen, einige Worte stärker hervorzuheben als andere, und Ihr Satz wird kürzer werden: »Jemand ... jemand ... jemand« oder »komme er zu mir ... komme er zu mir ... komme er zu mir ...«

Wiederholen Sie diese Worte immer wieder, solange die Wiederholung ihren Wohlgeschmack behält. Dann halten Sie ein und schreiten weiter zur Gebetsphase.

Die ergibt sich von selbst. Sie wollen mit dem HERRN reden. Tun Sie es! So richtig im Vertrauen. Von Angesicht zu Angesicht.

Aus der Tiefe des Herzens.

LEBENSFREUDE   Seelenblicke

Wer die Botschaft Christi verstanden hat, lebt in Freude. Die Freude ist die Seelenstimmung, die aus dem Bewußtsein der Ordnung kommt. Der Mensch ist für die Ordnung erschaffen. Und Gott ist die Ordnung.

Die Seelenstimmung, die aus der Ordnung kommt, wird deshalb die einzige menschenwürdige, ja gotteswürdige sein.
Die Freude macht das Unmögliche möglich.
»Ich saß allein in einem Winkel meines Hauses und glaubte es zu eng für irgendeinen Gast. Aber jetzt, da seine Tür aufgestoßen ist, durch eine ungebetene Freude, sehe ich, daß Raum darin ist für mich und für die ganze Welt.« So Rabindranat Tagore.
Und Kardinal Mercier sagte gerne, daß ein Mensch vor seinem 40. Lebensjahr für sein Gesicht verantwortlich sei. Man hätte Lust, noch hinzuzufügen, ein Christ müsse auf seiner Stirn das Zeichen der Freude tragen.
Die Freude ist ein Lichtstrahl des Himmels, die unsere Seele trifft und sie zum Blühen bringt, auch inmitten größter Trostlosigkeit. Wer darf Bote der Freude sein? Darfst du es sein? – Du darfst es sein.

Freude ist wahrgenommene Gegenwart Gottes. Eine Bewußtwerdung Gottes. Eine stete Einübung in Gott. Ein Tun und nicht ein Warten. Freude besitzt man nicht allein, man muß sie mitteilen. Sie ist immer auch für andere da. Nur in der Mitteilung wird sie bilateral. Durchbricht die Spirale. Geht vom Ich zum Du.
Frieden ist eine Schwester der Liebe. In Gott fallen Freude und Liebe zusammen. Christsein heißt ein Mensch des frohen Sinnes, der Freude sein.

LEBENSFREUDE — Eisenkraut

Kopfschmerzen und Migräne sind unangenehme Erscheinungen, die uns die Lebensfreude vergällen können. Das Eisenkraut kämpft dagegen an, weil es die Tätigkeit des Magens, der Leber und der Nieren anregt.

Über Schlaflosigkeit braucht man sich in einer nervösen Zeit nicht zu wundern. Mitunter ist es auch der regelmäßige Gebrauch von Schlafmitteln, der unsere Nerven angreift und uns schließlich die Nachtruhe völlig raubt. Deshalb sollte man Schlafstörungen – falls nicht Grundleiden vorliegen, worüber nur der Arzt entscheiden kann – lieber mit Heilpflanzen zu beheben versuchen.

Der Streit um die beste Schlafzeit hat nie aufgehört. Wenn wir uns zum Beispiel in das Tierreich begeben, dann werden wir finden, daß nur die reinen »Augentiere«, zu denen ja auch der Mensch gehört, gewöhnlich bei Dunkelheit schlafen. Die sogenannten »Tasttiere«, zu denen etwa Enten und Schnepfen zählen, wachen, solange sie Futter finden, und schlafen erst, wenn sie satt sind. Möwen und Austern sind in ihrer Nahrungssuche von dem Sechs-Stunden-Rhythmus der Ebbe und Flut abhängig und können sich nicht wie wir Menschen ausschlafen.

Daraus dürfte zu erkennen sein, daß sich der Schlaf wohl bei allen Lebewesen nach Lebensgewohnheiten und Lebensnotwendigkeiten richtet und daß es vor allem darauf ankommt, überhaupt zu einem tiefen und erquickenden Schlaf zu kommen.

Noch eine Überlegung ist an dieser Stelle äußerst wichtig. Daß nämlich die eigentliche Ursache der Müdigkeit Milchsäure ist. Die bei längerer körperlicher Arbeit unsere Muskeln überlädt und jene angenehme Müdigkeit erzeugt, die von selbst den Schlaf herbeiführt. Deshalb ist die Körperarbeit das beste Ausgleichsmittel zur Geistesarbeit. So verstehen wir auch, warum so manche Künstler, Schriftsteller, hohe Beamte gerne auf das Land ziehen, im Schweiße ihres Angesichts ein Stück Land bestellen oder Holz hacken.

LEBENSFREUDE   Eisenkraut

Verbenenkraut galt im Altertum als heilige Pflanze. »Träne der Isis« hieß es in Ägypten. Die alten Deutschen nannten es Eisenkraut und schrieben ihm die Kraft zu, schuß- und hiebfest zu machen.

»Besprengt man eine Gaststube damit, so sollen die Gäste davon fröhlich werden«, glaubte man. Jemand machte dazu seine Bemerkung: »Ein gut Kräutlein für Wirt und unfriedsame Eheleute? – Wenn dem so wäre.«

Das Eisenkraut ist eine uralte Zauber- und Heilpflanze. Über die Ägypter, Griechen, Römer und Araber kam sie schließlich durch die Kreuzfahrer nach Europa.

Sie galt den alten Völkern als heilig. Man war der Meinung, dieses Kraut bringe Glück und könne die Götter in besonderer Weise umstimmen.

Das Eisenkraut hat eine enge Beziehung zum Planeten Venus. Deshalb sei es ein Kraut, welches Liebe im Herzen entzünde. Weil seine Urqualität »Feucht und Warm« ist. Es präsentiert das Weibliche im reinsten Sinne und beherrscht die Nieren. Die ja verantwortlich sind für alle Stauungen und jede Versauerung im Körper. Was sich letzten Endes auch auf Seele und Geist auswirkt.

Eisenkraut ist als Pflanze schlicht, einfach und anspruchslos. Wird bis zu einem halben Meter hoch. Besitzt einen steifen, rauhen, vierkantigen Stengel, der oben verästelt ist. Trägt in nackten Ähren, am Ende als Stengelverästelung angeordnet, kleine rötliche oder blaue Blüten. Wächst an Hecken, Mauern, im Ödland und auf Schuttplätzen.

Sammelzeit des Eisenkrautes   Gesammelt wird das ganze blühende Kraut von Juni bis September. An der Luft gut trocknen.

Als gerbstoffhaltiges, schleimiges Bittermittel   Wirkt Eisenkrauttee vor allem am Morgen nieren- und magenstärkend. Regt den Stoffwechsel an. Aber ungesüßt trinken.

Eisenkrauttee-Zubereitung   2 gehäufte Teelöffel frischen oder getrockneten und zerkleinerten Eisenkrautes werden

LEBENSFREUDE — Eisenkraut

mit 1/4 l kochendem Wasser übergossen. 15 Minuten ziehen lassen, abseihen.

Eisenkrauttee, äußerlich gut für Mundspülungen   Besonders am Morgen zu empfehlen.

Als gerbstoffhaltige Bitterdroge   Kann man Eisenkraut bei leichten Magenschmerzen, Durchfällen und Appetitlosigkeit anwenden. Man sollte bei Erkältungen öfter mit Eisenkrauttee gurgeln.

Das Homöopathikum »Verbena«   Die Urtinktur wird aus der frischen blühenden Pflanze bereitet. Man verwendet es bei Schlaflosigkeit, Nervenleiden, Fallsucht und bei Nieren- und Gallensteinen.

Nebenwirkungen bei Eisenkraut-Anwendung   Werden die Ratschläge richtig befolgt, besteht keine Gefahr irgendwelcher unangenehmer Nebenwirkungen.

Eisenkraut-Wirkungen, kurz zusammengefaßt   Entkrampfend, beruhigend, antirheumatisch, hilfreich vor und nach der Geburt. In der Volksheilkunde gilt die Pflanze als Mittel gegen Rheuma, bei Migräne und Trigeminusneuralgien.

Der Volksglaube hat recht   Daß das Eisenkraut bei Geburten gute Dienste leisten kann, ist durch die Wissenschaft nachträglich bestätigt worden. Man konnte das »Verbenalin« isolieren, eine Substanz, welche die Gebärmutterkontraktionen anregt.

Eisenkrautpulver   Eine ausreichende Menge getrockneten Eisenkrautes zerstampft man im Mörser. 4- bis 5mal täglich nimmt man 1/2 Teelöffel davon mit Marmelade, Honig oder auf einer Oblate ein.

Sehr wirkungsvoll ist Eisenkrautwein   60 bis 70 g getrocknetes und zerkleinertes Eisenkraut wird in eine Flasche gegeben und 1 l guter, naturbelassener Rotwein darübergegossen. 14 Tage lang in verschlossener Flasche im nicht zu warmen Raum stehen lassen. Anschließend durchsieben und filtrieren.

2 bis 3 Gläschen pro Tag getrunken, wirkt tonisierend und appetitanregend.

LEBENSFREUDE · Eisenkraut

Frische Eisenkrautblätter zerknittert 1 Stunde vor dem Zubettgehen auf die Stirn legen. Ein leichtes Tuch darüberbinden und während der Nacht oben lassen, fördert die Schlafeslust.

Schmerzende Stellen bei Rheuma, Quetschungen und Blutergüssen 50 g frisches oder getrocknetes Eisenkraut wird in 3/4 l Apfelessig 10 Minuten lang gekocht. 1 Stunde ziehen lassen. Abseihen, filtrieren, in eine Literflasche füllen und mit gutem Obstbrand das Fehlende ergänzen. Dunkel und kühl lagern. In Baumwolle eingehüllte Watte wird mit dieser Mischung durchtränkt und auf die schmerzenden Stellen gelegt – bei Quetschungen und Blutergüssen kalt, bei Rheuma vorher angewärmt. Alle 8 Stunden die Auflage erneuern.

Bewährte Teemischung bei Erkrankungen der Nasennebenhöhlen 3 Teile Eisenkraut, 2 Teile Königskerzenblüten und 1 Teil Thymian mischen. 3 volle Eßlöffel davon werden mit 1/2 l kochendem Wasser abgebrüht. 15 Minuten ziehen lassen. 1/4 l langsam und schluckweise trinken. Dann nimmt man ein nicht zu großes Frottierhandtuch, faltet es zusammen und gießt den Rest des Tees langsam darüber. Hält es über das Gesicht, zieht immer wieder mit den Nasenlöchern auf. – Mit Arnikatinktur das Gesicht nachreiben. Und einige Tropfen davon aufschnupfen.

Die »eisenharte« Beschaffenheit des Venuskrautes, wie es bei den Römern hieß, kann als Zeichen betrachtet werden, das der Schöpfer dieser Pflanze gab, um seine Geradlinigkeit und Liebe für alles Echte zum Ausdruck zu bringen und es gleichzeitig als »Wahrheitssucher-Kraut« zu identifizieren.

Der Optimist hat immer Grund zum Hoffen. Weil alles von Gott geschaffen ist. Dazu gehöre auch ich. ER läßt mir volle Freiheit in der Wahl der Mittel, die mir die Natur wachsen läßt und schenkt.

GLEICHMUT Weinraute

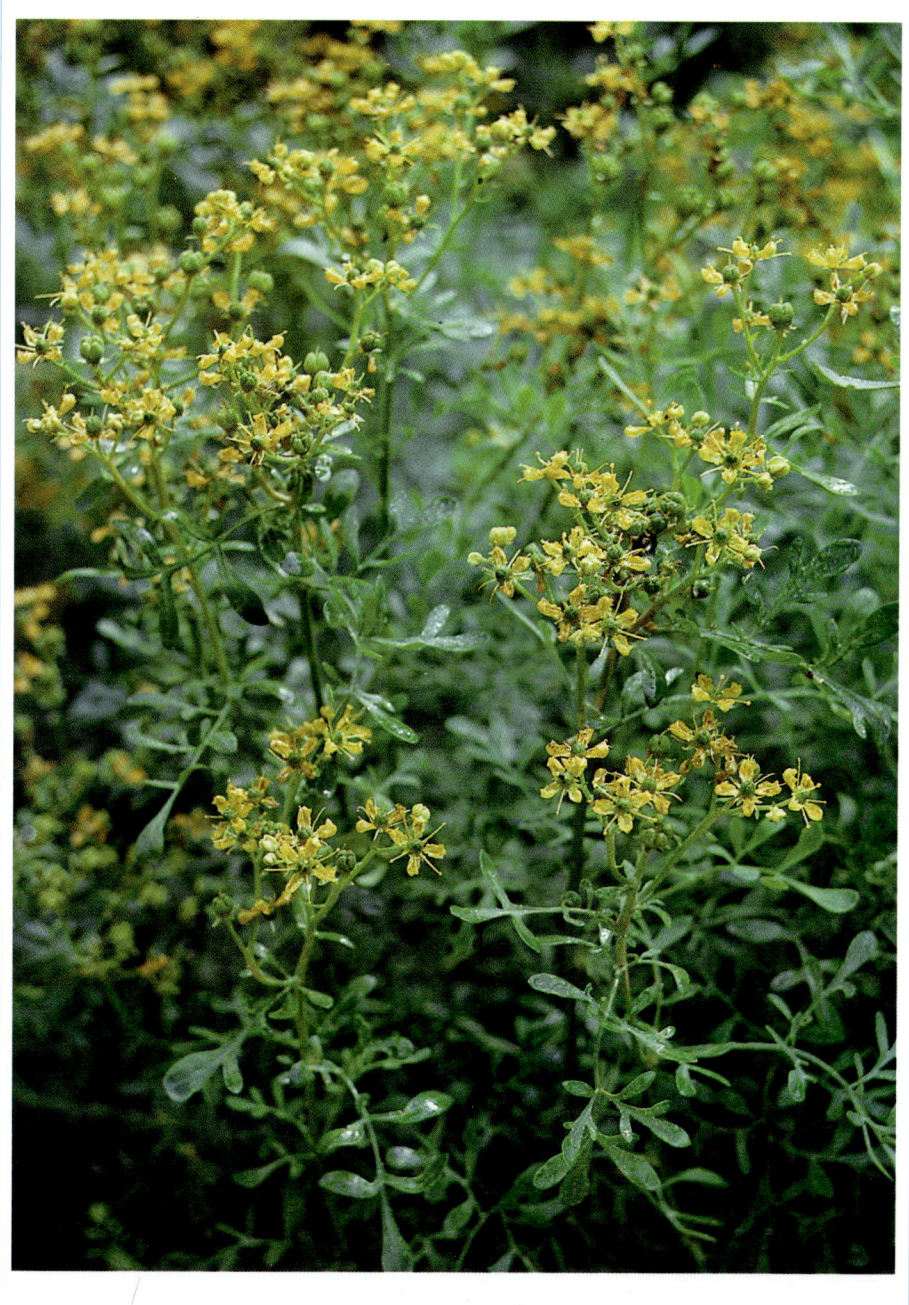

GLEICHMUT   Seelenblicke

Wo fehlt's in deinem Getriebe, wenn du gelegentlich »durchdrehst«? – Von Augenblick zu Augenblick wechseln die Situationen. In dir und um dich herum. Überlegungskraft und Nervenruhe brauchen wir.

Das war schon immer so, solange der Mensch auf Erden lebt. ... Wird auch so bleiben.

Dazu kommt aber heutzutage noch manches, das wir zu bewältigen haben. Unnatürliche Spannungen, durch den Fortschritt hervorgerufen. – Zeitmangel, weil wir mehr machen wollen, als wir schaffen können. – Rastlosigkeit, verursacht durch hohen Konsumanspruch und übersteigerte Erwartungshaltungen.

Und du? Brauchst Nerven wie ein »Drahtseil«. Darfst nicht »durchdrehen«, die Nerven nicht verlieren. Denn gerade sie sind es, die den Ruhepol deines Handelns setzen sollten.

Geht dieser Ruhepol verloren, dann kommt es zu einer »Identitätskrise«. Die eigene Persönlichkeit wird unterdrückt.

Wieder ist die Natur die beste Schule.

Nur dem Frühaufsteher glückt es, im April und Mai den scheuen Auerhahn balzen zu hören. Dort, wo es dieses stolze Urhuhn noch in der Wildnis gibt.

Der Vogel erreicht Truthahngröße und zwei Meter Spannweite. Für den schnellen Starter und guten Flieger muß sein Lebensraum, der Wald, geräumig sein. Nur im Naturwald mit vielen alten Bäumen findet er Platz zum Fliegen. Dort ist der Wald auerhahngerecht. Das allein aber genügt nicht. Der Auerhahn braucht auch Bodendeckung. Eine Strauchschicht aus Heidekraut, Heidelbeeren oder Preiselbeeren. Ein paar junge Bäume da und dort schützen die Henne mit den Jungen. Und nicht zuletzt den flugunfähigen Hahn, wenn er in der Mauserzeit seine Federn wechselt. Sein Stolz vorübergehend dahin ist und er hilflos wird.

Fehlt die Bodendeckung, dann fühlen sich Auerhühner unsicher. Und werden leicht eine Beute der verschiedensten Raubtiere. Angriffen steht der Weg zur Gänze offen.

GLEICHMUT Seelenblicke

Und unser Leben? – Werden nicht auch wir häufig »aufgescheucht«? Fehlt uns denn nicht die sichere Deckung?

In das Spannungsfeld höchster Anforderungen werden wir geführt, und dann geschehen Fehlhandlungen, die nur schwer wieder gutzumachen sind.

Komplizierte Analysen, aber kaum Ratschläge zur Selbsthilfe. Das ist es, was uns heute an »Schwarz-auf-Weiß-Weisungen« geboten wird, wenn man das seelische Gleichgewicht verloren hat.

... Und man praktische Hilfe sucht.

12 Ratschläge sollen hier aufgezeigt werden, die zur Selbsthilfe führen. Sie können in vielen Fällen von Verhaltensstörungen wirksam und nützlich sein, um den unersetzlichen Gleichmut wiederzuerlangen oder zu festigen.

1. Lebe nicht zu anspruchsvoll. – Öffne deine Augen und entdecke das Schöne um dich herum. Das Glück wohnt in dir. Schränke dein »Konsum-Denken« ein.

2. Suche nicht nach Krankheiten und Konflikten in dir. – Suche jedes Jahr deinen Arzt auf. Laß dir von ihm die Diagnose stellen. Besprich mit ihm die Therapie. – Seelische Konflikte lösen sich oft dann, wenn wir uns um andere Menschen kümmern. Bohre nicht in dir herum.

3. Liebe deine Arbeit aus ganzem Herzen. – Wer das nicht tut, bei dem machen sich bald seelische Störungen, Krankheiten bemerkbar.

4. Du brauchst eine Lieblingsbeschäftigung, ein »Hobby«. – Deine Pflichtarbeit kann dich »auffressen«. Entfalte deine Fähigkeiten.

5. Übe dich in der Kunst, zufrieden zu sein. – Tu, was du kannst, mit dem Rest des Unvermögens vertrau auf Gott den Herrn! Ergründe doch den »maßlos Unersättlichen« in dir. »Je mehr er hat, je mehr er will. Nie schweigen seine Klagen still.« Nur der zufriedene Mensch schaut die Menschen mit freundlichen Augen an, und sie schauen freundlich zurück.

GLEICHMUT   Seelenblicke

6. Liebe deine Mitmenschen. – Nicht die anderen wollen dich hineinlegen. Schau sie mit anderen Augen an!

7. Sprich freundlich mit deinen Mitmenschen. – Viele Hunde beißen aus Angst. Und wenn du beißt, beißen andere zurück. Was sollen sie denn sonst tun?

8. Zügle deinen Egoismus. – Selbstsucht, Ich-Bezogenheit und Selbstliebe sind Zeichen menschlicher Unreife und ... machen krank. Deinen Egoismus zügeln und Gemeinschaftssinn entwickeln, das ist die beste Selbsthilfe.

9. Triff Entscheidungen. – Lasse nichts lange anstehen. Dann weicht der Entscheidungsdruck, und du fühlst dich wieder frei und froh. Lebenswichtige Entscheidungen aber sorgfältig erwägen: Berufswahl, Ehepartner, Religion. Rufe den Heiligen Geist häufig an!

10. Nutze den Augenblick. – Lebe den heutigen Tag.

11. Suche neue Erlebnisse. – Brich immer wieder aus. Aus der Routine. Stürze dich aber nicht blind in die Vergnügungssucht. Durchbrich das »Alltag-Einerlei«. Halte den Sonntag und die Feste hoch. Freu dich darauf.

12. Habe Vertrauen zu Gott. – ER ist dein bester Kommilitone. ER ist immer für dich da. Vertraue der Wirklichkeit, dem Mitmenschen. Vertraue aber auch dir selbst. Ohne mein großes Gottvertrauen – das ist meine eigene Erfahrung – könnte ich nichts, schon gar nichts vollbringen.

Wer diese 12 Ratschläge befolgt, kann seelisch bedingten Krankheiten vorbeugen. Und sich selber helfen.

Unser allerärgster Feind ist die »Schwarzseherei«, der Pessimismus. Eine Lebensauffassung, bei der alles von der negativen Seite her betrachtet wird. Wonach die bestehende Welt schlecht ist: keinen Sinn enthält. Keine Besserung zu erwarten ist.

Ich fühle mich in Gott geborgen. Habe gute Freunde. Genieße dankbaren Herzens das Schöne und Vollkommene, das ER in diese Welt hineingelegt hat.

GLEICHMUT   Weinraute

Der lateinische Name »Papilio«, griechisch »Psyche«, bezieht sich sowohl auf »Seele«, Lebensprinzip, als auch auf »Schmetterling«. – Weinraute und Schmetterling wieder stehen in enger Beziehung.

Grund dafür? Der Umwandlungsprozeß.
Von der starren Puppe – die wie leblos in ihrer Hülle schlummert – und von dieser zu jenem ätherischen Wesen, das selbst einer Blume gleich über Blüten dahinflattert.
So ist der Schmetterling aus seinem dunklen Übergangszustand als Lichtsuchender zum Licht durchgedrungen und des Lichtes teilhaftig geworden.
Die Raute, eine kräftige Staude mit aromatisch duftenden, zum Würzen geeigneten Blättern, liebt als Standort trockene, steinige Plätze in voller Sonne. Sie erreicht eine Höhe von 50 bis 80 Zentimeter. Blüht in den Monaten Juni und Juli. Wird durch Aussaat vermehrt.
Um Europas schönsten Schmetterling, den Schwalbenschwanz, anzulocken, gibt es einen Geheimtip: Pflanze Weinraute in deinem Garten. Sie ist eine beliebte Futterpflanze für die Raupen des Schwalbenschwanzes.

Die Weinraute, Gartenraute oder auch Mauerraute genannt, mit ihrem »weinähnlichen« Geruch, wird in der Volksheilkunde sehr geschätzt. Sie bringt unser Wollen und Denken in ein ausgewogenes Verhältnis.

Als wertvolle Hilfe bei Blutandrang zum Kopf, bei Schwindelanfällen, Herzklopfen und bei Unterleibsleiden.
In diesem Heilkraut liegt auch ein Geheimnis verborgen, das uns Aufschluß über seine Wirkungsweise geben kann, die christliche Symbolik bestimmter Zahlen. Alle Blüten der Weinraute sind mit vier gelblichen Blättchen ausgestattet, mit Ausnahme der Zentralblüte, die fünfblättrig ist. Sie bildet den Mittelpunkt, die Achse, um die sich alle anderen Blüten wie die Speichen eines Rades scharen.

GLEICHMUT   Weinraute

Vier war und ist die Zahl der Welt, des Stoffes, der Materie. – Fünf hingegen gilt als die Zahl des Geistes, des Mikrokosmos Mensch. In der Weinraute finden wir Materie und Geist in einem Heilkraut vereint. Diese Ausdrucksform der Pflanze deckt sich zur Gänze mit jener Situation, in der sich ein Mensch befindet, wenn das Stoffliche, Materielle so in den Vordergund drängt, daß das Geistige in ihm überwältigt wird. Das gesellschaftliche »Muß« einem seelischen »Nicht-Können« gegenübersteht.

In dieser Disharmonie zwischen Materie und Geist zeigen sich im Menschen körperliche Gebrechen, die Hand in Hand gehen mit seelischem Niedergedrücktsein.

Seinen Ausdruck findet solcher Zwiespalt körperlich durch Herzklopfen, Hautekzeme, Leber- und Gallenfunktionsstörungen.

Seelisch kann man feststellen, daß die Betroffenen häufig von Angstzuständen heimgesucht werden.

Kaiser Karl der Große ließ die Weinraute in Klöstern pflanzen. Von dort gelangte sie in die Bauerngärten. Albertus Magnus empfahl sie zur Unterdrückung der Wollust. Sie wurde Ordensmitgliedern angeraten.

Heilkundige wie Dioskurides erwähnten kaum eine Krankheit, gegen die Weinraute nicht helfen sollte.

Hildegard von Bingen grenzte den Verwendungsbereich bereits wesentlich enger ab. Sie nahm die Raute als Beruhigungsmittel und gegen Verdauungsbeschwerden. Gegen Nierenschmerzen und Sehschwäche, gegen Menstruationsbeschwerden und Gicht.

Wenn Sie mit einem Riechsträußchen überraschen wollen Binden Sie einige blühende Weinrautenzweiglein mit blühendem Lavendel, mit Rosmarinzweigspitzen und den kurzen oberen Enden der Eberraute zusammen. Sie können diese »Überraschung« auch trocknen und für den Winter aufbewahren.

GLEICHMUT — Weinraute

Frische Weinrautenblätter für die Küche Vorausgesetzt, daß Sie es verstehen, nur in kleinen Mengen zu würzen. Also mit Fingerspitzengefühl. Zu Salaten, Suppen, Soßen und Fleischfüllungen.

Frische Blätter Eignen sich kleingeschnitten sehr gut als Butterbrotbelag.

Mit getrockneten Weinrautenblättern Würzt man Fleisch- und Fischgerichte.

Weinrautentee-Zubereitung 2 Teelöffel frisches oder getrocknetes und zerkleinertes blühendes Weinrautenkraut mit 1/4 l kochendem Wasser übergießen, 15 Minuten ziehen lassen, abseihen.

Als Tagesmenge Sollten aber nie mehr als 2 Tassen dieses Tees schluckweise getrunken werden.

Weinrautentee wirkt vorbeugend Gegen Arteriosklerose, gegen Krampfadern, weil er die feinsten Blutgefäße durch den Inhaltsstoff Rutin abdichtet und gleichzeitig erhöhten Blutdruck senkt.

Mit Elan hinein in den Tag Morgens einer Tasse Weinrautentee 5 Tropfen Baldriantinktur beigefügt und eingenommen, vermittelt das Gefühl, allem gewachsen zu sein.

Zur Verhütung von Schlaganfällen Verordnen manche Ärzte das kurmäßige Trinken von Weinrautentee. – Täglich früh und abends je 1 Tasse – 3 Wochen lang, nach 1 Woche Pause wiederholen. Der Raute wird nämlich eine starke gefäßdichtende Wirkung zugeschrieben.

Weinrauten-Teekur bei Krampfadernleiden Hiefür gelten auch die oben bereits angeführten Gründe.

Andere Leiden, bei denen eine Weinrauten-Teekur zu empfehlen ist Bei Kreislaufstörungen, Bluthochdruck, Menstruationsbeschwerden und Schlafstörungen.

Frauen in den Wechseljahren Können das anfallsartige Auftreten von Herzklopfen durch Rautentee beheben.

In allen Überlieferungen wird eine Rauten-Anwendung besonders gerühmt Sie soll bei Augenleiden helfen und die Sehkraft stärken. So steht in einer mittelalterlichen Schrift:

GLEICHMUT — Weinraute

»Der Rauten-Tugend ist, die Augen heiler zu machen.« Diese Wirkung bei Sehschwäche liegt darin begründet, daß kleine Muskelchen, die die Linse des Auges in die richtige Stellung bringen, durch die Wirkstoffe der Raute gestärkt werden.

Pfarrer Kneipp empfiehlt die Raute Als »dünnen Tee« und »in kleinen Mengen« als allgemeines Kräftigungsmittel.

Alkoholischer Rautenauszug Bei Krämpfen aller Art und bei allgemeiner Schwäche empfiehlt sich ein alkoholischer Auszug aus getrockneten Rautenblättern, wobei 1 gute Handvoll Blätter in 1 l Obstbrand angesetzt wird. 14 Tage in der Sonne stehen lassen, abseihen. Gut verschlossen, dunkel und kühl aufbewahren. Davon nimmt man nach Bedarf 2mal täglich 5 bis 8 Tropfen in etwas Wasser ein.

Bei anhaltenden Angstzuständen Genügt es, täglich früh und abends 5 Tropfen Weinrauten-Tinktur auf einem Eßlöffel voll Wasser einzunehmen, aber nicht länger als 1 Woche. Dann 1 Woche aussetzen, bevor man wieder beginnt.

Rautenöl-Zubereitung 15 g getrockneter Rautenblätter werden in 1/4 l Olivenöl angesetzt. 14 Tage stehen lassen, abseihen. Bei Rückenschmerzen und Quetschungen kann man Einreibungen damit vornehmen.

Ein Rautenzweiglein in 1 l Weißwein stecken Verbessert den Wein geschmacklich. Ist ein magenstärkendes Mittel.

Geh an den Tatsachen nicht blind vorbei. »Nervenruhe« wächst in der Natur und wird dir vom Schöpfer geboten. Dieses Bewußtsein trägt viel dazu bei, dein geistig überlegendes Denken als Grundlage für deine Lebensbewältigung zu betrachten. Rechtzeitig damit begonnen, kann man sich Nervenruhe aneignen, zu Gleichmut und Optimismus finden.

Optimismus ist der unerschütterliche Glaube an den Triumph der Liebe. Das Los der Liebe ist es, zu siegen.

ANGSTÜBERWINDUNG — Baldrian

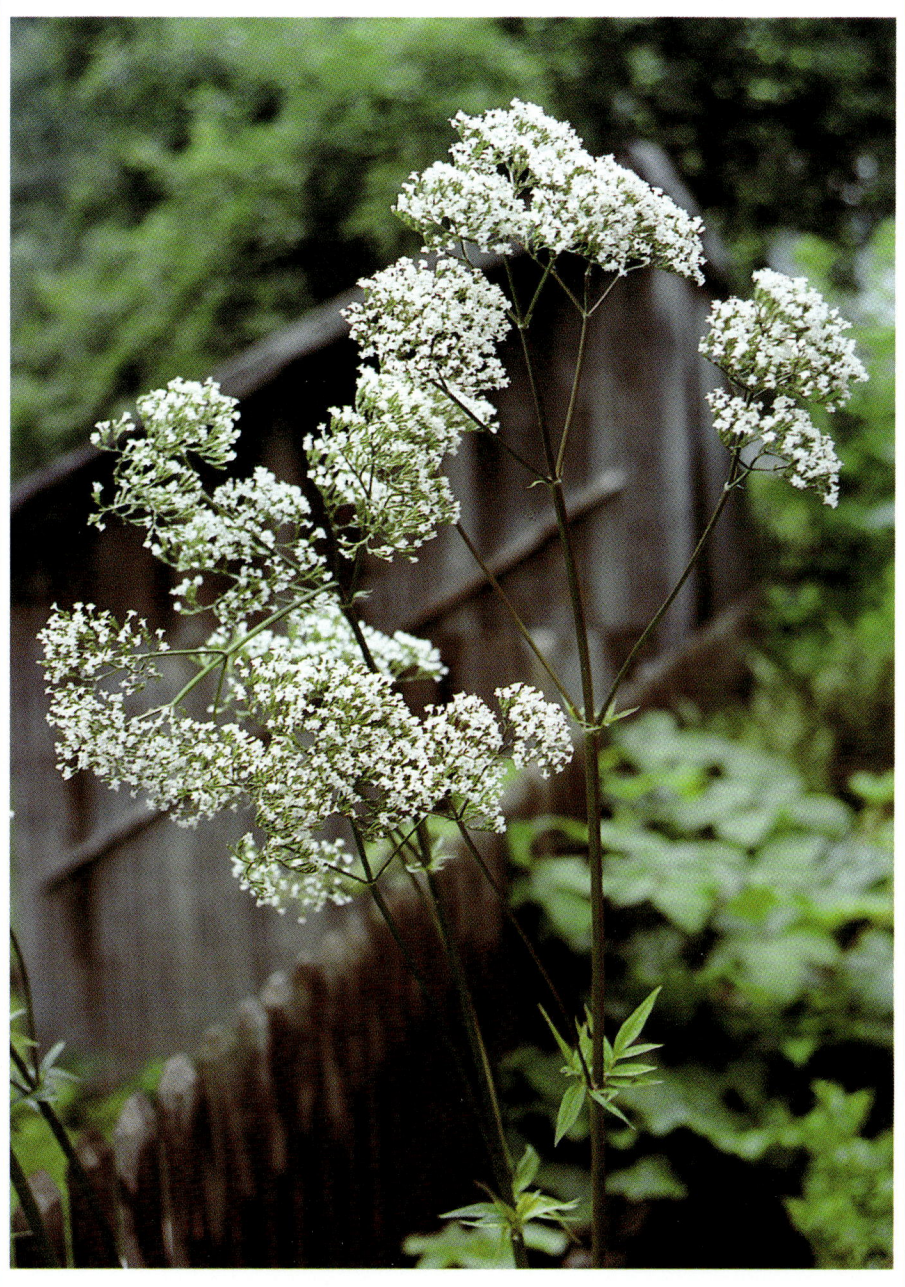

ANGSTÜBERWINDUNG Seelenblicke

Angstzustände und vorübergehende depressive Verstimmungen bleiben kaum jemandem erspart. Eine Tatsache, mit der wir leben müssen. Sich dessen bewußt zu sein, schafft eine andere Grundeinstellung.

Führt am ehesten zur »positiven« Lebensbewältigung. Denn was ich weiß und kenne, erledige ich viel leichter. Kann mich nicht mehr erschrecken oder gar ängstigen.

Auch Kräuter können dabei ihren beachtlichen Beitrag leisten, mithelfen, die Angst zu überwinden.

Angst wieder ist mit den Lebensfunktionen eng verknüpft.

Erblassen, Ohnmacht, Herzklopfen, Herzkrampf und Magendrücken können durch Angst ausgelöst werden. Schwitzen, Frösteln, Zittern, Erbrechen und Durchfall, Kreislaufstörungen und Verdauungsschwierigkeiten können einander abwechseln.

Angstgefühle treten häufig bei der sogenannten »Herzangst« oder Angina pectoris, auch bei der »Brustangst« oder Atembeklemmung und beim Alpdrücken auf.

Jeder menschlichen Berufung wohnt ein wunderbares christliches Wagnis inne. Die Jugend fühlt diesen »Ruf« instinktiv. Man muß ihr die Chance geben, aus ihrem Leben etwas zu machen, das die Mühe lohnt.

Vor lauter Berechnung lähmt man oft die Begeisterung. Vor lauter Behüten macht man sie zu Egoisten.

Der Egoismus wird sich aber früher oder später durch heftige Angriffe auf jene rächen, die in falscher Liebe geliebt haben. Die anstatt »er«-zogen »ver«-zogen haben.

»Ich trage meine Fesseln um Christi willen. Die meisten Brüder wurden durch meine Fesseln im Herrn ermutigt, umso furchtloser das Wort Gottes zu verkünden.« (Phil 1, 14)

Das moderne Leben baut sich immer mehr und mehr auf die Ausschaltung jedes Wagnisses auf. Man rechnet, man berechnet, man versichert sich gegen alles.

ANGSTÜBERWINDUNG   Seelenblicke

Wieviele Menschen sind von Beginn ihres Berufslebens an wie hypnotisiert von der Aussicht, nicht auf die letzte, ewige Ruhe – die sie weniger anzieht – warten zu müssen. Sondern ganz etwas anderes zieht sie an: die vorletzte Ruhe, die Zeit der Zurückgezogenheit, die Pension.

Heute braucht man mehr Mut als früher, wenn man sein Leben auf andere Werte als auf irdische Sicherheit aufbauen will. Es dabei wagt, seine Existenz aufs Spiel zu setzen. Aus Gründen, die über unser Begreifen gehen.

Letzten Endes gilt eine Tatsache: Steht das Leben im Dienste von Werten, die über ein menschliches Leben hinausreichen, nur dann ist es lebenswert.

Der Mensch wurde nicht geschaffen, um am Boden zu kleben und ein rein irdisches Leben zu leben.

Das Herz des Menschen hat andere Dimensionen als die vier Mauern eines Hauses, so warm und traulich dieses auch sein mag.

Das menschliche Herz verlangt nach Daseinsgründen.

Es träumt vom Unendlichen und Ewigen.

Es träumt davon, sich in selbstloser Liebe dem zu verschenken, der allein ewige Sehnsucht bedeutet – es träumt von Gott.

Wie ich mir mein Sterben vorstelle? Wie ein aus der Gefangenschaft entkommener Adler seine Schwingen hebt, sich hineinschraubt in das vor ihm ausgespannte Ätherblau, so angezogen von der Unendlichkeit, so wird auch meine nach IHM durstende Seele von SEINER unendlichen Güte und Liebe überwältigt, wie von einem Magneten angezogen auf Ewig vereint.

Das allein – nur das und nichts anderes – kann das oberste Ziel meines Lebens sein.

Wir glauben an das ewige Leben, ohne ahnen zu können, was es sein wird. Viele sind von diesem vergänglichen Leben so übersättigt, daß sie nur eines wünschen: zu schlafen, nicht mehr leben zu müssen.

ANGSTÜBERWINDUNG — Seelenblicke

Die Große Erwartung. Sie steht uns Lebenden allen noch bevor. Das sollen wir nicht aus dem Blickwinkel verlieren.

Über die letzten Lebenstage der heiligen Monika schreibt ihr Sohn, der heilige Augustinus, unvergleichlich schön: »Als der Tag herannahte, da sie aus diesem Leben scheiden sollte, standen wir beide, ich und sie allein, ans Fenster gelehnt, von wo man in den inneren Garten unseres Hauses sah.

Dort zu Ostia am Tiber war es, wo wir in Ruhe, fern vom Geräusch der Welt, nach langer, mühevoller Reise uns für die Meerfahrt neue Kräfte sammeln wollten.

Da sprachen wir dann miteinander, gar süß und lieb, vergessend des Vergangenen und hingewandt zu dem, was vor uns liegt.

Und von dir, o Gott, der du die Wahrheit bist, fragten wir uns so bei uns, wie wohl das ewige Leben deiner Heiligen sei, das da ›kein Auge noch gesehen und kein Ohr gehört hat und das in keines Menschen Herz gedrungen ist‹ (1 Kor 2,9).

Und da erhoben wir unsere Seelen mit wachsend heißer Glut zum Ewigen selbst.

Und da wir also davon sprachen und danach verlangten, berührten wir leise das Ewige …

Fünf Tage später warf das Fieber sie aufs Krankenlager. Wir eilten herzu. Da sie bemerkte, daß wir ganz verstört von Trauer waren, sprach sie: ›Ihr werdet eure Mutter hier begraben.‹«

Mein Gott ist der Gott des Lebens, der Gott des Herzens, und nicht der Gott der Philosophen. Was Geistesleben ist, muß erlebt werden, sonst hört es auf, Leben zu sein.

Die Krise des Glaubens ist sehr oft eine Krise des Lebens. Die Krise des Lebens ist sehr oft eine Krise des Glaubens. Eine Beichte, eine Umkehr, Bekehrung, kann mehr überzeugen als lange Diskussionen.

ANGSTÜBERWINDUNG — Baldrian

Die Wurzel einer Pflanze entspricht ihrem Wesen nach dem Kopf und Gehirn des Menschen. Blüten und Früchte hingegen, die Fortpflanzungsorgane der Pflanze, sind vergleichbar mit dem Unterleib.

Baldrian ist eine sensible Pflanze. Er reagiert empfindlich auf die Art, wie Licht und Schatten, Wasser und Luft, feuchte oder trockene Wärme, Tiefen- oder Höhenlage sich ihm als Umwelt darbieten. Letzten Endes ist es ein Spiel von irdischen und kosmischen Wesenskräften, das sich in ihm auslebt und Gestalt gewinnt. Wo die unendlichen Kräfte, die aus dem Weltall kommen – überwiegen.

Die Baldrianwurzel paßt zum »Wissen«, zum Denkpol. Das Auftreten von Angst aber hängt mit Wissen und Gewissen zusammen.

Unser Gewissen hat seinen Sitz im Gehirn.

Wir müssen allerdings zwischen bewußtem und unbewußtem Wissen unterscheiden. Anders ausgedrückt, zwischen Bewußtsein und Unterbewußtsein.

Auch unser Gewissen kann nach diesen beiden Kriterien untergliedert werden. Solange etwas erkennbar bleibt – im Rahmen unseres Bewußtseins – entstehen keine Ängste.

Komplizierter wird es, wenn es sich um Gewissensfragen handelt, die größtenteils im Unterbewußtsein wurzeln. Diese Art der Gewissensprobleme könnte man als Frustration bezeichnen. Es handelt sich dabei um nicht verarbeitete, ungelöste Irrtümer, Fehler oder Einseitigkeiten, die zwar auf unser Konto gehen, die wir jedoch verdrängt haben, ins Unterbewußtsein versteckt.

Nach einem Naturgesetz versucht der Körper sich zu reinigen. Das gilt auch für unser Gewissen. Sobald sich ein Zuviel an unverarbeiteten Disharmonien angestaut hat, setzt ein Reinigungsprozeß ein – ob wir nun wollen oder nicht.

Wir werden dabei mit Gefühlen konfrontiert, deren wir nicht ganz mächtig sind. Wir haben zwar das vage Gefühl, etwas zu »wissen«, können es aber nicht in die Kategorien

ANGSTÜBERWINDUNG — Baldrian

des bewußten Denkens umsetzen. Das beunruhigt und weckt Ängste. Der Fachkundige will die Angst als solche nicht aufheben. Vielmehr weist er auf die Notwendigkeit hin, sich der Angst und den Ängsten zu stellen.

Angst zwingt den Menschen, Mensch zu werden.

Baldrian gleicht in seiner Wirkung einer Lichtquelle. Unterbewußte Gefühle und Triebe werden in erklärliche Gedankengänge eingeordnet. Bei Prüfungen dämpft er Aufregungen, ohne dabei den Geist abzustumpfen.

Naturbetrachtung bereichert den Menschen, macht ihn frei für neue, wertvolle Gedanken. Man staunt, wieviel Verbindendes zwischen Natur, Leib, Seele und Geist besteht.

Wir brauchen die Baldrianwurzel. Stechen sie zu einer Zeit, da über der Erde kaum mehr etwas von der Pflanze zu sehen ist. – Dieses Bild dürfen wir nicht aus den Augen verlieren, wenn wir Betrachtungen über den Typ anstellen, für den Baldrian geeignet ist. Es geht hier um das in uns Schlummernde, Zurückgezogene, Verschreckte. Baldrian schafft da drinnen, im »dunklen Kämmerlein«, Ordnung.

Überdies ist Baldrian wertvoll für das Eheleben. Obwohl die Heilpflanze vorrangig als nervenberuhigend gilt, leistet sie doch auch gute Dienste zur Harmonisierung des Liebeslebens. Sie sorgt für das rechte Gleichgewicht, dort wo das Verlangen nach Sexualverkehr so stark wird, daß es zu nervösen Störungen führt. Vor allem dann, wenn der Partner sexuell weniger erlebnisfreudig ist.

Eine weitere Wirkung des Baldrians erstreckt sich auf das Denkvermögen. Er beruhigt, ohne zu unliebsamen Begleiterscheinungen wie Mattigkeit oder Schläfrigkeit zu führen.

Baldrian fördert folglich die Ausgewogenheit von Denkfähigkeit und Herztätigkeit.

Immer wenn es sich um Spannungszustände und ein labiles Nervensystem handelt, wird man an Baldrian denken und ihn gezielt einsetzen.

ANGSTÜBERWINDUNG — Baldrian

Die Lebensangst nicht beseitigen, sie muß überwunden werden. Es gibt eine Anzahl Kräuter, die mithelfen, sie zu bezwingen. Baldrianwurzel hat Zugang zu den Phosphorprozessen im menschlichen Körper.

Wir achten viel zuwenig auf die inneren Vorgänge in uns. Bleiben zumeist leider nur an den negativen Erscheinungen, die wir am eigenen Körper verspüren, haften. Deswegen werden viele Heilkräuter zu einseitig angewandt. Ihre Wirkung mißverstanden, ja sogar vereitelt.

Phosphor ist der Hauptbestandteil unserer gesamten Nervenfasern, Nervenstränge und Nervenbahnen. Phosphor als Grundlage finden wir beim menschlichen Gehirn, beim gesamten Rückgrat und seinen vielseitigen Verzweigungen. Nicht ausgenommen unsere Unterleibsfunktionen mit Stoffwechsel und Hormonsystem.

Fehlt Phosphor in unserem Körper, was dann?

Oder positiver gefragt: Wann braucht er phosphorhältige Pflanzen und Kräuter?

Bei Schreckhafigkeit, Platzangst, Weinerlichkeit, besonders jedoch bei Traurigkeit, Ängstlichkeit und Zaghaftigkeit ist die Heilpflanze Baldrian richtig am Platz.

Baldrian besitzt aber auch stickstoffhältige pflanzliche Stoffe, Alkaloide genannt, die stark beruhigend auf das Großhirn und auf das gesamte vegetative Nervensystem einwirken.

Die einfachste Art der Anwendung ist Baldrian-Tinktur Wovon man 1 bis 3 Teelöffel voll pro Tasse Kräutertee – wie Melisse, Johanniskraut, Erdbeerblätter, Apfelschalen oder Haferstroh – verwendet. Oder 20 bis 30 Tropfen in ein Löfferl echten Bienenhonig, Sauermilch oder Joghurt rührt.

Baldriankapseln Sind noch unkomplizierter anzuwenden und von gleichbleibendem Wirkstoffgehalt. Beide empfohlenen Präparate erhält man in Apotheken.

Baldrian-Bäder Am Abend genommen, entspannen sie, vermitteln eine günstige Schlafbereitschaft, fördern still die Funktionstätigkeit des Kreislaufes und Stoffwechsels. – Man

ANGSTÜBERWINDUNG — Baldrian

fügt dem Badewasser 3 bis 5 Eßlöffel Baldrian-Tinktur oder 1 l Baldriantee bei.

Baldriantee Diese Heilpflanze macht in der Zubereitung eine Ausnahme, weil sich die Inhaltsstoffe der Wurzel nur sehr langsam gänzlich lösen und erst so ihre Vollwirkung erreichen.

Der Tee kann auf zwei Arten zubereitet werden 2 Teelöffel der getrockneten und zerkleinerten Wurzeldroge werden morgens in 1/4 l kaltem Wasser zugedeckt über Tag angesetzt. Abends abseihen, leicht anwärmen und langsam, schluckweise kurz vor dem Schlafengehen trinken. Man kann die Wirkung verstärken, wenn man noch 1 Teelöffel Baldrian-Tinktur hinzufügt. – Oder als zweite Zubereitungsart die Wurzel in 1/4 l kochendem Wasser ansetzen, 1 bis 3 Stunden lang zugedeckt ziehen lassen, dann abseihen.

In der Apotheke bekommt man aber auch Baldrianwurzel-Pulver 1 Teelöffel voll davon einnehmen. Einen Schluck Schwarzen-Johannisbeer-Saft nachtrinken. Beruhigt und stärkt zugleich die Nerven.

Baldrian in den oben erwähnten Formen angewandt, hilft vor allem bei nervösen seelischen Störungen, bei Erregungen und Nervenschmerzen.

Die feinstoffliche Wirkung der Baldrianwurzel schafft Ordnung im Unterbewußtsein. Unverarbeitete oder nicht verkraftete Eindrücke kommen in das richtige Fach, und falsch Verstandenes bleibt nicht als belastend zurück. Wird langsam verarbeitet und abgebaut.

Baldrian ist die richtige Seelenkosmetik für ängstliche Typen, die immer wieder glauben, mit sich selber nicht fertig zu werden. Denen Depressionen oft schwer zusetzen, Lebensfreude und Arbeitswille schwinden.

WILLENSSTÄRKE Lavendel

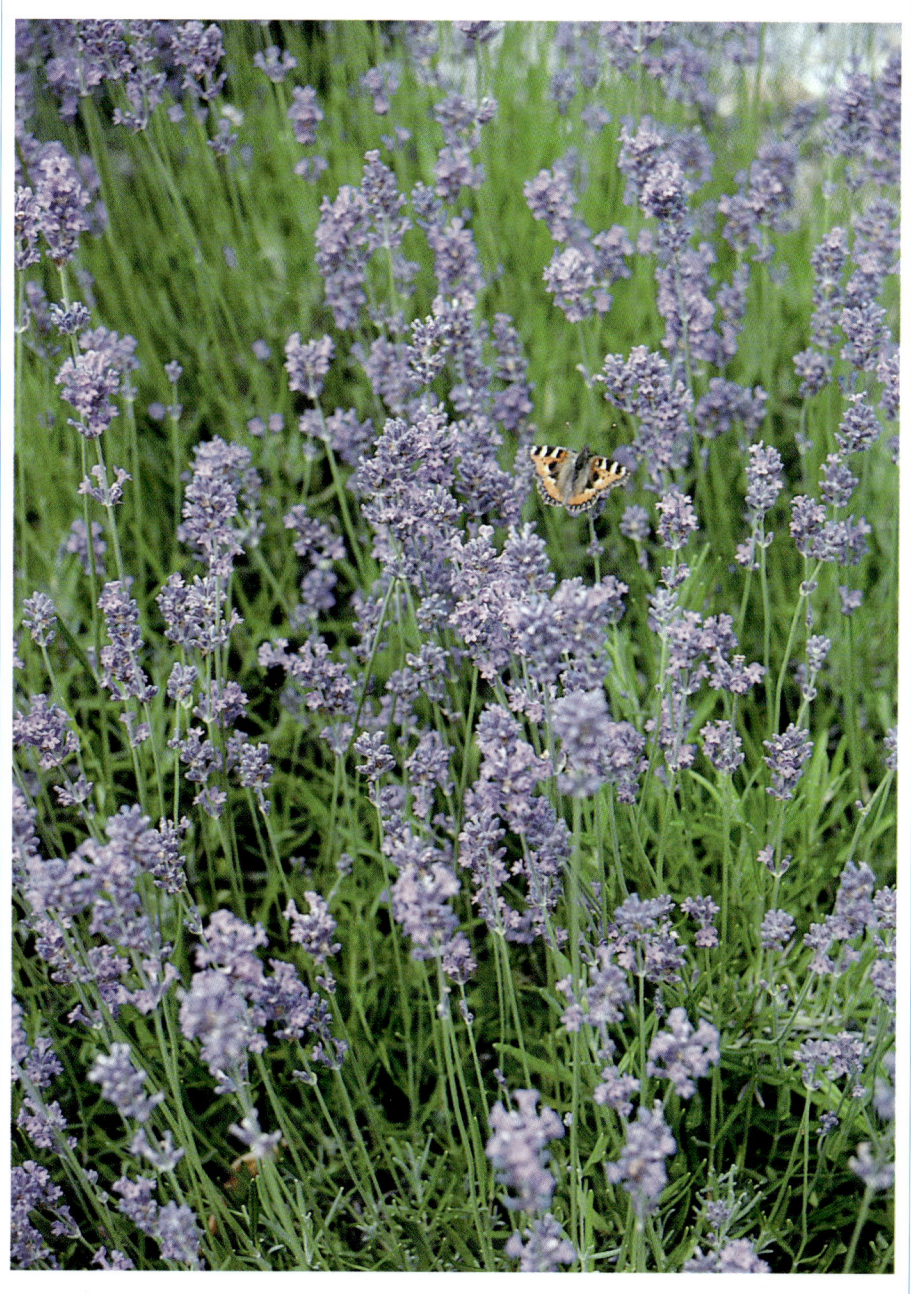

WILLENSSTÄRKE   Seelenblicke

Der Wille kann viel zu unserer persönlichen Gesundheit beitragen. Er ist das Zentrum, der Sitz der beeinflußbaren Regungen des Menschen. Vorausgesetzt, daß unser Wille mit Gottes Willen übereinstimmt.

Da sein muß er aber, der Wille, wenn er etwas tun soll für meine Gesundheit. Er, der Allbeherrscher des Bewußtseins.

Wenn der feste Wille vorhanden ist, ... dann ist's ja gut.

Wer aber erst die Wahl zu treffen hat, kann sich entscheiden, zu wollen oder nicht zu wollen. Er kann wählen.

Wahl, wählen. Wille, wollen. – Wörter, die einen Denkprozeß in Bewegung setzen, dem dann das Geschehen folgt.

Wille heißt Energie. Gibt dem Menschen Entscheidungskraft. Verleiht ihm Entschiedenheit, Tatkraft, Entschlossenheit und Schneid, Festigkeit, Zähigkeit und Ausdauer.

Wille zum Leben stärkt unsere Gesundheit und vermehrt ganz erheblich die Widerstandskraft unseres Gesamtorganismus, damit er sich selber helfen und heilen kann.

Die Frage, ob es »willensstärkende Kräuter« gibt, hat mir meine langjährige Erfahrung beantwortet.

Der Wille ist nicht nur ein Lenker, er ist auch eine Kraft. Wer je eine hydraulische Presse gesehen hat, wird nie das Bild der Kraft vergessen, das eine solche Presse besitzt.

Langsam und fast geräuschlos neigt sich diese Presse über ein großes Stück Stahlblech. Drückt es langsam zusammen, als wäre es ein Stück Papier. Und wenn sie sich wieder hebt, ist eine ganze Autokarosserie unter ihrem ungeheuren Druck zum Aufmontieren fix und fertig.

Es gibt solche Pressen, die selbst die stärksten Eisenblöcke spielend bearbeiten. Während zwei Kinderhände sich schon anstrengen müssen, um mit dem Nußknacker eine Nuß aufzubrechen.

So gibt es auch unter den Menschen solche mit einem schwachen und solche mit einem starken Willen. Und dazwischen alle Grade der Willensstärke, zum Guten wie zum Schlechten hin.

WILLENSSTÄRKE   Seelenblicke

Der Glaubende ist aufgefordert, das Geschehen des Willens Gottes nicht nur im Gebet zu erbitten, sondern auch in seinem Tun zu verwirklichen. Das bedeutet Suchen, Erspüren, Leiden mit Jesu Leid.

Ein starker Wille meistert alle Schwierigkeiten.

Rompilger stehen am Petersplatz, bewundern den Obelisk, ein Zeichen des Triumphes des Kreuzes. Blicken zu ihm auf. Die wenigsten kennen seine Geschichte. Ja, auch er hat eine Geschichte.

Schon Papst Nikolaus V. hatte den Plan gefaßt, die große Steinsäule aus dem Zirkus des Nero auf den Platz vor dem Petersdom übertragen zu lassen.

Auch seine Nachfolger, die Päpste Paul II., Paul III. und zuletzt Gregor XIII., hatten sich mit dem Plan beschäftigt. Aber keiner hatte es gewagt, ihn ins Werk zu setzen.

Galt es doch, einen Steinkoloß von mehr als 25 Meter Höhe von seiner Stelle zu heben, niederzulegen, fortzubewegen und ihn dann wieder aufzurichten. Seit mehr als einem Jahrtausend hatte kein Baumeister eine solche Aufgabe gelöst.

Selbst so berühmte Künstler wie Michelangelo und Sangallo hatten den Plan für unausführbar erklärt. Da bestieg im Jahre 1585 Sixtus V. den päpstlichen Thron, und für den eisernen Willen dieses Mannes gab es kein »Unmöglich«.

Wenige Monate nach seinem Regierungsantritt beauftragte er den Baumeister Fontan mit der Ausführung des Planes. Das war am 25. September 1585. Die gesamten Kosten von 40.000 Scudi bestritt der Papst aus eigenen Mitteln.

Unermüdlich wachte er über den Fortgang der Arbeiten bis zur Vollendung.

Und am 14. September des darauffolgenden Jahres, dem Fest der Kreuzerhöhung, wurde die Einweihung des Monumentes vom Papst vorgenommen.

Der Obelisk stand da, wo ihn der willensstarke Papst als Zeichen des Triumphes des Kreuzes haben wollte.

WILLENSSTÄRKE   Seelenblicke

Wo einst das Heidentum über die ans Kreuz geheftete Christenheit spottete, erhob sich nun die gewaltige Steinsäule mit der Inschrift: »Christus siegt ...«

Der heilige Ignatius erläutert in seinem Exerzitienbüchlein den Unterschied zwischen echtem und unechtem Wollen durch die Betrachtung von den drei Menschenklassen, die er in einem Gleichnis schildert.

Sie haben alle drei zehntausend Dukaten erworben, aber auf eine Weise, die ihrem Gewissen keine Ruhe läßt. Darum möchten sie alle drei die Sache in einer Weise ordnen, daß sie vor Gott im Gericht bestehen können. Wie gehen sie nun vor?

Die erste Sorte, sagt er, möchte wohl zum Frieden mit Gott kommen, aber sie verschiebt die Ordnung der Angelegenheit immer wieder, bis der Tod sie ereilt.

Die zweite möchte das Unrecht bei der Sache auch gerne loswerden, aber sich nicht vom Geld trennen, sondern Gott sollte sich ihren Wünschen anbequemen, damit sie im Besitz der Sache bleiben könne.

Die dritte endlich macht sich innerlich und äußerlich ehrlich und beherzt von dem Geld los, fest entschlossen, es zu opfern, wenn sie das klar als Gottes Willen erkennt.

Die ersten möchten wohl, aber sie schaffen es nicht. Die andern wollen wohl, aber sie wollen nur halb. Menschliches Leben bedeutet Entscheidung. – Die armseligste Entscheidung ist, in der Unentschlossenheit dahinzuvegetieren.

Nur die Entschiedenen wollen aus ganzem Herzen und ergreifen jene Mittel, die ihnen ihre vom Glauben erleuchtete Vernunft, ihr Gewissen, als die durchschlagenden und von Gott gewollten zeigt.

WILLENSSTÄRKE — Lavendel

Lavendel festigt den Willen. Paßt zu Menschen, die ernsthaft nach Entfaltung ihrer eigenen Persönlichkeit suchen. Sich aber nicht durchsetzen. Weil sie »Möchte-Typen« und keine »Wollen-Typen« sind.

Der Mensch ist eine einmalige Kreation des allmächtigen Schöpfers. ER hat ihn mit einer Unzahl von seelischen Gaben ausgestattet, die er zeitlebens Schritt für Schritt dazu verwenden soll, an seiner Persönlichkeitsbildung zu arbeiten, damit das ganze Ich besser funktioniert.

Grundlage der Selbst-Erziehung muß der gute, feste Wille sein, aus sich etwas zu machen, nicht nur in der Jugend, sondern ein Leben lang, bis ins Alter.

Ein Barbier kam an einem verwunschenen Baum vorbei, als er eine Stimme hörte: »Möchtest du die sieben Krüge voll Gold haben?«

Er blickte um sich und sah niemanden. Aber seine Habgier war geweckt, und er rief eifrig: »Ja, natürlich möcht' ich sie haben.«

»Dann geh sofort nach Hause«, sagte die Stimme, »dort wirst du sie vorfinden.«

Der Barbier lief so schnell er konnte nach Hause. Und wirklich, dort waren die sieben Krüge, bis zum Rand mit Gold gefüllt, außer einem, der nur halbvoll war.

Der Barbier konnte aber den Gedanken nicht ertragen, daß ein Krug nur halbvoll war. Besessen von dem Wunsch, ihn zu füllen, wurde er unerschrocken aktiv.

Er ließ allen Familienschmuck in Goldstücke einschmelzen und füllte sie in den halbvollen Krug. Aber der Krug blieb halbgefüllt wie zuvor.

Es war zum Verzweifeln, er sparte und knauserte und hungerte sich und seine Familie beinahe zu Tode, aber ohne Erfolg. Gleichgültig wieviel Gold er hineinfüllte, der Krug blieb stets nur halbvoll.

Also bat er eines Tages den König, sein Gehalt zu erhöhen. Es wurde verdoppelt.

WILLENSSTÄRKE   Lavendel

Wieder begann der Kampf, den Krug zu füllen. Es kam sogar soweit, daß er betteln ging. Der Krug verschlang jede Münze, die hineingeworfen wurde, und dennoch blieb er nur halbvoll.

Der König bemerkte nun, wie elend und verhungert der Barbier aussah. »Was fehlt dir?« fragte er. »Du warst so glücklich und zufrieden, als dein Gehalt noch kleiner war. Nun ist es verdoppelt worden und du bist so erschöpft und niedergeschlagen. Kann es sein, daß du die sieben Krüge voll Gold zu Hause hast?«

Der Barbier war erstaunt: »Wer hat Euch das gesagt, Majestät?« fragte er.

Der König lachte: »Du hast alle Symptome eines Menschen, dem der Geist die sieben Krüge anbietet. Er hat sie auch mir angeboten. Ich fragte, ob dieses Geld ausgegeben werden könnte oder einfach gehortet werden müßte, und da verschwand er ohne ein weiteres Wort. Das Geld kann nicht ausgegeben werden. Es bewirkt nur den inneren Zwang, es zu horten. Geh hin und gib es dem Geist zurück, und in derselben Minute wirst du wieder glücklich sein.«

Lavendel gehört zu den wertvollsten aromatischen Heilkräutern. Als Lippenblütler ist er ein Wärmebringer, der in erster Linie das Gemüt erreicht, dann aber auf den Willen einen günstigen Einfluß ausübt.

Gesammelt werden die blühenden Zweiglein des Lavendels in den Monaten Juli und August.

Die Pflanze kann durch Samen oder Stecklinge gezogen werden. Der Boden soll kalkhaltig sein, viel Sonneneinfall haben und gut bewässert sein. Der milde, beruhigende Duft im Garten macht diesen zur Gesundheitsquelle.

Junge Lavendel-Blattspitzen Können laufend vom Garten weg geerntet werden. Ergeben ein apartes, gesundes, willensstärkendes Küchengewürz. Besonders geeignet für Fisch, Eintopfgerichte, Lammfleisch und Soßen.

WILLENSSTÄRKE Lavendel

Lavendelbüscherl Werden von alters her in den Wäschekasten gelegt. Das ist recht einfach: die Blütenstengel zu Sträußerln binden und im Schatten bei Zugluft trocknen. Sie schützen nicht nur die Kleider vor Mottenfraß, sondern verleihen der gesamten Wäsche einen einladenden, freundlichen Geruch, der das Denken anregt, Minderwertigkeitskomplexe abbaut und den Lebenswillen stärkt.

Lavendelbüscherl in Wohnungen aufgehängt Vertreiben Fliegen, Mücken und Ameisen.

Lavendelbüscherl im Krankenzimmer Wirken sich positiv auf den Gesundungswillen des Patienten aus.

Das gleiche erreicht man auch durch Körperabreibungen mit Lavendelwasser oder alkoholischem Lavendelextrakt.

Balsamisch duftendes, heilsames ätherisches Lavendelöl Einige Tropfen davon auf einen Würfel Zucker geträufelt oder in einen Teelöffel echten Bienenhonig gerührt – Diabetiker geben es statt dessen in Sauermilch oder Joghurt –, lindert das Herzklopfen und vermehrt das Selbstbewußtsein. Besonders Genesenden oder Kurgästen zu empfehlen.

Lavendeltee 2 Teelöffel getrocknetes Lavendel-Blüten-Blätter-Gemisch mit 1/4 l kochendem Wasser übergießen, 15 Minuten zugedeckt ziehen lassen, abseihen. Mit 1 Eßlöffel echtem Bienenhonig süßen, 2 Eßlöffel voll Zitronensaft beigeben. 2mal täglich je 1 Tasse langsam und warm trinken. – Bricht das Dahindösen bei Depressionen oder bei einem Gemütstiefstand und hebt gleichzeitig den Lebenswillen.

Lavendeltee ist ein gutes Herztonikum Beruhigt gleichzeitig die überreizten Nerven. Lindert Krampfanfälle.

Wundmittel und Hautpflegemittel zum äußerlichen Gebrauch 100 g Lavendelblüten, 100 g blühende Spitzentriebe des Johanniskrautes und 30 g Kamillenblüten in 1/2 l 70%igem Ansatzalkohol 14 Tage lang ziehen lassen. Abfiltrieren. 10 g Kampfer beigeben und nach dessen vollständiger Auflösung 1/2 l abgekochtes und ausgekühltes Wasser zusetzen, um den Alkoholgrad zu senken. Dunkel und kühl lagern. Vor Gebrauch schütteln.

WILLENSSTÄRKE   Lavendel

Ätherisches Lavendelöl zum Riechen verwendet   Indem die Nasenflügel damit betupft werden. Gleichzeitig gibt man auch einen Tupfer unterhalb beider Ohrläppchen. So kann man Morgenschwäche beheben. Das gleiche auch mehrmals während des Tages tun, wenn man sich überbelastet fühlt.

1 Tropfen ätherisches Lavendelöl auf 1 Teelöffel Honig geben und einnehmen   Um damit die »Ich-Schwäche« rasch aufzufangen. Ein Zustand, Eindrücke und Schwingungen nicht oder nur begrenzt aus der Umwelt in ausgewogener Weise zu verarbeiten. Furcht und Bangigkeit stellen sich ein. Das wieder kommt in einer Tendenz zu Schwäche- und Ohnmachtsanfällen zum Ausdruck.

Die Unbilden des Alltags besser bewältigen können   Ein Leinensäckchen im Maß von 12 mal 18 Zentimeter zur Hälfte mit Lavendelblüten füllen. Zunähen und unter das Kopfkissen ins Bett legen. Dadurch wird das Ich gekräftigt, und man sieht den Anforderungen gelassener entgegen.

Sensible Menschen, die unter der Belastung dessen, was ihnen angetan wird, fast zusammenbrechen   Erfahren häufig Hilfe von einer Tasse Tee, im Heißaufguß zubereitet. Man nehme zur Mischung 2 Teile Melisse, 2 Teile Echte Goldrute und 1 Teil Lavendel.

Mischtee zur Linderung von Migräne, vor allem bei leicht aufbrausenden Typen   Lavendel, Schafgarbe, Kamille, Weißdornblüten und Herzgespann zu gleichen Teilen mischen. 2 Teelöffel für 1/4 l kochendes Wasser, 15 Minuten ziehen.

Die tiefste, grundlegendste und segensreichste Willensbildung ist die Erfüllung des göttlichen Willens zu jeder Zeit. Sag ein bewußtes Ja zu allen Prüfungen des Lebens, dazu gehören auch Gebrechen und Leiden. Beharrlich sein, einen tiefen Sinn in Kreuz und Leid sehen, sich nicht aufgeben, das ist die Devise.

Für den Glaubenden gibt es keine bessere Lösung, als unbeirrt in der Nachfolge Christi weiterzugehen.

BESCHEIDENHEIT — Hopfen

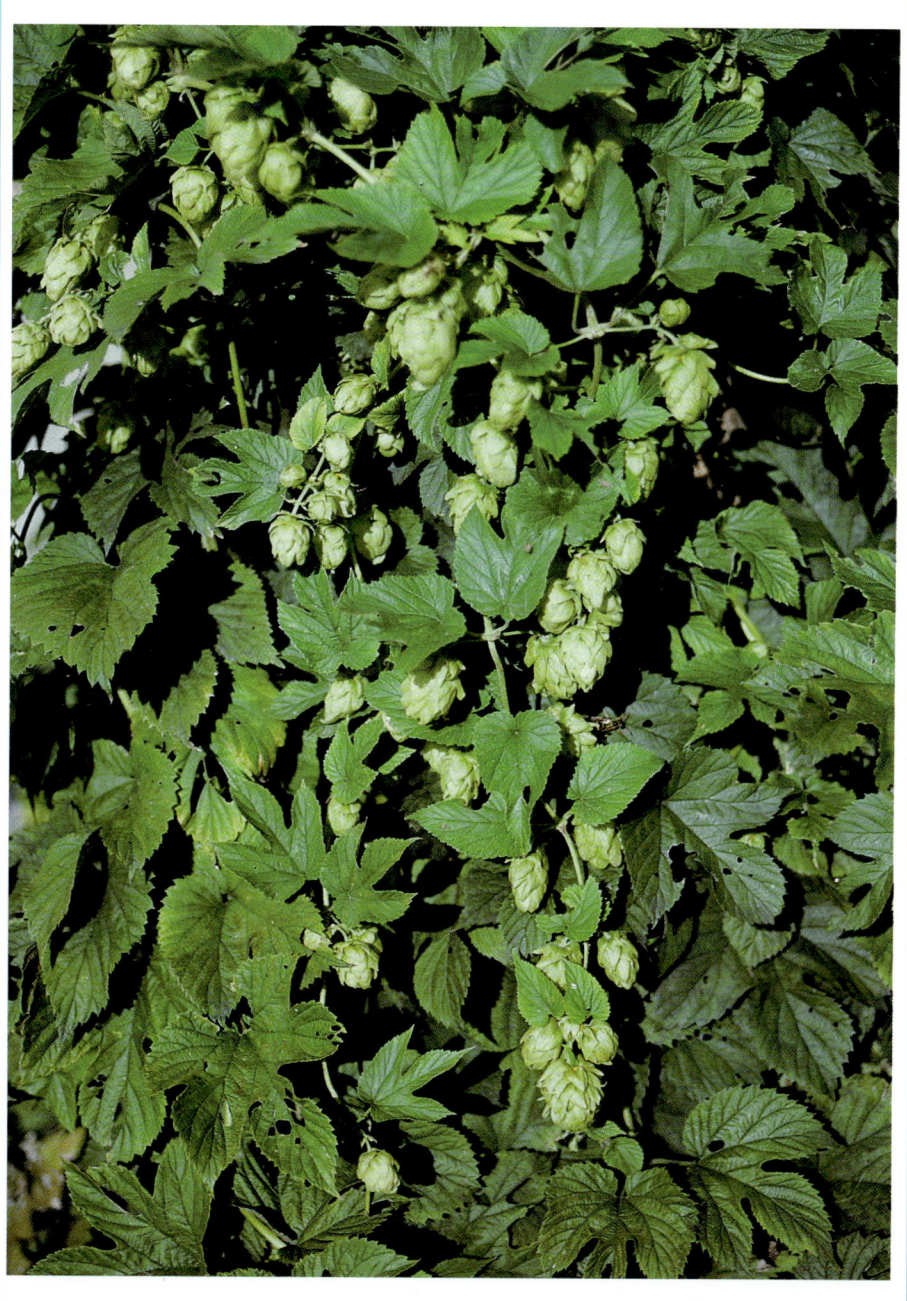

BESCHEIDENHEIT   Seelenblicke

Bescheidenheit ist keine Schwäche. Sie ist der beste Fensterputzer, damit wir richtig, gerecht sehen und einschätzen. Bescheidenheit sprengt die Schale. Hilft zur Selbstfindung. Vereint Aktion und Gebet.

Nüsse sind wertvolle Früchte. Sie bewegen den »Denkpol«, Schwingungen in uns werden aktiviert, dann »funkt« es.

Nüsse haben eine harte Schale und eine süße Frucht. – Die Schale knacken, zur Frucht kommen, zum Echtsein vorstoßen.

Wenn es um unser Leben geht – um dieses geht es auch, wenn wir über Gesundheit sprechen –, spielt dabei das »Oberflächliche«, die Schale, eine absolut wichtige Rolle. Ohne diese zu durchbrechen, gelangen wir nicht zur richtigen »Lebensweise«. Von der hängt unser ganzes Lebensglück ab.

»Beim Einlernen in das Leben« leistet uns Bescheidensein große Hilfe. Wertet unser »Lebenswissen« erheblich auf.

Bescheidenheit, eine geistige Gabe, übermittelt uns den Geist Gottes in Sanftmut und Weisheit. Wird zu einem gepflegten Garten, in dem viele edle Kräuter, die Tugenden, wachsen. Weil das Umfeld der Bescheidenheit sehr groß und weit ist und in der Bibel belegt wird.

Je mehr der Mensch sich selber sucht, umso mehr läuft er vor sich selbst davon.

Selbstvergessenheit ermöglicht ein erfülltes und schöpferisches Leben. Sie ist in ihrem Kern tätige Liebe. Sie schafft Gemeinschaft in selbstverständlicher Natürlichkeit und in sprühender Freude.

Bescheidenheit als Selbstvergessenheit äußert sich im Sinn für das rechte Maß und die wahren Proportionen, in der Zurückhaltung bei der Beurteilung anderer, in der Mäßigung der eigenen Ansprüche und Bedürfnisse, in der Scham bei aller Selbstdarstellung, in der Bereitschaft zur Demut und im unbestechlichen Sinn für Wahrheit und Wirklichkeit.

BESCHEIDENHEIT Seelenblicke

»Heuer kann es nicht mehr Frühling werden«. Oftmals habe ich diese Worte gehört. Gerade zu Zeiten, wo der Winter breitmächtig im Land hockte und nicht mehr weichen wollte.

Wer war es letzten Endes, der ihm den Garaus machte, der den Winter und seine Hinterlassenschaft besiegte?

Es ist der milde Sonnenschein, der den Schnee wegschmilzt. Es sind die lauen Frühlingslüfte, die ohne viel Lärm, aber wirksam das Eis oft über Nacht auflösen.

Dazu vielleicht noch ein warmer Regen in einer Frühlingsnacht, und siehe da – was eben noch hart und starr und tot schien, wacht zu neuem Leben auf. Es knospt und blüht und läutet einen neuen Frühling ein.

Jedesmal wenn ich so an das Heimgehen des Winters denke, an sein Abschiednehmen in aller Eile, da sehe ich vor mir Menschenherzen. Durch ihre Milde, Güte und Bescheidenheit, doch stets gepaart mit einem Durchhaltevermögen, verhelfen sie immer wieder dem Guten zum Durchbruch.

Dem bescheidenen, einfachen und schlichten Menschen offenbart sich so vieles. Wenn du Gott sehen willst, sieh dir die Schöpfung mit offenen Augen an. Lehne sie nicht ab. Grüble nicht nach.

Der alte Tempel hatte seit urdenklichen Zeiten auf einer zwei Meilen in der offenen See gelegenen Insel gestanden. – So erzählte eine südchinesische Legende. – Im Tempel befanden sich tausend Glocken, große und kleine. Und jedesmal, wenn der Taifun, der große Wind, über das Meer brauste, begannen alle Glocken gleichzeitig zu ertönen. Weit hinein ins Festland versetzten sie die Herzen der Hörer in Entzücken.

Im Laufe der Jahrhunderte aber versank die Insel, mit all ihren Glocken und dem Tempel im Meer.

Nach einer alten Überlieferung aber ertönten die Glocken auch weiterhin, unaufhörlich. Und jeder konnte sie hören, der aufmerksam lauschte.

BESCHEIDENHEIT — Seelenblicke

Da reiste eines Tages ein junger Mann Tausende von Meilen, um dieses Wunder zu erleben. Tagelang saß er unbeweglich an der Küste und lauschte, lauschte mit allen Fasern seines Herzens. Aber er vernahm nur die sich am Strand brechenden Wellen. Viele Wochen blieb er seiner Aufgabe treu. Alles umsonst. Schließlich beschloß er, den Versuch aufzugeben.

Vor seinem Abschied ging er noch einmal zu seinem Lieblingsplatz am Strand, um sich von der See, dem Himmel, dem Wind und den Kokospalmen zu verabschieden. Er lag ruhig im Sand. Blickte in den Himmel und lauschte dem Rauschen des Meeres. Und genoß es. Sträubte sich nicht dagegen.

An diesem Tag sträubte er sich nicht gegen das Rauschen des Meeres. Im Gegenteil, er gab sich ihm ganz hin und empfand das Tosen der Wellen als angenehm und beruhigend. Bald hatte er sich so in diesen Klang verloren, daß er sich seiner selbst kaum mehr bewußt war. So tief war die Stille in seinem Herzen geworden.

In der Tiefe dieser Stille hörte er es, das helle Klingeln einer winzigen Glocke. Gefolgt von einer andern, und noch einer andern, und wieder einer andern. Und bald ertönten alle tausend Tempelglocken in wunderbarem Zusammenklang. Und sein Herz war außer sich vor Freude.

Wenn du die Tempelglocken hören willst, lausche dem Klang des Meeres – im Getriebe des Alltags.

Das biblische Modell des bescheidenen Menschen begegnet uns in der Gestalt des sanften Weisen. In seiner Sanftheit oder Weisheit wird der Geist Gottes selber in der Welt präsent und wirksam. Bescheidenheit ist somit eine zutiefst spirituelle Gabe.

Bescheidenheit, als Selbstvergessenheit verstanden und gelebt, schenkt ein hohes Maß an Selbstsein. Wer könnte mehr besitzen als der, der seiner selbst vergißt, indem er sich an andere und anderem hingibt.

BESCHEIDENHEIT   Hopfen

Der Hopfen gehört zur Familie der Hanfgewächse, zu denen auch der Indische Hanf zählt, aus dem man das Haschisch gewinnt. Dessen Wirkungslinie geht aber in eine ganz andere Richtung als die des Hopfens.

Er kommt in ganz Europa wild vor, gewöhnlich in Hecken, an feuchten und waldigen Stellen.

Ist eine rechtswindende Kletterpflanze, die eine Höhe bis zu acht Metern erreicht. Sie schlingt sich gerne in Erlen, Weiden und Pappeln empor. Die großen und rauhhaarigen, gegenständigen Blätter sind drei- bis fünflappig und grobgesägt.

Hopfen ist eine zweihäusige Pflanze, das heißt, männliche und weibliche Blüten wachsen nicht auf derselben Staude.

Die Staubgefäße hängen in Rispen, die 15 Zentimeter lang werden können. Die weiblichen Blüten hingegen bilden kurzstielige, kugelförmige Blüten, die sich später zu Hopfenzapfen vergrößern. Sie duften stark und sind gelbgrün.

Der Hopfenblüte Duft verkündet trockene, warme Luft. – Viel Hopfen, viel Korn, viel Speis und Trank, und Gott dem Herrn verdoppelten Dank. – Einer reichen Hopfenernte folgt ein strenger Winter.

Bauernweistümer haben Jahrhunderte überbrückt.

Über die »Bedeutung der Blumen« wurde in vergangenen Zeiten viel nachgedacht und auch geschrieben.

Da konnte man zum Beispiel lesen: »Wer einen Kranz von Hopfen trägt, verkündet dadurch, daß er heiteren Gemütes sei und sich wenig um Liebesgram kümmere. Wenn man aber jemandem gebietet, er solle eine Hopfenranke tragen, so deutet man ihm an, daß er mehr geschwätzt habe, als er verantworten könne; denn der milde Hopfen trägt viel mehr Blüten als andere Kräuter und ›wirt nit nutzer daruß‹.«

Nach altem Volksglauben treibt der Hopfen am Christtage selbst unter tiefstem Schnee frische Sprossen. Um Mitter-

| BESCHEIDENHEIT | Hopfen |

nacht aber verschwinden sie wieder. Es heißt auch: »Fallen in der Christnacht Flocken, der Hopfen wird gut bestocken.«

In Berichten über Hopfengärten um das Jahr 1000 geschieht dies immer im Zusammenhang mit Klöstern, Kirchen und Bischöfen. »Der Grund mag wohl darin zu suchen sein, daß man den Mönchen und Geistlichen ihre Verpflichtung zur Keuschheit durch Hopfen zu erleichtern suchte, weil das darin enthaltene Lupulin eine beruhigende Wirkung auf den Geschlechtstrieb ausübt. Später mag man auf den Gedanken gekommen sein, diese Arznei in Bier zu verabreichen, wobei dann die für die Bierbereitung wertvollen Eigenschaften des Hopfens in Erscheinung traten.« (Bertsch)

In Niederösterreich wird nach Aufzeichnungen von 1160 Hollenburg an der Donau als Hopfenanbaugebiet erwähnt.

Hopfen führt eine allgemeine Entspannung herbei. Wobei nicht das Schlafzentrum im Gehirn beeinflußt wird, sondern unser Wille in die richtigen Bahnen gelenkt und überreizte Triebe besänftigt.

Hopfenblütentee, das ideale Milderungsmittel bei starken Erregungsängsten, die sich bis zur Panik steigern können. Wobei schrittweise die Hoffnungslosigkeit in die Herzen einzieht, die zur Hölle werden kann.

Teezubereitung mit Hopfenblütenzapfen 2 Teelöffel getrockneter und zerkleinerter weiblicher Hopfenblüten werden mit 1/4 l kochendem Wasser übergossen, 15 Minuten ziehen lassen, abseihen.

Eine Hopfen-Teekur durchführen Um anhaltende panische Ängste abzubauen, trinke man 3 Wochen lang täglich früh, mittags und abends je 1 Tasse Hopfentee. Nach einer Woche Pause kann mit der Kur wieder begonnen werden.

Für Frauen ist Vorsicht geboten Sie müssen während der Regel mit einer Hopfen-Teekur aussetzen.

Als Beruhigungs- und Schmerzlinderungsmittel 2mal täglich je 1 Tasse verabreichen. Oder eine halbe Stunde vor dem

BESCHEIDENHEIT — Hopfen

Zubettgehen als Schlaftrunk mit 20 Tropfen Baldrian-Tinktur nehmen.

Die »Selbstversorger« aus dem eigenen Hausgarten Kurz bevor die weiblichen Hopfenblüten gänzlich ausgereift sind, werden sie gepflückt. Die Erntezeit beginnt je nach Klima und Witterung Ende August/Anfang September. Als arzneilich verwendete Pflanzenteile des Hopfens gelten die weiblichen Blüten, Hopfenzapfen genannt, und die Hopfendrüsen oder Drüsenschuppen. Hopfendrüsen werden auch als Hopfenmehl oder Lupulin bezeichnet. Das Hopfenmehl steht mit dem getrockneten Erntegut in einem Verhältnis von 1 : 10.

Die Anwendungsgebiete des Hopfens in der Volksheilkunde Liegen vor allem innerlich. Schlafstörungen, Erregungszustände aller Art, nervöse Herzstörungen, Appetitlosigkeit, leichte Depressionszustände, Menstruationsstörungen, starke Harnsäureablagerung und Blasenbeschwerden. In allen diesen Fällen führt man eine 3-Wochen-Teekur durch. Nach einer Pause von einer Woche kann mit der Kur noch einmal begonnen werden.

Es gibt in der Volksheilkunde auch bekannte »Zweiermischungen« Obwohl Hopfentee allein von großer Wirksamkeit ist, kann man diese noch steigern, indem man die Hopfenzapfen mit einem anderen Heilkraut mischt.

Im folgenden sei eine ganze Reihe solcher Mischungen angeführt. Das Mischverhältnis besteht zu gleichen Teilen.

Die Zubereitung erfolgt im Aufguß. Die Menge beträgt 2 Teelöffel für 1/4 l Wasser, die Ziehdauer 15 Minuten.

Es gibt diesbezüglich zwei Anwendungsmöglichkeiten: Das ganze Jahr hindurch nur einige Tage nach Bedarf. Oder ansonsten gilt als Faustregel 3 Wochen lang. Diese Grenze darf nicht überschritten werden. 3 bis 6 Tage aussetzen und die Kur wiederholen. Tagesmenge je nach Bedarf, zwischen einer und 3 Tassen.

Hopfen und Brennessel Ein ausgesprochener Blutreinigungstee. Besonders dann zu empfehlen, wenn man schon morgens von Müdigkeit befallen wird.

BESCHEIDENHEIT   Hopfen

Hopfen und Tausendguldenkraut   Bei Personen mit wenig Magensäure, die folglich an Verdauungsstörungen leiden und häufig auch von Blähungen geplagt werden.

Hopfen und Waldmeister   Für nervlich Überreizte, die in dem alltäglichen Trott derartig verwurstelt sind, so daß sie keine Ruhe finden, und ihnen ihre Persönlichkeit entflieht.

Hopfen und Lindenblüten   Bei Schwierigkeiten mit der Magenschleimhaut.

Hopfen und Apfelschalen   Für Menschen, die über nervösen Magen klagen, immer wieder »Magendrücken« verspüren.

Hopfen und Kümmel   Wärmt so richtig den Magen auf. Bringt ihn zu reger Aktivität.

Hopfen und Melisse   Bei Migräne und recht argen Kopfschmerzen.

Hopfen und Kamille   Wenn Ärger, Zorn und Verdruß den ganzen Verdauungstrakt zu blockieren drohen. Gesteigert wird die Wirkung durch Beigabe von Honig. In diesem Falle dürfte der Buchweizenhonig am wirksamsten sein.

Hopfen und Lavendel   Bei nervöser Erschöpfung.

Hopfen und Leinsamen   Kann Gallenblasenkoliken beheben. Wobei der Leinsamen vorher zu schroten ist.

Hopfen und Wermut   Nach Entfernung der Gallenblase.

Ist der äußere Schleier der Natur weggezogen, dann erst dringen wir in eine Welt ein, die hinter diesem äußeren Schleier liegt. Wir gelangen vom Physischen in den Äther- oder Lebensleib.

Deshalb in die Tiefe gehen. Das Oberflächliche verabscheuen. Jede »Spreu« vom »Weizen« trennen, scheiden. Nur so finden wir in der Bescheidenheit und Anspruchslosigkeit wieder echte, bleibende Werte, die uns hinführen zu dem, was in uns selber steckt.

NEUAUFBRUCH   Johanniskraut

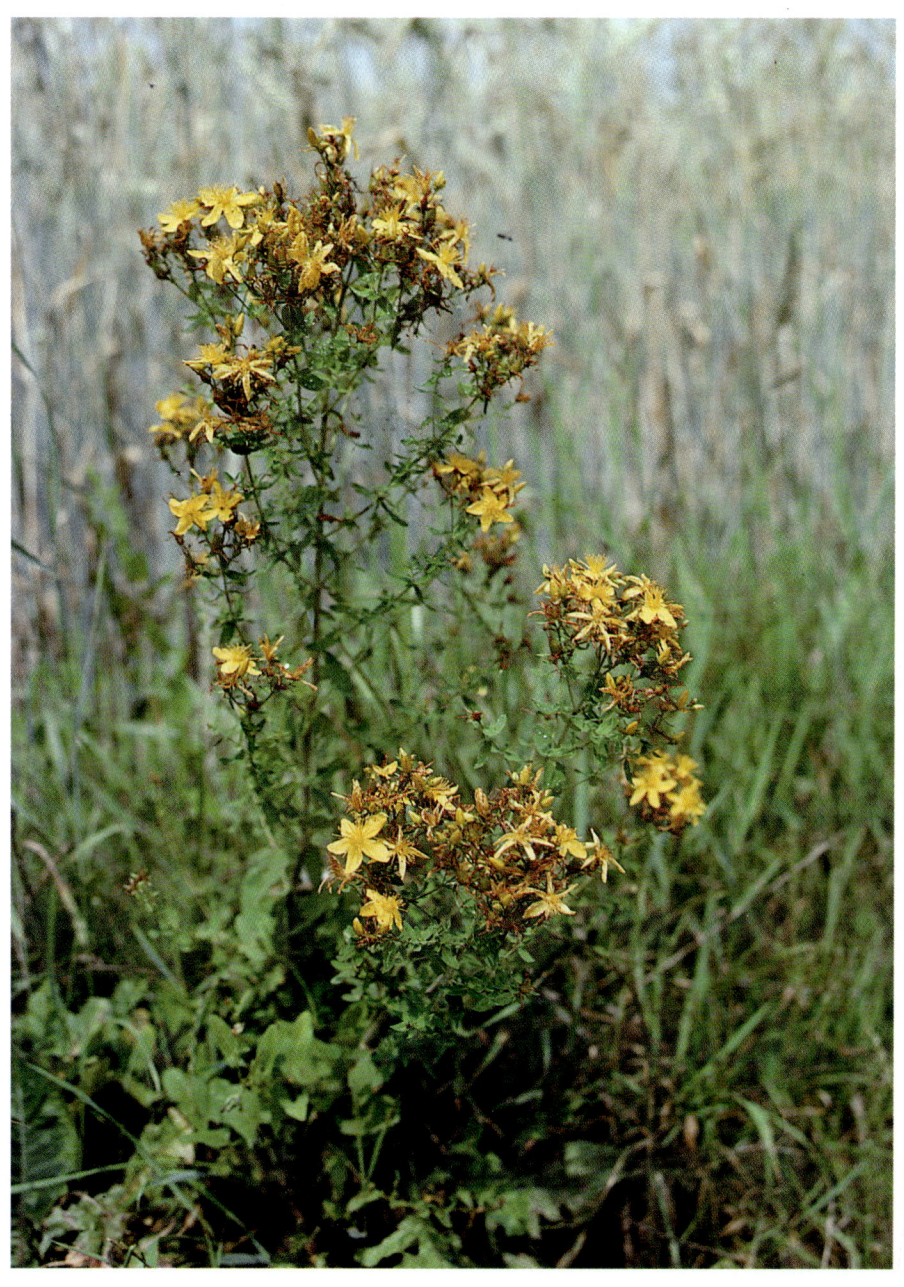

NEUAUFBRUCH   Seelenblicke

Endzeit-Denken gibt dem Jetztzeit-Streben Aufwind. Ein bewußter, beständiger Aufbruch zu Gott, meinem Schöpfer, Erlöser und ewigem Ziel. In der enthüllten Endgültigkeit vollendet sich die Hoffnung.

Denken und Danken sind so eng miteinander verbunden. Geben meinem Leben Richtung, Inhalt und Bezug. Sind die primärste Grundlage eines gottgefälligen, sinnvollen Lebens. Das auf festem Grund errichtet ist. Wo Gesundheit des Leibes, Klarheit des Geistes und edelhafter Schön-Glanz der Seele im richtigen Verhältnis zueinander stehen. Mit dem Apostel Paulus kann ich sagen: »Ich wollte sicher sein, daß ich nicht vergeblich laufe oder gelaufen bin.« (Gal 2, 2)

Da alles in unserem Leben ein beständiges Werden ist, bekommt die Bewältigung des Augenblickes einen unvergleichlich hohen Stellenwert. Das gilt für unsere Gesundheit genauso wie für alle anderen Bereiche.

Das »Be-denken« ist für mich und dich eminent wichtig. Denn ein »Endzeit-Denken« vermittelt Impulse für ein konkretes Tun in der »Jetzt-Zeit«. Gleichzeitig vermag es aber auch lebendige Hoffnung auf die Zukunft zu geben.

Entscheidend für meine Jetztzeit-Bewältigung ist das »Sich-beständig-konfrontiert-Wissen« mit dem Tod. Eine Realität, die weder abgeschoben noch verharmlost werden darf. Ist doch der Mensch das einzige Lebewesen, das um seine Sterblichkeit weiß. Das unausweichliche Schicksal des sicheren Todes ist eine Herausforderung.

Durch das Verdrängen der »Sterbestunde-Wirklichkeit« wird unbewußt unserem Gesamt-Sein ein Theater vorgespielt, das Ursache nicht weniger Krankheiten sein kann. Eine Wirklichkeit, die wir viel zuwenig ernsthaft überdenken.

»Anfangen und zu Ende führen!« Das muß auch die Losung des Christen sein. Gut aufhören und sein Leben in Gottes Gnade enden – darauf kommt es an!

Endzeit-Denken bedeutet daheim zu sein, um fortgehen zu können.

NEUAUFBRUCH   Seelenblicke

Die Selbsterziehung zur bewußten Annahme meines Lebensendes ist nicht deprimierend, sondern herausfordernd. Läßt den Anspruch laut werden, sich mit dem eigenen Leben auseinanderzusetzen.

Ein frommer Mann, der über fünfzehn Jahre an einer schweren schleichenden Krankheit zu tragen hatte, wurde von einem heiligen Einsiedler – so erzählt die Legende – auf Gottes Geheiß gepflegt.

Als für den Kranken die Stunde der Auflösung nahte, bat der Einsiedler Gott, er möge ihm doch zeigen, wie diese leidgeprüfte Seele von ihrem Körper scheide. Die Bitte wurde ihm gewährt. Da hörte er eine überirdische Stimme rufen: »Komm, meine geliebte Seele!«

Und die Seele des Sterbenden nahm von allen Gliedern des Leibes Abschied und sprach: »Ich danke euch, meine Augen, daß ihr mir gehorsam wart und keinen Gefallen hattet an der Eitelkeit. – Ich danke euch, meine Ohren, daß ihr nicht auf die Torheit gehört habt. – Ich danke euch, meine Hände, denn ihr hattet keine Freude an Nichtigkeiten. – Ich danke euch, meine Füße, denn ihr seid nicht der Sünde nachgegangen. – Ich danke dir, meine Zunge, denn du hast nie nach Leckerbissen verlangt und nie lieblose Worte geredet. – Nun ruhe in Frieden, mein Körper, bis einst auch du deine Belohnung empfängst.«

Dann schwebte die Seele mit den singenden Engeln empor in den Himmel.

Die Gnade der Beharrlichkeit ist der Schlußstein der Brücke hinüber in die Ewigkeit.

Auf der einen Seite bauen wir mit Gottes Gnade, auf der anderen Seite baut Gott. Den Schlußstein aber muß Gott der HERR selbst einsetzen. Denn Menschenkraft ist dafür zu schwach.

Was nützt es, wenn ein Wandersmann im Anfang ganz tüchtig und auf dem rechten Weg fortmaschiert, aber später liegenbleibt oder gar umkehrt?

NEUAUFBRUCH — Seelenblicke

Nicht durch immer neue Vorsätze werde ich besser, vielmehr dadurch, daß ich die einmal gefaßten Vorsätze treu halte. – Charles de Foucauld wollte »das Evangelium von den Dächern rufen«.

In China habe ich ein schönes Sprichwort kennengelernt: »Die Reue ist der Frühling der Tugenden.«

Im Frühjahr sprießt alles neu aus dem vorher noch winterharten Boden, und so regt sich auch im Herzen des Sünders alles Gute neu, wenn eine herzliche, aufrichtige Reue über ihn kommt.

Der erste Keimling aber, der sich in diesem »Frühling der Tugenden« zeigt, ist der ernste Vorsatz zu einem neuen, besseren Leben.

Der Vorsatz ist wie ein Nagel, den man in die Wand schlägt. Ist der Nagel fest eingeschlagen, kann man auch schwere Gegenstände an ihm aufhängen.

Er kann aber auch schlecht eingeschlagen sein, dann bleibt er locker in der Wand und reißt bei der ersten Belastungsprobe aus.

So mancher feurige Vorsatz gleicht einer Rakete, die schnell und prächtig emporsteigt, strahlt. Nach einer Weile aber herabfällt als unbedeutender, glimmender Prügel.

Der Vorsatz, ein Neuaufbruch, ist ein moralischer Vorgriff auf die Zukunft. Weil der Mensch fähig der Zukunft ist, kann er danach greifen.

Der Mensch wird, was er wünscht. Er muß es nur echt, intensiv, fest, lange, schmerzlich wünschen. Mit Vorsätzen so gefaßt, ist kein Weg zur Hölle gepflastert. Denn Vorsätze gehören zu den stärksten Kräften, eine Haltung zu gewinnen, sich ein Innenleben anzueignen.

NEUAUFBRUCH   Johanniskraut

Untersuchungen ergaben, daß im Johanniskraut der Wirkstoff Hypericin für den nervenberuhigenden Effekt verantwortlich ist. Sein Wirkungsort sind die für die Reizverarbeitung zuständigen Gehirnzentren.

Hypericin besitzt eine gewisse abschirmende Wirkung gegenüber Reizüberflutungen. Somit ist man in gewissen Streßsituationen, bei Angstzuständen und geistigen Überforderungen stabiler. Das heißt, man ist diesen Situationen besser gewachsen.

Diese Wirkung des Johanniskrautes auf unseren Denkpol, der zu einem Neuaufbruch den Start gibt, soll nicht nur exoterisch – von der pharmazeutischen Seite her gesehen –, sondern auch esoterisch – von den in der Pflanze ruhenden inneren Kraft her – betrachtet werden.

Diese edle Heilpflanze gehört zur Lichtseite des Erdenlebens. Schon die Samen keimen nur im Hellen. Können an dunklen Orten jahrelang im Feuchten liegen, ohne sich zu regen.

Ähnlich verhält es sich auch mit dem Standort. Lichte, trockene, magere Böden schätzt die Pflanze durchaus. Wald- und Wegränder, lichte Gebüsche und Kahlschläge mag sie. Auf Abklaubsteinhaufen, wo die Sonne hinbrät, dort findet sie sich noch zurecht und gedeiht prächtig.

Kräftig, mit festem Erdstock, greift die Wurzel des ausdauernden Gewächses in den Boden.

Klar in die Senkrechte stellt sich der im Frühjahr auftreibende Sproß. Gekrönt von einem reichen Strauß goldgelber, in Trugdolden angeordneten Blüten. Nach oben ästig-schirmartig, einer auf die Spitze gestellten Pyramide ähnlich, verbreitern sie sich nach obenhin.

Die Blätter sind straff an die Sprosse gezogen – kleine zugespitzte elliptische Gebilde – mit schwärzlichen Drüsen am Rand besetzt. Vor das Licht gehalten, erkennt man die punktierten, durchsichtigen Öldrüsen, die auf den ersten Blick wie durchstochen anmuten.

NEUAUFBRUCH Johanniskraut

Diese Öldrüse finden wir immer wieder an der Pflanze. An den Kelchblättern, Blütenstielen und sogar an den sonnengelben Blumenblättern.

Die fünf Blumenblätter sind nicht symmetrisch gestaltet, sondern gleichen vielmehr einem Flugzeugpropeller. Was der Blüte den Anschein eines Licht- oder Sonnenrades gibt.

Die Blüte verkündet die Johanniszeit, den Höchststand des Jahres. Die volle Kraft der Sommersonne lebt in ihr. Alles ist Leuchten und Licht in dieser Pflanze und ein unerläßliches Streben nach oben.

Streng aufgerichtet ist der Wuchs. Straff, fest und zäh der Stengel. Wohlgeformt und edel geordnet in der ganzen Erscheinung, so steht sie da. Ohne jeden Zweifel die schönste Pflanze des Hochsommers.

Im Herbst sinkt ihre Lebensentfaltung in die unteren Organe hinab. Während das Oberirdische abstirbt, treibt der Wurzelstock neue Triebe mit Grundblättern, die den Winter überdauern.

Die dem Wurzelbereich zugehörigen Organe sind besonders vital. Hier ruht eigentlich die ganze Lebenskraft, die alles Sein und Werden der Pflanze bewerkstelligt.

So ist es für mich Jahr für Jahr immer wieder ein neues Erlebnis. – Steif und überholt-braun stehen die Mahnzeichen der Vergänglichkeit vom Vorjahr da. Sie haben den Winter einziehen gesehen. Jetzt hören sie des Frühlings Geläute. Spüren es in ihren Wurzeln.

Schon sprießen die neuen Triebe aus den verdorrten Blattresten am Boden empor. Das Alte stirbt, das Neue wird.

Ich breite meine Hände aus und ergebe mich der verborgenen Kraft, die der Schöpfer in jede Blume, in jedes Kraut hineingelegt hat.

Da stehe ich wie ein kleines Kind, dem Zweifel aufkamen, die Mutter würde ihm nicht bei jeder Gefahr die stützende Hand liebevoll und entschlossen entgegenstrecken.

NEUAUFBRUCH   Johanniskraut

Das Licht von Oben, das aus dem Johanniskraut die »Lichtpflanze« macht, sollte mir als Kind Gottes vorenthalten sein? – Undenkbar.

Die Kraft des Heiligen Geistes, die in unsere Herzen eingegossen ist, läßt uns Gott »erfahren«.

Damit ich eintreten darf in den von IHM selbst erwirkten personalen Bezug.

In dieser Liebesbeziehung zwischen Gott und mir darf das Gemüt nicht ausgeschlossen werden.

Das Johanniskraut wird erst dann gesammelt, wenn es zur Gänze erblüht ist   Als Stichtag gilt die Woche um den 24. Juni. Knapp über dem Erdboden abschneiden, in Büschel vereinen. Mit den Blüten nach unten an einem luftigen, schattigen Ort zum Trocknen aufhängen. Erst nach völliger Trocknung aller Pflanzenteile werden die Blätter von den harten Stengelteilen gestreift, indem man sie durch die Finger gleiten läßt. Die weichen oberen Stengelteile wie auch die Blütendolde kleinschneiden und in gut verschlossenen Gefäßen den Winter über lagern.

Die Inhaltsstoffe regen in ihrer Gesamtheit die Drüsen der Verdauungsorgane an   Auch die der Galle und tonisieren den Kreislauf, stärken und festigen ihn. Der Hauptinhaltsstoff Hypericin übt eine leicht beruhigende Wirkung auf den Gesamtorganismus aus.

Darüber hinaus hebt er das Gemüt und beeinflußt im positiven Sinne depressive Zustände.

Johanniskrauttee-Zubereitung   2 gehäufte Teelöffel zerkleinertes frisches oder getrocknetes Johanniskraut werden mit 1/4 l kaltem Wasser zugestellt und zum Sieden gebracht. 15 Minuten ziehen lassen, abseihen. – Täglich vor jeder Mahlzeit 1 Tasse warm und langsam trinken. Um einen nervösen Magen auszukurieren, muß man die Kur 3 Wochen lang gewissenhaft durchführen.

Da Johanniskraut lichtempfindlich macht   Vermeide man während einer Kur möglichst prallen Sonnenschein. Immer mit Kopfbedeckung ins Freie gehen.

NEUAUFBRUCH — Johanniskraut

Wenn das Gemüt »zerbrochen am Boden liegt«? Die Inhaltsstoffe des Johanniskrautes greifen in ihrer Einheit auf die Verdauungsorgane und auf den Kreislauf so günstig ein, daß sie das Gemüt dadurch sehr tiefgehend beeinflussen können. Was sich wieder auf das gesamte Nervensystem auswirkt. So werden depressive Zustände einer Besserung zugeführt. – Nach einer regelmäßigen Behandlung mit Johanniskrauttee ist eine deutliche Aufhellung der Stimmungslage zu erkennen.

Johanniskrautöl selbst hergestellt In 1/2 l kaltgepreßtes Olivenöl 100 g abgezupfte reine Johanniskrautblüten geben. Verschlossen zwei Monate lang ins Fenster stellen. Abseihen, auspressen. In braunen Fläschchen dunkel und kühl lagern.

Einige Zeit hindurch täglich einnehmen Morgens nach dem Aufstehen auf einen Teelöffel voll Honig einige Tropfen Johanniskrautöl geben, gut mit Speichel vermischen und schlucken. Dies macht ein fröhlicheres Gemüt.

Am Abend vor dem Schlafengehen verabreicht, fördert Johanniskrautöl die Traumfähigkeit und stärkt das Unterbewußtsein.

Johanniskraut bei Gesichts- und Armnervenschmerzen sowie bei Ischiasneuralgien Der aus der frischen, blühenden Pflanze gepreßte natürliche Saft ist besonders wirksam. Man nimmt täglich mehrmals 1 Eßlöffel voll mit der sechsfachen Menge Wasser verdünnt. Anstelle von Wasser kann auch Kamillentee verwendet werden.

Johanniskraut, als ein pflanzlich wertvolles Ausgleichsmittel betrachtet, hebt aus den Tieflagen der Seele auf natürliche Weise. Bewirkt einen Neuaufbruch in unserer ganzen Einstellung. Gibt so Aufwind zur Jetztzeit-Bewältigung.

Paracelsus hat dem Johanniskraut ein besonderes Loblied gesungen. Er wußte die Sprache der an ihm webenden Kräfte aus dem »sinnlich-sittlichen« Eindruck zu deuten.

ENTSPANNUNG   Rose

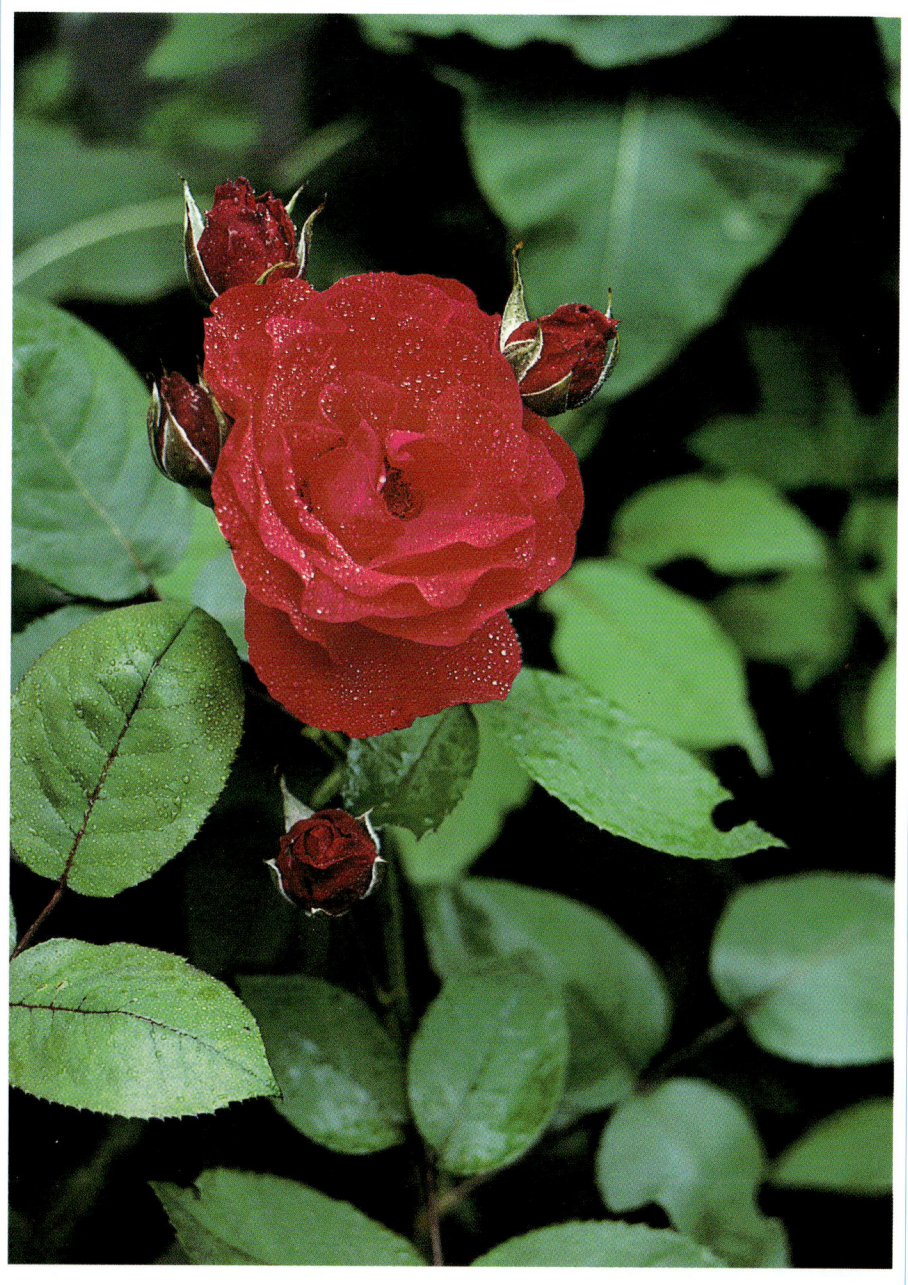

ENTSPANNUNG   Seelenblicke

Das moderne Leben ist ein Leben in Hochspannung. Die Nerven nützen sich rasch ab. Das Tempo ist intensiv. Wir müssen, koste es was es wolle, zur festgelegten Zeit einhalten und bedachtsam Atem schöpfen.

Die Menschen lösen das Problem der notwendigen Entspannung durch die Einführung von Wochenenden und Urlaubszeiten. Das ist ein Fortschritt.

Doch muß man es auch verstehen, sich zu entspannen. Man darf sich durch die Zerstreuungen nicht abstumpfen lassen. Und muß den Wechsel von Anstrengung und Ruhe, von Arbeit und Erholung in der gewollten Nuance dosieren.

Es ist sehr wichtig, daß die Ruhe beruhigt und daß die Erholung uns – wie das Wort sagt – wieder heraufholt. Uns wieder neuen Schwung verleiht, einen neuen Start schenkt.

Der Gedanke, daß Gott mit mir ist, daß ich mich in IHN versenken kann, erleichtert und entspannt zugleich.

Der Sonnenstrahl durchleuchtet das klare Bächlein. Er durchdringt es bis auf den tiefsten Grund. Dieselbe Sonne durchleuchtet das nächste Bächlein. Hier wie im nächsten Ort und hundert Stunden dort hier. Genauso durchschaut Gott mein Herz bis auf den innersten Grund. Auch das Herz deines Mitmenschen, ja alle Herzen. Und das Denken, Wünschen, Begehren und Leiden der Menschen.

Die Farbenpracht des Lichtbildes an der Wand bezaubert. In dem Augenblick aber, da die Lichtquelle erlischt, die es an die Wand wirft, ist es mit aller Farbenpracht vorbei.

Der Tautropfen auf dem Blatt der Rose. Er leuchtet so herrlich wie ein Diamant von tausend Farben. In dem Augenblick jedoch, wo sich die hohe Himmelssonne versteckt, ist es um seine Schönheit geschehen.

Gott begegnet uns in vielen Bildern, so daß wir SEINE Nähe spüren dürfen. ER will uns Freude schenken. ER bleibt bei uns und begleitet uns in allen Fragen unseres Lebens.

ENTSPANNUNG   Seelenblicke

In einem mächtigen Dom hatte eine Maus ihr Löchlein gegraben und hauste darin mit ihren Jungen.

Eines Tages fragten sie die Kleinen: »Wozu haben eigentlich die Menschen dieses gewaltige Haus gebaut?«

Prompt gab die Mausemutter zur Antwort: »Damit es nicht in unsere Löchlein regnet.«

Dazu ein Vergleich, der von niemand anderem stammt als von dem großen Denker, dem heiligen Thomas von Aquin.

Kommt jemand im Winter in ein Haus und empfindet schon beim Betreten des Hauses Wärme. Beim weiteren Hineingehen verspürt er noch größere Wärme. Dann glaubt er doch gewiß, daß Feuer darin ist, auch wenn er das Feuer selbst – das die Wärme verursacht – nicht sieht.

So verhält es sich auch mit dem, der die Dinge dieser Welt betrachtet. Denn er findet alles nach verschiedenen Abstufungen der Schönheit und des Adels gefügt.

Je näher er Gott kommt – in stiller Entspannung –, umso schönere und bessere Dinge entdeckt er.

Daher müssen wir glauben, daß all das von dem einen Gott herrührt, der SEIN Sein und SEINEN Adel jedem einzelnen Ding verleiht.

Ohne Gute Werke, ohne ein Leben aus dem Glauben, gleicht der Glaube einer tauben Blüte. Einem Samen, der nicht aufgeht. Einem Brunnen ohne Wasser. Einer Lampe ohne Öl. Einer Nuß ohne Kern. Und nicht zuletzt einem Fahrzeug, dem der Treibstoff ausgegangen ist.

Hetzen und Drängen, Gehetzt- und Gedrängt-Werden führen letztendlich zu Spannungen. Befreit von jedem inneren und äußeren Zwang hingegen, fällt die Spannung weg. Es kommt zum Gelöstsein.

Werden Spannungen nicht behoben, treten als logische Folgerung Verkrampfungen in mannigfaltiger Form auf. Nur die Gelöstheit führt zur ungezwungenen Haltung des Sich-entspannen-Könnens, damit es nicht zu Leiden kommt, die

ENTSPANNUNG	Seelenblicke

häufig einzig und allein das Ergebnis beständiger Anspannung sind. Denen eben keine organischen Veränderungen zugrunde liegen.

Es handelt sich dabei um ein seelisch verursachtes Leiden, das seinen Niederschlag im Organismus findet und vor allem körperlich zum Ausdruck kommt.

In bestimmten Organen werden abnorme Empfindungen registriert, vor allem sind dies das Herz, der Magen und die Geschlechtsorgane. Bei Frauen können auch die Brustpartien, die Lymph- und die Schilddrüsengegend dazugezählt werden.

Es lassen sich dabei aber immer nur funktionelle Störungen nachweisen, für deren Zustandekommen das vegetative Nervensystem verantwortlich ist.

Diese Leiden haben die Neigung, chronisch zu werden. Können letzten Endes ein Fall für die Psychotherapie sein.

Spontane Heilungen sind jedoch möglich, wenn man zur richtigen Einstellung und Seelenhaltung kommt.

Entspannungshilfe kann natürlich auf vielerlei und auch bewährte Weise geboten werden. Vernünftiger Sport, Massagen und Atemübungen. Wandern in der Natur, das Beschaulichsein lernen. Blumen, Kräuter, Sträucher, Hecken und Bäume als Brüder und Schwestern betrachten. Meditation und Gebet.

Um die Kunst der Entspannung zu üben, muß man die unvorhergesehenen Ereignisse unseres Lebens nützen können, die sich uns ganz von selbst darbieten.

Wir dürfen nicht in einem derart intensiven und ungeordneten Rhythmus leben, daß wir keine Zeit mehr haben, Zeit zu haben. »Kommt mit an einen einsamen Ort und ruht euch ein wenig aus.« (Mk 6, 31) – Entspannt zu sein, macht offen für die andern.

ENTSPANNUNG   Rose

Die Rose, von jeher das Zeichen für Schönheit und Liebe. Sie scheint ein sprechendes Attribut Gottes zu sein. In SEINEM Schenken-Wollen, Erkannt-werden-Wollen und in SEINEM Sich-ausdrücken-Wollen.

Eine Blume ist nicht irgend etwas, sondern »etwas, das hier in dieser Welt aufgeht«, erscheint. Aber ein Stück von Drüben ist, vom Unerreichbaren, Ahnungsvollen, etwas von der Sehnsucht Getragenem, dem Ewigen, dem Unsterblichen.

Ein sprechendes Zeichen einer anderen Welt, der Welt Gottes, das ist die Rose.

Die Heckenrose, die Wildrose, unterscheidet sich von der Gartenrose, der Edelrose, besonders durch die Stacheln.

Während die »Hundsrose« nur eine Art von Stacheln hat, besitzt die Gartenrose zwei verschiedene Stacheln. Neben den größeren, derberen und härteren, holzartigen auch noch kleine, feine nadelförmige, borstenartige.

Die Blüten der Gartenrose haben die unterschiedlichsten Größen und Farben. Die ursprüngliche Farbe war Rosa.

Die »gefüllten« Blüten kommen dadurch zustande, daß die Staubblätter in großer Zahl eine kronenblattartige Rückbildung erfahren.

Die Blütezeit der Edelrose sind die Monate Juni und Juli. Schneidet man die verblühten Blumen ab, gelangen manche Sorten im August noch zu einer zweiten Blüte.

Als heilkräftige Pflanzenteile an der Edelrose gelten die Blumenblätter oder Blütenblätter.

Die Rose stand immer in höchstem Ansehen. Man versteht den Rosenduft als einen »himmlischen Gruß«. Der in die Trostlosigkeit hinein, welche sooft das Leben umhüllt, Entspannung vermitteln will.

Unter den Blumen, die im Zyklus der Jahreszeitsymbole den Frühling darstellen, nimmt die Rose ihrer Schönheit und ihres Duftes wegen die erste Stelle ein. Wahrhaftig ist sie »die« Königin aller Blumen.

ENTSPANNUNG — Rose

Die Rose sproßt in südlichen Ländern schon von April an mit einer Üppigkeit, von der man sich in unseren Breiten kaum eine Vorstellung machen kann.

Sie klettert an Pinien hoch empor, um wie ein Wasserfall ihre blühende Fülle herunterzuschütten. Sie bedeckt Hauswände oder bildet ganze Lauben und Arkadengänge. Wahrlich ein bezauberndes Frühlingsbild.

Die Rose aber spricht eine sehr klare Zeichensprache.

Bild der Vergänglichkeit. »Alles, was am auffälligsten blüht, wie Rosen, Lilien, Veilchen, auch am schnellsten welkt.« Schreibt Plinius der Ältere.

Bild der Ewigkeit. Die Wilde Rose gilt als Urahnin der heute mehr als 7000 Rosenarten. Gerade an ihr läßt sich eine interessante Feststellung machen. Die fünf, auf rundem Grundriß stehenden Blütenblätter versinnbildlichen den ewigen Kreislauf des Kosmos. Nach Aristoteles besteht er aus fünf Elementen – als fünftes galt immer der Äther. Bildet eine immerwährende Wiederkehr gleicher Zeitperioden, sozusagen eine irdische Ewigkeit. So wurde indirekt auch die Rose zum Ewigkeitsbild.

Bild des Rätselhaften, Geheimnisvollen. Wenn man im Grundriß der Rose den Mittelpunkt eines jeden Kelchblattes durch eine Linie mit dem übernächsten verbindet, so ergibt sich der fünfzackige Stern – Pentagramm oder Drudenfuß –, die uralte Zauber- und Bannfigur, das Symbol und Siegelbild des Geheimnisvollen. Daher rührt der Brauch, bei Zusammenkünften eine Rose über der Tafel aufzuhängen. Als Zeichen, daß hier »sub rosa« gehaltene Gespräche nicht weitergesagt werden sollen. – Das Anbringen einer plastischen Rose an der Decke altdeutscher Ratssäle, Weinstuben, ja sogar von Beichtstühlen wurde noch später im selben Sinn gepflegt.

Goethe bekannte: »Ich liebe die Rose als das Vollkommenste, was unsere Natur als Blume gewähren kann.« Er ließ sein Gartenhaus ganz mit Rosen ranken und zog sich oft in die duftende Stille zurück.

ENTSPANNUNG — Rose

Rosen blühen unentwegt durch die Jahrtausende. Die Liebe zu ihnen durchbricht die Dämmerung der Vergangenheit. Greift hinein in den hellen Schein der Gegenwart.

Menschen und Blumenwesen begegnen einander immer wieder, wie verschlungen auch die Wege sein mögen.

Von der höchsten Etage erlesener Kunstgenüsse bis hinein in die breite Volksgunst haben Rosen ohne Unterschied auf Rang und Würde stets Freude und Liebe zum Ausdruck gebracht.

Aber auch die Rose als Helfer für die Gesundheit ist wert, gewürdigt zu werden.

Rosenblütenblätter-Sammelzeit Gesammelt werden die Blumenblätter in der Vollblüte, jedoch nur bei sonnigem und ganz trockenem Wetter. Der Geruch ist mitbestimmend bei der Qualitätseinstufung. Rosenblütenblätter haben ihren eigenen, typischen Geschmack – mild und leicht zusammenziehend.

Die günstigste Sammelzeit ist jener Zeitpunkt, da sich die Blüten öffnen. Man sammelt sie locker in Körben, ohne sie zu drücken. Daheim angekommen, breitet man sie auf einem mit Musselin bespannten Rahmen aus und läßt sie an einem gut belüfteten, schattigen Ort trocknen. Wobei sie täglich umgewendet werden müssen. Sofern sie nach 3 bis 4 Tagen noch nicht getrocknet sind, kann man sie bei einer Temperatur von 50° C im Backrohr nachtrocknen. Gut verschlossen und vor Licht und Feuchtigkeit geschützt lagern.

Rosenblütenblätter-Teeaufguß 1 gehäufter Teelöffel getrockneter Blütenblätter wird mit 1/4 l kochendem Wasser übergossen. 15 Minuten zugedeckt ziehen lassen, abseihen. Täglich morgens gleich nach dem Aufstehen und abends eine 3/4 Stunde vor dem Schlafengehen langsam und schluckweise trinken. Zur Blutreinigung zu empfehlen. Fügt man echten Bienenhonig bei, erhöht sich die Wirkung. Treibt leicht den Stuhl, wird gerne bei Gelbsucht angewandt. Desgleichen auch bei übermäßigen Monatsblutungen, bei Ohnmacht, Schwindel und bei Kopfschmerzen.

ENTSPANNUNG — Rose

Nicht zu verachten Die Heilkraft der Rose als Herz- und Nervenstärkungsmittel.

Rosenblütentee mit Honigzusatz Die beste Heilzeit hiefür ist die Frühstückszeit und zum Abendmahl.

Rosenblütenblätter-Wein Getrocknete Rosenblütenblätter in Wein abgekocht und abgeseiht, schluckweise getrunken, belebt den müden, abgespannten Körper, ist eine ausgezeichnete Entspannungshilfe. Lindert aber gleichzeitig After- und Gebärmutterschmerzen.

Für 1/4 l guten, naturbelassenen Rotwein benötigt man 1 vollen Eßlöffel Blüten. Den Wein zum Kochen bringen, dann erst die Blüten beifügen. Kurz aufwallen und anschließend 15 Minuten ziehen lassen.

Zahnschmerzen Behebt man durch wiederholtes Mundspülen mit Rosenblütenblätter-Wein.

Will man Kopfschmerzen loswerden Den Wein erkalten lassen, als Umschlag auf den Kopf, das heißt auf die schmerzende Stelle legen, schafft Erleichterung.

Augenkompressen Rosenblütenblätter-Wein ebenfalls kalt auf die Augen gelegt, nimmt das Augenflimmern.

Ohrenschmerzen Warm in die Ohrengänge eingeträufelt, lindert Rosenblütenblätter-Wein Ohrenschmerzen.

Die Rose, ein Gruß von Dort nach Hier, führt gleichzeitig vom Hier nach Dort.

»Niemand vermag zu sagen, woher die Rose kam in wilden Vorzeittagen.« Walter de la Mare. – »Ach, ich kam zu spät, und die Blüten sind verwelkt, ebenso wie ich. Ob ich sie wohl nächstes Jahr wieder blühen sehen darf?« Ryosen. – »Wer mit täppischer Hand nach einer Rose greift, darf sich nicht beklagen, daß ihn die Dornen verletzen.« Heine.

WENDIGSEIN   Wegwarte

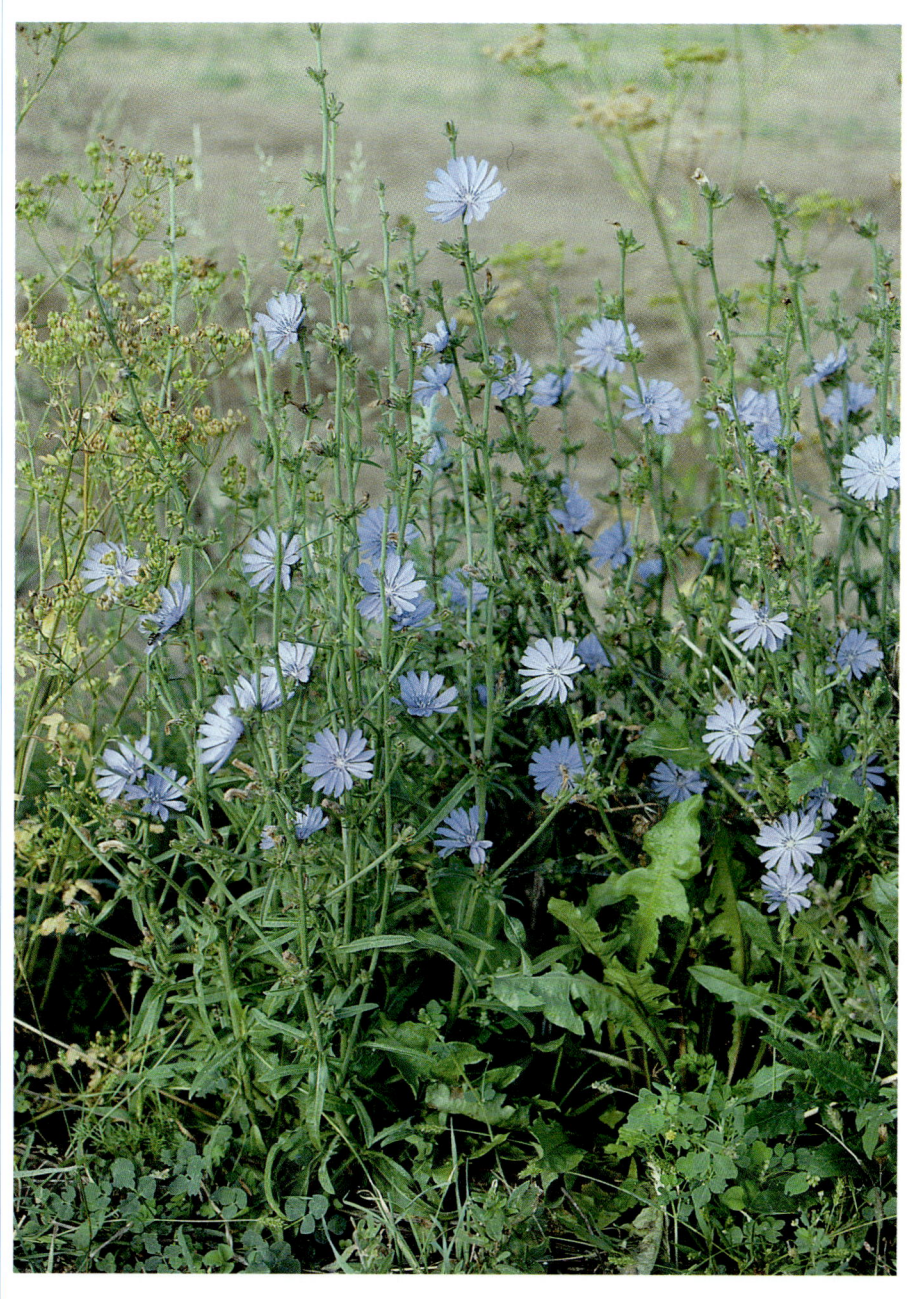

WENDIGSEIN   Seelenblicke

Bereit sein zum Verhandeln, läßt alle Möglichkeiten offen. Zum Ja-oder-nein-Sagen. Schließt aber jedes »Stur auf dem eigenen Standpunkt Verharren« aus. Gespräch hingegen ist Begegnung. Es realisiert vieles.

Ein Einigungsgespräch ist eine Auseinandersetzung ohne Streit. Ist echte Partnerschaft. Ist Ver-Gleich.

Im normalen Leben, wie es sich findet, ist es so. Oft abgewandelt, im Grunde genommen aber doch nicht anders.

Sie? Wollte in die Berge. Freute sich auf die frische Luft dort oben. Auf den Wald, die Wiesen, die Almen, kurzum auf eine unberührte Landschaft. Das Pflastertreten der Großstadt hatte sie satt. Für eine Weile wollte sie den Asphaltgeruch los sein. Dem ewigen Lärmgebrumme entfliehen.

Er? Ja, er stimmte ihr auch zu, was das Großstadtelend-Empfinden betrifft. Aber ansonsten? Nein und wieder nein. Nur keine Berge sehen. Nichts wollte er als Wasser. Viel Wasser auf spiegelflacher Ebene vereint. Da hineinspringen, dahinschwimmen, tauchen und dann draußen liegen am Strande. Ferien am Meer wollte er machen. Nur nicht zuviel auf und ab kraxeln.

Er und sie waren ein Ehepaar. Wohin im Urlaub, wurde ihnen zum Problem. Gab Grund zur Auseinandersetzung. Es kam zu Gesprächen, die dazu führten, daß man gemeinsam auf Urlaub fuhr. Aber wohin? In die Berge oder ans Meer?

Weder – noch. Ein Kompromiß ward geschlossen, nach genauer Überlegung eine Einigung erzielt.

Und sie fuhren ins Waldviertel. – Wo es Wasser genug gibt, mit Badegelegenheit. Und Sonne zum Braun- und Gesundwerden. Teiche, Flüsse und Bäche zum Fischen und Angeln. Wälder und Wiesen. Und die gesunde Luft in der Hügellandschaft.

Weg vom brettelebenen Meeresstrand. Herunter von den hohen Bergen.

Die Liebe wächst in der Begegnung. Wer liebt, geht auf den Partner ein und ist fähig, Kompromisse zu schließen.

WENDIGSEIN Seelenblicke

Jeder Augenblick knüpft am Teppich unserer Lebensgeschichte und beeinflußt bereits den nächsten. Im Augenblick meldet sich die Situation des »Jetzt« und »Heute«. Er kann aber auch vertan werden.

Ohne Änderung der Lebensgewohnheiten gibt es bei vielen Krankheiten keine Besserung, keine Heilung.

Dazu bedarf es einer bestimmten Wendigkeit, eines Bereitseins zur Korrektur. Eines Willigseins zur Umkehr und Abkehr. Einer geistig-seelischen Leistung, wobei Vernunft, Wille und Gemüt in Gemeinschaftsarbeit tätig werden.

Das hat durchaus nichts mit Leisetreten zu tun, ist weit davon entfernt, ein Bauchkriechen zu sein oder gar ein Schweifwedeln oder Katzenbuckel-Machen.

Wendig sein heißt aufgeschlossen sein, empfänglich, lenkbar und aufnahmefähig. Aber nicht teilnahmslos und schlapp. Phlegmatisch, abgestumpft und willenlos.

Das Alte Testament bringt eine ganz klare Motivierung zum Wendigsein: »Mein Sohn, prüfe dich in deiner Lebensweise, beobachte, was dir schlecht bekommt, und meide es! Denn nicht alles ist für alle gut, nicht jeder kann jedes wählen. Giere nicht nach jedem Genuß, stürz dich nicht auf alle Leckerbissen!

Denn im Übermaß des Essens steckt die Krankheit, der Unmäßige verfällt heftigem Erbrechen. Schon viele sind durch Unmäßigkeit gestorben, wer sich aber beherrscht, verlängert sein Leben.« (Sir 37, 27–31)

Der Wendehals gleicht eher einem Singvogel als einem Specht. Der merkwürdige Name bezieht sich auf das auffällige, langsame Kopfdrehen, das man des öfteren beobachten kann. Dient als Droh- und Balzgebärde.

Er ist der kleinste Artgenosse der Spechtfamilie. Seine Größe könnte man zwischen Sperling und Amsel einreihen. Liebt lichte Wälder. Bevorzugt Auwälder, ist aber auch in

WENDIGSEIN   Seelenblicke

Obstgärten zu finden. In letzter Zeit geht die Zahl dieser Vögel stark zurück, und sie sind gebietsweise sogar verschwunden.

Wendehälse klettern nicht wie Spechte. Sitzen meist auf Ästen, können sich aber an senkrechten Baumstämmen anklammern. Die rindenfarbene Zeichnung tarnt gut.

Zur Nahrungssuche kommen sie auf den Boden, denn sie sind Ameisenspezialisten. Finden ihre Nahrung am Boden oder in Erdbauten. Nicht zu dichte und hohe Grasflächen sowie trockene, sandige Stellen sind für das Vorkommen dieser Vogelart sehr wichtig. Am Boden hüpfen sie mit angehobenem Schwanz. Man sieht sie des öfteren auf niedrigen Warten, wie Holzstößen, Baumstümpfen, sitzen. Die Stimme ist dann ihr wichtigstes Erkennungssignal. Sie lieben gedämpfte Rufreihen wie »dähdähdäh ...«, in rascher Aufeinanderfolge, die nicht selten von Männchen und Weibchen im Duett vorgetragen werden.

Wendehälse sind Höhlenbrüter, die aber nicht wie die anderen Spechte ihre Höhle selbst zimmern, sondern auf Astlöcher oder Baumspalten angewiesen sind. Sie nehmen auch gerne Nistkästchen an. Verteidigen ihren Stammplatz.

Ganz zu Unrecht besitzt dieser Sommervogel, der von April bis September unsere Breiten bewohnt und hier brütet, einen schlechten Ruf.

Wendigsein ist durchaus etwas Positives, Anstrebbares. Ein wendiger Mensch ist rührig, tätig und rege. Unermüdlich und fleißig. Gleichzeitig aber lenkbar, empfänglich und aufnahmefähig.

Es existiert auch ein Bankrott des Geistes. Und das ist nämlich die größte Tragik des Menschen, daß er am Wesentlichen, am Eigentlichen vorbeigeht. – Christsein heißt wendig im Vormarsch sein, gestaltend wirken.

WENDIGSEIN   Wegwarte

Gott bringt aus der Erde Heilmittel hervor, der Einsichtige verschmähe sie nicht. (Sir 38, 4) Im Mittelalter war die »Blaue Blume« sehr beliebt und wurde zur Heilung von Schwermut verwendet.

Vor 50 Jahren – die Älteren unter uns haben es so wie ich noch selbst erlebt –, als man Antibiotika wie das Penicillin in der Heilkunde erstmals einsetzte, war man der Meinung, jetzt könne man alles heilen. Das gesundheitliche Elend habe ein Ende gefunden, vorbei sei auch die Zeit der Volksheilkunde.

Anders kam es, ganz anders. Man erkannte, daß alles seine Grenzen hat. Daß man wertvolle Hilfen, auch in der Medizin, nicht veralltäglichen darf. Daß jeder einzelne für seine persönliche Gesundheits-Pflege – und dabei das Wort »Pflege« dreimal unterstrichen – selbst verantwortlich ist. Und der gute »Herr Doktor« erst dann kommt. Denn gegen einen unsinnigen Lebensstil und Lebenswandel richtet auch ein Zauberer nichts aus, geschweige denn ein Arzt.

Heute denkt man schon anders über Antibiotika und Penicillin. Gott sei's aber gedankt, daß es sie gibt.

Wendig sein. Die Natur schenkt uns vieles. Sie schenkt uns auch die Wegwarte.

Glückspflanzen sollten vom Träger alles Negative fernhalten. Sie beschützen ihn nicht nur vor allem Bösen. Mehr noch, sie bringen ihm auch Glück, Reichtum, Ehre und die Zuneigung aller Menschen.

Der Zauberglaube rund um die Wegwarte und ihre Einreihung als »Zauberpflanze« dürfte altägyptischen Ursprunges sein. Wo wir vielfach den zauberischen Einfluß von Pflanzen auf den Menschen vorfinden.

Dieser Zauber- und Hexenglaube der Antike beeinflußt nicht unwesentlich auch den deutschen Volksglauben. Bereits in vielen Berichten des 15. bis 17. Jahrhunderts lesen wir immer wieder von den mythischen Kräften der Wegwarte.

WENDIGSEIN　　　　　　　　　　Wegwarte

Die Weiße Wegwarte – eine selten, blühende Variante – galt als besonders »heil- und zauberkräftig«. Selbst gebildete Menschen zahlten hohe Preise für die Wurzel, um in den Besitz eines besonderen »Sympathiemittels« zu kommen.

Um 1670 war gerade eine Hochflut von Zauber- und Aberglaube um die Wegwartewurzel. – Getrocknete Wegwartewurzel legte man der werdenden Mutter unter das Leintuch, um die Geburt zu erleichtern. – Frauen gaben sie in Pulverform heimlich ihren Männern in die Speisen, um sie vor ehelichen Fehltritten zu bewahren. – Um die Liebe des Gatten wiederzugewinnen, mischte man alkoholischen Wegwartewurzel-Auszug »verstohlen« unter das Rasierwasser. Und ... dies sogar heute noch!

Nicht nur im Aberglauben – lange könnte ich darüber berichten –, auch in der hohen Politik spielte die Wegwartewurzel eine große Rolle.

Als Kaiser Napoleon I. 1806 die »Kontinentalsperre« verhängte, um die Einfuhr englischer Waren zu verhindern, erreichten Kaffeebohnen Höchstpreise. Die damals schon eigens kultivierte Wegwarte- oder »Zichorienwurzel« diente geröstet als Kaffee-Ersatz.

Auch heute kommt man erfreulicherweise wieder zurück zum »Gesunden Frühstück«. Erinnert sich der Wegwartewurzel und schlürft seinen »Europäischen Kaffee«.

Wie eine Sonnenbraut steht die Wegwarte in stets neu-erfrischender Erwartung der Schicksalswende da. Hält Ausschau nach dem entschwundenen Glück, blickt sehnsüchtig-melancholisch der Sonne entgegen.

Dabei wird ihr schönes, azurblaues Blütenauge immer glanzloser. Müde und entfärbt schließt es sich abends. Das Volk nannte sie »Wegleuchte«, der heilige Albertus Magnus »Sonnenbraut« oder »Sonnenwende«.

Die Wegwarte findet man an Wegrändern, auf verkrauteten Äckern, auf unbebauten Flächen und trockenen Halden.

WENDIGSEIN — Wegwarte

Wegwarteblüten sind nach Osten gewendet. Dem Neuwerden zu. Strahlen auf mit der morgendlichen Sonne, verwelken nachmittags. Der nächste Tag sieht neue Blüten.

Die Wegwartewurzeln Werden von März bis Mai oder von September bis Oktober ausgegraben und kalt gewaschen. Vor der Trocknung längsspalten und schattig-luftig bei guter Wärme trocknen. Die dunklen Teile abschälen. Die saubere Wurzel feinfaserig aufschneiden. In gut schließenden Gefäßen vor Licht und Feuchtigkeit geschützt aufbewahren.

Diese Droge gilt als anregendes Bitterstoffmittel Bei schlechtem Appetit und verminderter Magentätigkeit. Zur Belebung des Stoffwechsels sowie zur Förderung der Leber- und Gallenfunktion. Daraus resultiert, daß man bei Völlegefühl, Leibschmerzen, Blähungen und Kopfschmerzen im Wegwartewurzel-Tee eine Hilfe hat.

Der hohe Inulingehalt der Pflanze macht die Wegwarte für Diabetiker sehr verträglich, so daß der Blutzuckerspiegel beachtlich gesenkt werden kann.

So wird Wegwartewurzel-Tee zubereitet 3 volle Eßlöffel zerkleinerter und getrockneter Wurzel in 3/4 l kaltem Wasser über Nacht ansetzen. Morgens kurz aufkochen, 5 Minuten ziehen lassen, abseihen. In eine Thermosflasche füllen. Tagsüber langsam zwischen den Mahlzeiten trinken. 3-Wochen-Kuren führen zur geistigen Wendigkeit.

Alles an der Wegwarte ist wertvoll Zur Blütezeit von Juli bis September kann das ganze Kraut gesammelt werden. Zu diesem Zwecke schneidet man nicht die gesamte Pflanze ab, sondern nur die Blätter und Blüten mit den oberen Stengelteilen. Trocknet alles an einem luftigen, schattigen Ort oder künstlich bei mäßiger Temperatur. Kleingeschnitten gut verschlossen aufbewahren.

1 voller Eßlöffel davon mit 1/4 l Wasser im Heißaufguß, 15 Minuten ziehen lassen, abseihen. – 3 Tassen täglich verabreicht, aktiviert den Magen-Darm-Trakt und verleiht von innen her Antriebskraft. Baut aber gleichzeitig Sturheit und Hartnäckigkeit ab.

WENDIGSEIN — Wegwarte

Fenchelsamen und Wegwartewurzel, eine gute Kombination, die fröhlich stimmt und ausgleicht Wegwartewurzel und Fenchelsamen bilden ein wertvolles Zweigespann, das beruhigend und krampflösend wirkt. Man bereitet mit 2 Eßlöffeln voll Wegwartewurzel-Schnitt einen 3/4 l Tee vor. Nach dem kurzen Aufkochen gibt man 1 vollen Eßlöffel leicht angestampften Fenchelsamen dazu, läßt in diesem Falle aber noch 15 Minuten ziehen.

Gute Teekombination zur Charakterpflege Fenchel-Wegwartewurzel-Kombination kann ich vor allem Menschen empfehlen, die, so wie ich, leicht zum Aufbrausen neigen. Dabei in Versuchung kommen, Entschlüsse zu fassen, die ihnen dann leid tun könnten.

Klarheit, Entschlossenheit, verbunden mit geistiger Wendigkeit, formen einen Charakter, der sich im Leben leichter tut.

Zum 3/4 l Wegwartewurzel-Fenchelsamen-Tee Als ein Tagesgetränk fügt man 3 Gewürznelken hinzu. Läßt sie dann 15 Minuten mitziehen. Dies erhöht die keimtötende Wirkung des Tees.

5 Wacholderbeeren zerdrückt und beigegeben Verstärken die Fähigkeit, Wasser zu treiben.

Als fünfter im Spezialtee-Bunde Für Charakterpflege sei noch Safran erwähnt. Es genügt, wenn man bloß 3 Fäden der Mischung beigibt. Wirkt Körpergiften entgegen.

Die Charakterpflege soll man nicht unterschätzen. Heute hat man mehr denn je erkannt, wie wunderbar abgestimmt in unserem Körper alles funktioniert. Jeder Trunk, ja jeder Bissen, den wir nehmen, hat seine spezifische Auswirkung auf unser Innenleben.

Die Wegwartewurzel vermittelt seelische Kraft: Fördert den rhythmischen Wechsel, den Abbau von Aggressionen und die Fähigkeit des Menschen, sich anzupassen.

KLARSICHT — Silbermantel

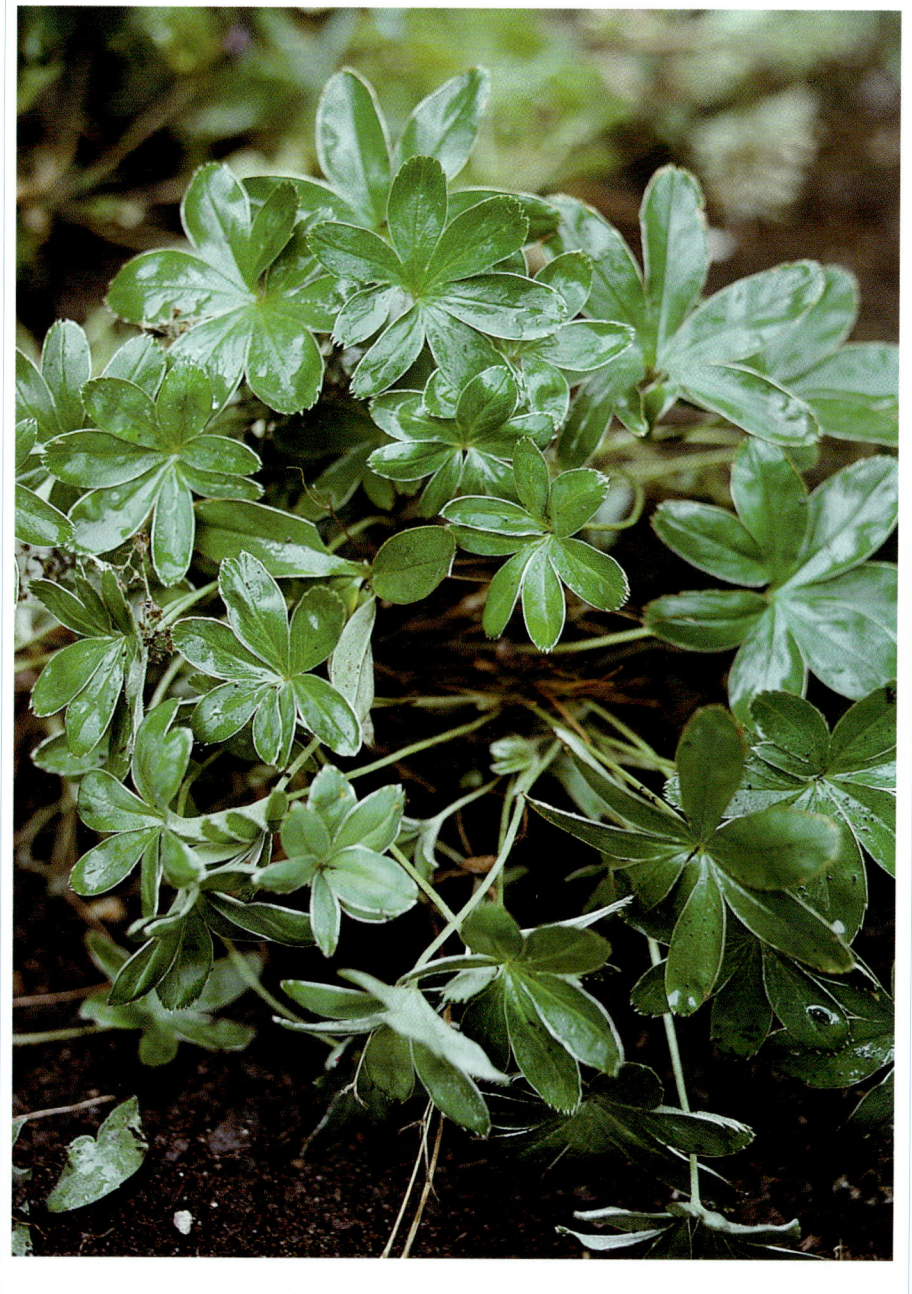

KLARSICHT   Seelenblicke

Gottes Einsprechungen sind wie Sämlinge, die der Wind von fern her in die Berge trägt. Weht er sie auf nackten Fels, so sind sie verloren. Finden sie in der Steinwand ein wenig Erde, dann sind sie gerettet.

Hoch oben in einer vergessenen Welt kann im letzten Winkel toter Felsen ein kleines Wunderbild entstehen.

Die äußeren Formen geistlichen Lebens sollen beseelt vollzogen werden. Dadurch geht in uns etwas sehr Wichtiges vor sich. Die äußeren Taten werden nicht nur aneinandergereiht, sondern zu einem Ganzen vereint. Der Mensch wird zum »vollen Ich« vor Gott und vor sich selber. Das gewährt ihm erst »die« klare Sicht der Umwelt und seiner selbst.

Es kam eine Biene geflogen und setzte sich auf eine Blume. Ein Engel Gottes hatte Honig da hineingelegt.

Die Biene bat den Engel um Erlaubnis zu trinken, und er sagte: »Trinke nur, soviel du willst!«

Das Bienchen fragte: »Was bin ich schuldig?«

Da lächelte der Engel und sprach: »Nichts. Dafür ist er ja da. Willst du mir aber einen Gefallen tun? Wohlan, so geh in des Nachbarn Haus und trage da etwas Honig hin!«

Der Christ ist in seinem Wesen nach Apostel, Aktivist. Er kann nicht für sich behalten, was er empfangen hat.

Gott will, daß du den Honig in des Nachbarn Haus trägst.

Das Evangelium ist frohmachende Botschaft. Was du empfangen, sollst du weitergeben. Fruchtbar werden lassen für andere.

Der Erhebung des Herzens wird in der Seelenpflege und Seelsorge ein hoher Stellenwert zuerkannt. Getragen von der Hoffnung auf Gottes Verheißung: »Ich gebe euch ein neues Herz.« (Ez 36, 26)

Das Augenlicht verlieren ist schwer für einen Menschen.

Immer mehr verschleiern sich für ihn die Gegenstände, die Farben, die Buchstaben vor seinen Augen. Bis es schließ-

KLARSICHT   Seelenblicke

lich ganz dunkel um ihn wird, Tag und Nacht sich nicht mehr unterscheiden lassen.

Ein hartes Schicksal.

Es gibt aber auch eine Blindheit anderer Art. Sie heißt »geistige Blindheit«. Ein Blindwerden gegenüber unvergänglichen Werten, die den Adel der Seele ausmachen. – Ein Übersehen der bleibenden Mitte. Es kommt dann zu einem Zustand, den man Verblendung nennen kann.

Was geschieht, wenn die Hausfrau monatelang die Fenster nicht putzt? Sie werden »blind«. Beschlagen sich mit Staub und Ruß. Lassen dann das Sonnenlicht nicht mehr herein.

Ganz abgesehen von den Gefahren für die Gesundheit. Wenn das Sonnenlicht die Krankheitskeime im Zimmer nicht mehr wirksam bekämpfen kann, fühlt sich niemand mehr in einer solchen Wohnung wohl.

Ist es seltsam, wenn der Fachmann von Kräutern spricht, die vor Seelenblindheit schützen können? Die Klarsicht schenken, von innen heraus Heilkraft spenden?

Nein. Denn das Essen und Trinken kann den Menschen abstumpfen oder ihn feinsinnig und aufnahmebereit machen.

Damit man durchs Fenster hinaus sieht. Einen Weitblick erreicht. Und Licht hereinkommt, mehr Licht.

Fenster? Wo sie überall sind. Nicht nur in der toten Mauer. Es gibt auch ein Fenster der Seele, ein Seelenauge.

Eine Sternstunde wird uns geschenkt – des Christen Hoch-Zeit, Heils-Zeit, Gnaden-Zeit, von der viel abhängt.

Gebirgskräuter sind Sonnenkinder. Die Höhenlage ihres Standortes garantiert ihnen intensivere Sonnenbestrahlung. Das aktiviert besondere Heilkräfte-Dynamik, die Seelenklarsicht vermittelt.

Unsere Alpen sind ein zusammenhängendes Gebiet. Ziehen in einem weiten Bogen von Ost nach Südwesten. Erstrecken sich über sieben europäische Länder.

KLARSICHT   Seelenblicke

Ein wahrer Erholungsraum für den gehetzten Menschen.
Farbenprächtige, oft exotisch anmutende Blütenpflanzen stehen hier. Die so beliebten Alpenblumen begrüßen den Wanderer auf Bergwiesen, ja selbst am Straßenrand des Hochgebirges.

Hart ist das Überleben hier. Der Kampf ums Dasein hat aber auch eine sehr wertvolle andere Seite. Er gibt all dem, was da oben durchhält, eine eigene Prägung. Verleiht eine besondere Wertmarke.

Die winterliche Schneedecke, die lange Zeit anhält, gewährt den Alpenpflanzen Schutz vor Kälte. Verkürzt die Vegetationszeit aber gewaltig. Das wieder hat zur Folge, daß die Gebirgskräuter rasch blühen und fruchten müssen und deshalb schon im Vorjahr ihre Blütenstände anlegen.

Alpenblumen sind Geschöpfe des Lichtes. Ausgezeichnet mit der Leuchtkraft der Blütenfarben.

Die Ströme gleißenden Lichtes, die sich Tag für Tag über Gipfel und Grat, Hänge und Matten ergießen, zeitigen ihre Wirkung. Durch ihren hohen Ultraviolettgehalt schenken sie der alpinen Flora die intensiv leuchtenden Blütenfarben.

Wer zum erstenmal in der freien Bergwelt, hoch über der Waldgrenze, versucht, das vielfältige Pflanzenkleid des Berges zu erkunden, ist zunächst verwirrt von der Fülle der ihm unbekannten Pflanzenformen.

Wenn jemand eine brennende Fackel trägt und lange Zeit in freier Zugluft steht, wird sie ihm sicher ausgelöscht. Augustinus lädt ein: »Kehren wir zurück zum Herzen, um es zu finden.« Von einem weisen Menschen sagt man, er lebt bei sich selbst.

Der Friede kommt nicht aus unserem Unterbewußtsein, sondern aus dem unbegrenzten Meer der Liebe Gottes, mit dem wir im Gebet verbunden sind.

KLARSICHT   Silbermantel

Einer, der die Hoheit und Weite der Natur in sich trug, der nichts Enges, Kleinliches, materiell Gebundenes kannte. Dessen Ausdrucksweise voll Kraft und Saft, voll Mutterwitz und sprühendem Humor war.

Ich selbst kannte ihn nicht mehr, den Schweizer Kräuterpfarrer Johannes Künzle.

Im Jahre 1945, am 9. Januar, verließ er nämlich im Alter von 87 1/2 Jahren fast unbemerkt diese Welt.

Er verfaßte ein »Praktisches Heilkräuterbüchlein« mit dem Titel »Chrut und Uchrut«.

Im Jahre 1911, zum erstenmal erschienen, galt es damals als eine wahre revolutionäre Tat. Und nahezu eine Million Exemplare kamen davon unters Volk.

Er selber gab sich Antwort auf die Frage: »Warum ich dieses Büchlein schrieb?«

»Von allen Seiten drängte man mich, das Beste von meinen verschiedenen Abhandlungen über Kräuter in einem Schriftchen herauszugeben. Wohl existieren eine Menge Kräuterbücher, besonders seit Pfarrer Kneipp selig die Pflanzen wieder zu Ehren gezogen hat. Allein die meisten sind zu umfangreich und zu teuer. Einzelne zu wenig praktisch. Oder benennen die Pflanzen ausschließlich mit hochdeutschen Ausdrücken, während bei uns« – damit ist die Schweiz gemeint – »oft andere Namen gebräuchlich sind.«

Pfarrer Künzle liebte sie alle, die Kräuter, ob Chrut oder Uchrut. Er liebte auch »das Silbermanteli, Alchemilla alpina«. Mehr eine Pflanze höherer Alpenwiesen. Die Wirkung ist ähnlich wie diejenige des Frauenmantels, Alchemilla vulgaris. Beide werden mit Vorliebe bei Frauenleiden eingesezt. Das Kraut enthält viel Gerbstoff und Bitterstoff.

Das Silbermantelkraut trägt den hohen Adel der Familie der Rosengewächse in sich. Wunder, daß sein Vorkommen in den Bergregionen das Seelenauge des Menschen stärkt und Klarsicht gewährt?

KLARSICHT   Silbermantel

Menschen und Tiere waren es, die Pfarrer Künzle wichtige Heilkräfte der Pflanzen lehrten.

Einfache Bauernfamilien vererbten in Hausmitteln das Wissen um die wundersamen Heilkräfte von Generation zu Generation.

Er sah, daß Hunde und Katzen Schließgras vertilgen, wenn sie an inneren Störungen leiden. – Die Vorliebe der Katzen für Baldrian stellte er staunend fest. – Ferner lernte er, daß der Wert des Thymians von den Ameisen so geachtet wird, daß diese kleinen Tierchen sogar ihren Bau damit bepflanzen. – Daß die Schafe die Schafgarbe vor allem dann gerne fressen, wenn sie an inneren Verletzungen leiden. – Daß Dohlen ihr Nest mit Tomatenblättern auskleiden, wenn sie von Flöhen und Läusen geplagt sind. – Daß Kühe, an Gliedersucht erkrankt, sich gerne in Hahnenfuß legen. – Daß verwundete Gemsen sich im Alpenwegerich wälzen.

Schon als Gymnasiast hatte er ein Herbarium angelegt. Später studierte er die Schriften der heiligen Hildegard, der großen Naturwissenschaftlerin des 13. Jahrhunderts, und »Meine Wasserkur« von Pfarrer Kneipp.

Darauf gründete sich seine Kräutermedizin.

Der Silbermantel oder Bergfrauenmantel, auch Silberchrut genannt, ist einer der kleinsten Rosenblütler alpiner Landschaften. Besonders in den westlichen Alpenländern bekannt. Oft »Alpensinau« genannt.

Wächst in den Alpenregionen auf dem Urgestein genauso wie auf Kalk. In Weiden, auf Geröllhalden und in Felsabschnitten zu finden. Gesammelt werden die kleinen, buschigen Blütenstände mit den grüngelben, unscheinbaren Blüten in den Monaten Mai bis August. Im Schatten trocknen.

Unterleibsdampf mit Silbermanteltee In 1 l kochendes Wasser werden 5 volle Eßlöffel getrockneten blühenden Krautes gegeben. Die Frau setzt sich an die Kante des Sessels. Zwischen die gegrätschten Füße wird der Teetopf gestellt, der

KLARSICHT Silbermantel

Unterleib mit einer Decke zugedeckt. Den Dampf einwirken lassen. – Nimmt Schmerzen, festigt den weiblichen Unterleib und die Geschlechtsorgane.

Silbermanteltee-Zubereitung 2 Teelöffel für 1/4 Liter kochendes Wasser. Abbrühen, 15 Minuten ziehen lassen. Abseihen. – Kräftigt die Herzmuskeln. Hilft abmagern. Heilt Eiterungen und Geschwüre im Unterleib aus.

Auch der Frauenmantel gilt als beliebtes Heilkraut in der Volksheilkunde Gesammelt wird das Kraut ohne Wurzel und im Halbschatten getrocknet. Die Teezubereitung ist die gleiche wie beim Silbermantel.

Stärkungsmittel der Muskulatur bei Kleinkindern Zu diesem Zweck nimmt man 4 volle Eßlöffel getrocknetes und zerkleinertes Kraut vom Silbermantel oder Frauenmantel. Brüht es mit 1 l Wasser ab, läßt es 15 Minuten ziehen. Seiht dann ab, gießt es dem Badewasser bei. Gut temperieren. Jeden dritten Tag ein Bad, ist für Kleinkinder sehr nützlich.

Bei schlecht heilenden Wunden Helfen Umschläge mit Frauenmantelaufguß.

Für Sitzbäder bei Unterleibsbeschwerden Nimmt man 2 Handvoll getrockneten Krautes auf 1 l Wasser. Auch Hand- und Fußbäder kann man in diesem Aufguß zur beschleunigten Wundheilung nehmen.

Als herzstärkendes Mittel Und zur Drüsenfunktionsförderung würde ich Frauenmanteltee 3 Wochen hindurch, morgens getrunken, sehr empfehlen. »Unpäßlichen« Frauen rate ich zu folgender Teemischung, da sie wahres Wohlbehagen verleiht: Frauenmantel 3 Teile, Schafgarbe 2 Teile, Faulbaumrinde 1 Teil, Brennessel 3 Teile, Kamille 2 Teile, Pfefferminze 3 Teile. Dieser Tee, ebenfalls durch 3 Wochen genommen, stärkt die weiblichen Organe.

Alkoholische Auszüge des Frauenmantels Haben die gleiche Heilwirkung wie Frauenmanteltee. Oft ist eine regelmäßige Behandlung mit Hilfe eines Auszuges leichter durchzuführen, da die Teezubereitung doch einige Zeit in Anspruch nimmt. – Wer Alkohol selbst als Konservierungsmittel für

KLARSICHT   Silbermantel

Heilstoffe ablehnt, sollte lieber beim Tee bleiben, obwohl ihm gesagt sei, daß die fertigen alkoholischen Auszüge auch stark verdünnt noch ihre Wirkung beibehalten, der Alkohol in seiner Wirkung jedoch reduziert wird.

Für die Körperpflege Frauenmantel in kaltgepreßtem Olivenöl angesetzt, kann für die Behandlung der Haut benützt werden. Im Verhältnis 1 : 4 14 Tage im warmen Raum oder an der Sonne stehen lassen, am besten am Fenster. Ist ein hervorragendes Pflegemittel für die Haut. Der Frauenmantel reinigt durch seine entzündungswidrige Eigenschaft, während das Öl für ein glattes Aussehen der Haut sorgt.

In der Küche Die kleinen, frischen Blätter des Frauenmantels sind eine gute Beigabe zu Salaten, wobei sie durch ihre eigenartige Form nicht nur dekorativ wirken, sondern auch sehr gesund sind. Für den erfrischenden morgendlichen Kräutertee eignet sich Frauenmantel als Bestandteil.

Die homöopathische Essenz Alchemilla dil D 2 Wird aus dem frischen Kraut gewonnen. Man nimmt 3mal täglich 10 bis 15 Tropfen gegen folgende Krankheiten: Blutarmut, Arterienverkalkung, Rheuma, Gicht. Auch bei Zuckerkrankheit kann man die Frauenmantelessenz nehmen.

Mit dem Wort Gottes können wir in uns manches freimachen, unser Vertrauen stärken. »Der Herr ist bei mir, ich fürchte mich nicht. Was können Menschen mir antun?« (Ps 118, 6)

Gottes Wort gleicht einer Brille, durch die wir erst die Wirklichkeit entdecken. »Ihr seid doch wiedergeboren, nicht aus vergänglichen Samen, sondern aus unvergänglichem, nämlich durch das Wort des lebendigen und bleibenden Gottes«. (1 Petr 1, 23)

OFFENSEIN — Schwarzer Holunder

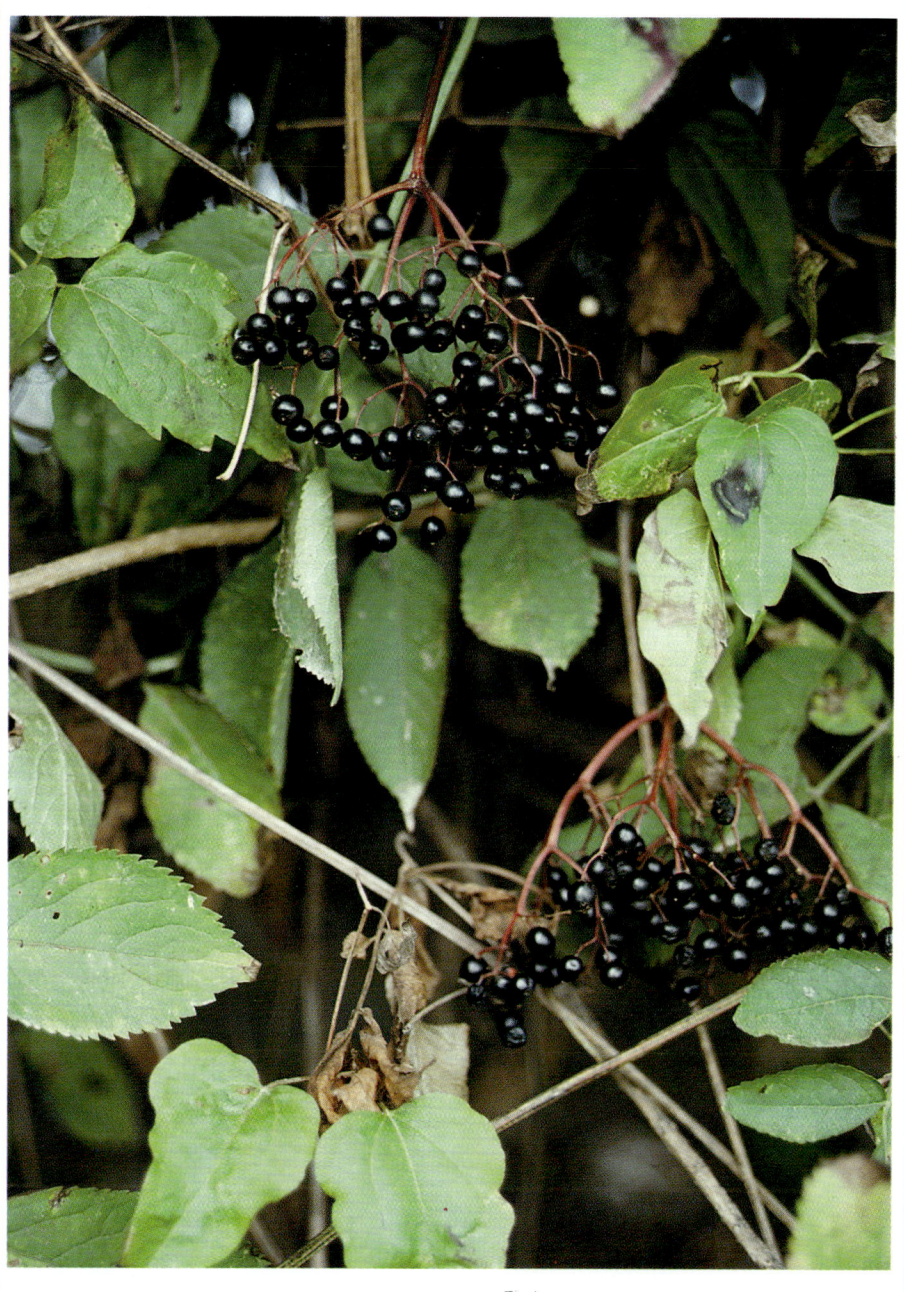

OFFENSEIN   Seelenblicke

Wenn draußen alles grünt und blüht, reißen wir Tür und Fenster auf. Lassen Licht und Wärme herein. Endstation unseres Offensein-Denkens? Darf nun gemächliche Zufriedenheit in unser Herz einziehen?

Nein. Weil »Offensein« im Leben eines jeden Menschen eine ganz wichtige Rolle spielt. Ich nicht Endstation bin.

In mir laufen viele Vorgänge ab.

Speisen und Getränke einmal aufgenommen, müssen sie in ihre Bestandteile zerlegt werden. Wir nennen dies Stoffwechsel. Funktioniert er nicht, dann kommt es zu einer Anzahl von Krankheiten.

Diabetes.

Rheuma- und Gichtleiden.

Fettsucht und Magersucht.

Ansteigen des Cholesterinspiegels.

Erhöhte Harnsäurewerte.

Und bei den Kindern zur Rachitis.

Wird dem ganzen nicht Sorge getragen, Abhilfe geschaffen, sind schwere Kreislaufstörungen die Folgeerscheinung. Die im Herztod gipfeln können.

So ist mein Mund nicht Ende, sondern Anfang beim Ernähren.

Gerade umgekehrt verlaufen die Stationen beim Reden. Da geht es von innen nach außen, vom Hirn zum Kehlkopf.

Aufnehmen, abgeben.

Dazwischen liegt das Umsetzen, Stoffwechsel genannt.

Funktioniert er, dann läuft vieles regelmäßig ab, wie am Schnürl eben. – Stockt es da drinnen, braucht es ein bestimmtes Etwas zum Auftun.

Das war und ist aber nur die eine Seite.

Die andere Seite? Das ist die Offenheit im Denken und Sinnen. Unendlich wertvoll und notwendig. Läßt sich als Bekenntnis ausdrücken. Ich glaube an die Macht der Liebe und daß sie allein es ist, die um den Menschen herum ein Reich des Friedens aufbauen kann.

OFFENSEIN — Seelenblicke

Noch wichtiger als die Ehrlichkeit nach außenhin ist die Ehrlichkeit mit sich selbst. Sie ist Grundlage für die Wahrhaftigkeit.

Ehrlichkeit, als die feste Charaktereigenschaft einer Persönlichkeit, umschließt Zuverläßigkeit, Treue, Redlichkeit und Wahrhaftigkeit. Klammert Betrug, Täuschung, Lüge, Angeberei oder Heuchlerei aus.

In Nieblum, auf der Nordseeinsel Föhr steht eine alte Kirche aus dem 11. Jahrhundert.

An einer Säule der Kirche hängt eine Elle, die früher als Normalmaß galt. Wer ein gültiges Maß haben wollte, mußte es an der Elle in der Kirche abmessen. Wenn jemand sich betrogen glaubte, konnte er in der Kirche nachmessen.

Es hatte einen tiefen Sinn, daß das Maß im Gotteshaus hing. – Es sagte jedem, daß bei jedem Kauf und Handel Gott das letzte Wort spricht. Und das war nicht nur so, als man noch an der Elle maß, es ist auch heute nicht anders.

Es war einmal ein Händler, der ging alle Tage vom Dorf in die Stadt, um einem Bäcker die Butter zu liefern, die dieser zum Backen nötig hatte.

Er brachte ihm täglich 5 Pfund Butter und nahm bei dieser Gelegenheit einen Fünf-Pfund-Brotlaib mit nach Hause.

Eines Tages wog der Bäcker die Butter nach, und siehe da, es war ein halbes Pfund zu wenig. Sofort stellte er den Händler zur Rede.

Der aber ließ sich gar nicht einschüchtern und gab zur Antwort: »Es tut mir leid, sehr leid, wenn da ein halbes Pfund Butter fehlt. Aber ich habe es immer so gemacht. Das heißt, ich habe daheim den Fünf-Pfund-Brotlaib auf die Waage gelegt und danach die Butter abgewogen. Denn ich habe mir gedacht, fünf Pfund sind auf der einen Waagschale genauso schwer wie auf der andern.«

Da war der Bäcker still und sorgte von da an dafür, daß der andere auch fünf Pfund Brot bekam.

OFFENSEIN   Seelenblicke

Offensein-Denken führt zur offenen Sprache. Führt zur Freiheit. Der Mensch verwirklicht sich im Du. In der Familie – dazu gehört die Volksfamilie, die Menschenfamilie –, in der Gruppe, in der Freundschaft.

In der Vereinigung mit Christus, in der Eucharistie, findet der Christ die Freundschaft.

Ein Missionar sah einen Neubekehrten Tag für Tag in tiefster Sammlung lange Zeit vor dem Tabernakel knien. Eines Tages fragte er ihn: »Josef, was sagst du denn dem lieben Heiland während der ganzen Zeit?« »Nichts, Vater, ich habe ja nicht in den Büchern lesen gelernt.«

»Aber was tust du denn so lange dort?«

Die Antwort war: »Ich halte meine Seele in die Sonne«.

»Gleichwohl schreiten gerade die am meisten in der Tugend voran, die, den größeren Schwierigkeiten und Widerständen trotzend, sich mit Mannesmut durchzusetzen suchen.

Wer sich jedoch tapfer einsetzt, wird, wenn er auch leidenschaftlicher veranlagt ist, doch größere Fortschritte machen als ein anderer, der bei glücklicher Veranlagung weniger Tugendeifer entwickelt.« (Thomas von Kempen)

Ghetto und Abkapselung sind immer eine Gefahr. Das ganze Universum ist für den Menschen geschaffen, und der Mensch ist für das Universum da. In dessen Zentrum steht Gott. Der unser Endziel, unser Alles ist. Wahrhaftig gegenwärtig unter uns.

In der Schöpfung finden wir Helfer zum Offensein für Leib und Seele. »Wo natürliche Mittel zur Stelle sind, wirkt Gott keine Wunder.« Pfarrer Künzle.

OFFENSEIN   Schwarzer Holunder

Unverwüstliches Leben zeigt sich in der Kraft, mit welcher der Holunder auf den steinigen Böden, Schuttplätzen, in Felsspalten und Mauerritzen, auf Ruinengemäuer Fuß faßt und wieder ausschlägt.

Er macht lange, sehr grüne und saftige Jahrestriebe. Die erst langsam verholzen, jedoch sich im Inneren nur zum luftigen weißen Mark verdichten. Was übrigens für die Geißblattgewächse – zu denen ja auch der Schwarze Holunder zählt – so charakteristisch ist.

Und die gefiederten Blätter? Sie bilden sich plastisch weich und krautig. Ihre Erscheinungsform spricht von der Wasserliebe unseres Gewächses. Das Waldränder, Halbschattiges sucht, um üppig zu gedeihen. Die Bodenfeuchte energisch an sich saugt, um sie durch sich hindurch in die Luft hinauszuatmen. Ein abgerissenes Blatt welkt deshalb sehr schnell.

Der Saft der Holunderblätter und frischen Triebe ist zuckerreich. Ruft oft Legionen schwarzer Blattläuse herbei, die im Überflusse schwelgen und ihrerseits wieder die Ameisen anziehen. Die aber auch an der Pflanze selbst Nektar finden. Dies alledings nicht in der Blütenregion, sondern ein Stockwerk tiefer. Die fadenförmigen Nebenblätter sind nämlich zu »Extranuptialien«, daß heißt zu außerblütigen Nektarien geworden.

So vieles in der Natur – für den, der sie beobachtet, mit ihr mitlebt und sie liebt – wirft Fragen auf. Diesen Fragen nachzugehen, Antwort zu suchen und sie schließlich gefunden zu haben, lohnt tausendfach jede dafür aufgewandte Mühe.

Ist man der starken Aufsprießkraft der »Hollerstaude« so recht gewahr geworden, muß man sich fragen: Ein Gewächs mit soviel übersprudelnder Lebenskraft, warum bringt das nicht einen hohen Baum hervor, sondern nur ein holziges Gesträuch, ein mäßiges Bäumchen?

Dies liegt offensichtlich an den Kräften, die nach raschem erstem Wachstum den Sproß in Verzweigungen aufspalten,

OFFENSEIN   Schwarzer Holunder

die alsbald in die breiten Schirmdolden auslaufen, in denen das Wachstum in unzählige rahmweiße Blütensternchen zersplittert.

Wie der Kreisumfang den Radius senkrecht durchkreuzt, so begrenzt die Blütenschirmfläche – ein Abbild des Sphären-Umkreises – die radiäre Sprießkraft des Sprosses.

Ich bewundere die tausend Sonnenperlen der Holunderblüte. Sie tragen ihr schattig-feuchtes Wesen hin in die Sonne. Und daraus wird wärmendes Offensein im wahrsten Sinne des Wortes.

Der Schwarze Holunder zählt zu den heilkräftigen Bäumen und Sträuchern, die eine stark eröffnende Kraft besitzen. Nicht umsonst gilt die »Hollerstaud'n« als Apotheke des kleinen Mannes. In der Volksheilkunde wird alles an ihr mit viel Erfolg benutzt. Der auftuenden, eröffnenden Kraft wegen, über die Poren der Haut und mittels der Ausscheidungsorgane. Darin liegt das Geheimnis der Beliebtheit dieser Pflanze.

Holunderblüten-Tee nach überstandener Winterszeit Nach dem Austrieb im Frühling werden die Blätter gesammelt. Riechen etwas unangenehm. Frisch oder getrocknet wird damit im Heißaufguß ein Tee zubereitet. – 3mal täglich warm und schluckweise 1 Woche lang getrunken, räumt er so richtig mit den giftigen Rückständen der Winterzeit im Körper auf.

Holunderblätter in altem Wein gesotten Für 1 l guten Weißwein nimmt man 4 Eßlöffel zerkleinerter frischer Blätter, kocht kurz auf. Läßt 1 Stunde ziehen, seiht ab. Dunkel und kühl lagern. In kleinen Gläschen 2- bis 3mal täglich eingenommen, hilft es bei Harnbeschwerden und dient als erprobtes Blutreinigungsmittel.

Die jungen Blattsprossen in der Küche verwendet Die jungen Blattsprossen werden mit heißem Salzwasser gut abgebrüht. Mit Essig und Öl als Salat zubereitet. Allein oder als

Mischung mit anderen Frühjahrskräutern. Eine vorzügliche Blut- und Magenreinigung.

Reichlich genossen, ein ausgezeinetes Mittel bei Stuhlschwierigkeiten. – Menschen mit normalem Stuhlgang aber sollen vorsichtig sein, da Holunder-Blattsprossen stark abführend wirken.

Holunderblüten-Tee, besonders schweißtreibend Holunderblüten sammelt man in den Monaten Mai und Juni bei schönem Wetter und trocknet im luftigen Schatten. Im Aufguß zubereitet, mit 1 1/2 bis 2 Teelöffeln pro 1/4 l kochendem Wasser.

Holunderblüten-Ernte Das Ernten der Holunderblüten muß gekonnt sein. Man schneidet die ganzen Blütenstände ab, bündelt sie oder legt sie auf reinem unbedrucktem Papier aus. Dann werden die kleinen Einzelblüten abgerebelt und noch einmal nachgetrocknet. Es ist wichtig, daß das Trocknen sorgfältig geschieht, damit die Wirkstoffe nicht zerstört werden.

Wie Holunderblüten-Tee wirkt Stark schweißtreibend. Reinigt die Poren der Haut. Baut überschüssige Harnsäure ab.

Bei Katarrhen, Heiserkeit und Husten, die von Erkältung herrühren, treten naturgemäß Stauungen auf. Die Schweißdrüsen werden sozusagen gesperrt. Die Öffnung nach außen verhindert. – Holunderblüten-Tee erfüllt hier einen Nachholbedarf, öffnet und reinigt.

Rheumatismus und Gicht verlieren ihre schmerzenden Eigenschaften. Bei Masern und Scharlach treibt Holunderblüten-Tee den Ausschlag heraus. Führt eine raschere Heilung herbei. Verhindert Komplikationen.

Holunderbeeren reifen im September Frische Beeren kocht man zu Marmelade ein. Die Beeren mitgekocht und Kompotten beigemischt, vor allem Zwetschken oder Äpfeln, tun dem Magen sehr wohl. Holunderbeeren-Marmelade kann aber auch pur genossen werden. Gut bei Magenschleimhautentzündung, zu starken Gärvorgängen im Darm. Bei unreiner

OFFENSEIN	Schwarzer Holunder

Haut, damit die Säftebildung im Körper geregelt und die Ableitung von Schadstoffen beschleunigt wird.

Holunderbeeren-Saft, hoch angesehen Die Beeren ergeben einen vorzüglichen blutbildenden und erwärmenden Saft. Eines der besten Heilmittel gegen trockenen, bellenden Kehlkopfhusten, Heiserkeit und Rachenkatarrh. Außerdem wird das Blut gereinigt. Stündlich vom Saft 1 Eßlöffel voll nehmen.

Holunderwurzel-Tee, ein wuchtiger »Fegebesen« Müssen Holunderstauden entfernt werden, dann soll man die feinen und mittelstarken Wurzeln sammeln. Unter fließendem kaltem Wasser reinigen. Trocknen, kleinschneiden. 1 vollen Eßlöffel davon in 1/4 l kaltem Wasser über Nacht ansetzen, aufkochen, abseihen. Lauwarm trinken. Ist harntreibend, nierenreinigend bei Anfängen von Wassersuchtleiden. Hilfreich bei mangelhaftem Harnabgang. Führt alle schlechten Säfte ab. Nimmt Unlustgefühl und Schwermut.

Holunderrinden-Tee von breitfächriger Wirkung Die äußere braune feine Rindenschicht wird abgeschabt. Die zweite grüne Rinde zerfasert, genauso wie Wurzeltee zubereitet. Reinigt das Blut über den Darm. Bei veralteten Drüsen, Anschwellungen, Kröpfen, Arterienverkalkung. Bei innerlicher und äußerlicher Krampfadernverhärtung.

Holunderwurzel- und Rindentee wirken am besten, wenn man längere Zeit hindurch täglich nur 1 Tasse trinkt.

Nicht umsonst nannten die Alten den Holunderstrauch »Gottessegen-Busch«. Sie hatten gar nicht unrecht. Weil Gottes Liebe allumfassend ist. – Mich dafür bereitzuhalten, mich dafür zu öffnen, welch herrliche Aufgabe. Die meinem Leben Sinn verleiht.

Unsere Zeit braucht aufgeschlossene Menschen, deren Seelenkräfte wach und beweglich sind. – Unsere Nahrungsmittel sollen eben Heilmittel sein, für Leib und Seele in einem. Die ein unteilbares Ganzes sind.

LEBENSMUT Eiche

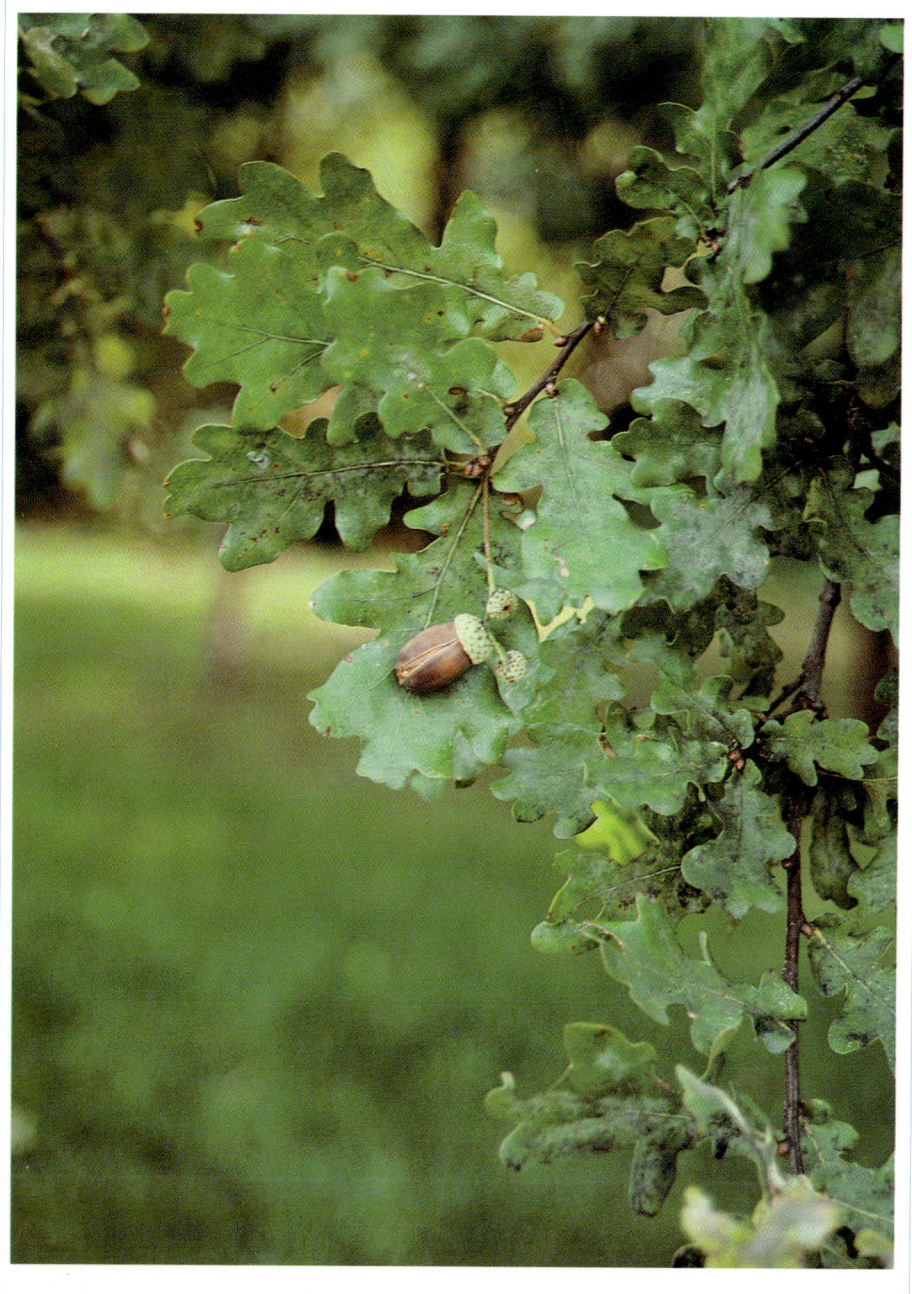

LEBENSMUT   Seelenblicke

Unermüdlich ist dein Herz. Schon vor deiner Geburt begann es zu schlagen und hämmert Tag und Nacht, ein Leben lang. – Verdient dieses Wundergefüge in deiner Brust nicht mehr Beachtung und Sorgfalt?

Zwei Priesterfreunde befinden sich während des letzten Sommers auf einer Wandertour in den Südtiroler Bergen. Schreiten rüstig und froh auf dem Jaufenpaß einen alpinen Spazierweg entlang.

Einige Meter hinter seinem Kameraden setzt sich der eine Pfarrer plötzlich nieder. Sinkt kurz darauf zurück in die blühende Almwiese.

Trotz sofortiger Wiederbelebungsversuche durch seinen Gefährten und herbeigerufene Bergsteiger konnte der verständigte Notarzt des Rettungshubschraubers nur mehr den Tod des 61jährigen Priesters durch akutes Herzversagen feststellen. – Herztod im Urlaub.

Wie lange währt das Leben eines Menschen? Durchaus keine naive Frage. Solange sein Herz schlägt. Solange es unermüdlich seinen getreuen Dienst versieht.

Hört es auf zu schlagen, dann schließt sein Besitzer die Augen für immer, und sein Leben ist abgeschlossen.

Wie undankbar sind wir aber dem stets zuverlässig arbeitenden Organ gegenüber. Nicht nur das, auch rücksichtslos sind wir. – Ein lebendes Wunder tragen wir wahrhaftig in unserer Brust. Staunen müssen wir über den großartigen Geist schöpferischer Gestaltungskraft, der es geschaffen hat.

Halte einen Augenblick inne. Schließe die Augen. Bedenke, dein Herz ist kein Klumpen, in dem es brodelt und spukt. Könntest du doch die Anordnung der Muskelfasern sehen. – Jede dieser Fasern setzt sich aus kleinen Strängen zusammen. Fibrillen heißen sie. Feinste Muskel- und Nervenfäserchen sind es. Wie ein sorgfältig geordnetes Kabel, sogar noch mit Querwänden versehen. Jede Zelle wird zusätzlich von einer elastischen Hülle umgeben. – Das alles kann nicht zufällig sein.

LEBENSMUT　　　　　　　　　　　　Seelenblicke

Die Herzwand ist aus Tausenden solcher Kabel zusammengesetzt. Und durch das ganze wohlgeordnete Gefüge zieht sich ein feines Netz ernährender Adern, erregender Nerven.

Die Heiligkeit Gottes im Menschen ist Auftrag, sich vom Elend heldenhaft zu lösen und sich zum »Heiligen« emporzuschwingen. Die »Vergöttlichung« ist Berufung zum Mut, Großmut und zum Heldentum.

Nichts gibt mehr Kraft und Mut als die Liebe. Das sehen wir schon bei den Tieren.

Die Henne ist von Natur sehr furchtsam. Hat sie aber Junge und sieht sie eines davon in Gefahr, so geht sie auch gegen weit größere und stärkere Tiere, ja selbst gegen den Menschen los. Und entwickelt dabei einen Mut, eine Kraft, die man ihr sonst nicht zutrauen würde.

So ist es noch viel mehr beim Menschen. Großer Mut wächst aus großer Liebe.

Die Entschiedenheit Jesu war für die herrschenden Kreise bedrohlich. Das Volk spürte SEINE innere Autorität. Vor allem die einfachen Menschen. Sie, die unter den sozialen und religiösen Ungerechtigkeiten besonders litten, liefen IHM in hellen Scharen nach.

Immer wieder versuchten die Gegner Jesu, IHN mit Fangfragen in die Falle zu locken. ER aber drehte in solchen Situationen meist den Spieß um, so daß die scheinheiligen Frager am Ende selbst die Entlarvten und Blamierten waren.

Kurz vor SEINER Verhaftung provozierte ER noch einmal SEINE Gegner. Reitet wie der verheißene Messias auf einem Esel in Jerusalem ein. ER treibt mit einer Peitsche die Geldwechsler aus dem Gotteshaus.

Schmerz ist ein Alarmsignal. Ist nicht sinnlos. Das gilt auch vom Unlustgefühl und der Mutlosigkeit. Wir sollten darauf achten, dagegen etwas unternehmen. Nicht leichtsinnig mit dem Herzen umgehen.

LEBENSMUT Seelenblicke

Schmerz und unliebsame Gefühle machen auf drohende oder vorhandene Schäden aufmerksam. Können deswegen als Warnsignale im menschlichen Körper angesehen werden.

Ein engmaschiges Nervenfasernetz durchzieht ihn, und bei allen auftretenden Gefahren signalisiert er »Schmerz«.

Alle lebenswichtigen Vorgänge im Körper werden peinlichst genau überwacht. Dazu gehört ein gut funktionierender Blutkreislauf. Er ist die Basis für unsere Existenz.

Zucker und Sauerstoff, Aufbaustoffe, Vitamine und Nährstoffe muß er Sekunde um Sekunde bis in die letzte Körperzelle transportieren.

Tritt eine Stauung auf, wird der normale Blutfluß behindert. Und damit die gesunde Nahrung eines Teilgliedes in der Zellenstaat-Union unseres Körpers gefährdet. Dies rüttelt an den Grundfesten unseres Bestehens.

Unser Leben will leben. Der Körper kann Schaden einfach nicht stumm hinnehmen. Er meldet sich.

Welch ein Glück, daß wir jede »Verkehrsstockung« in unserem Körper empfinden, und zwar als Schmerz.

»Trage des Lebens Mühen mit dem Blick auf den unvergänglichen Lohn. Das Erbe des Himmels ist wahrhaftig der Mühe wert.« So heißt es in der »Nachfolge Christi«.

Überall dort wo träger Blutfluß herrscht, lagern sich Stoffwechsel-Schlacken ab. Je träger der Blutfluß, umso schlackenbeladener das Blut. Je schlackenbeladener das Blut, desto stärker wird der Druck auf das Gewebe und gleichzeitig auch auf die Endungen der Gefühlsnerven. Und der Schmerz als Warner ist da.

Wunder, wenn uns Mutlosigkeit erfaßt? Das Herz ins Sinnlose schlägt? Wir verstehen dann erst so richtig, welche Verantwortung wir für uns selber haben.

LEBENSMUT   Eiche

Mächtig streben die starken Lebenskräfte der Eiche hin zum Riesenbaum. Gelassen setzt die Dämpfung im Gegenbereich ein. Das Wachstum vollzieht sich nicht stürmisch, sondern unaufhaltsam, langsam.

Die Tugend der Tapferkeit galt ursprünglich als die Tugend des Wehrstandes. Sie bezeichnet Unerschrockenheit im Bestehen von Gefahren. Ihren Urquell hat sie in der Hochgemutheit des Geistes. Als geistige Haltung schenkt sie Mut zu aktivem Verhalten, um Angst und Furcht zu überwinden.

Eichenholz ist sehr beliebt. Es ist hart, aber nicht spröde. Es ist belastbar, aber nicht weich. Wird es gefordert – als Pilot von Brücken unter Wasser lange Zeit gehalten –, kann es fast ehern werden. So ist es auch bei der Tapferkeit.

Es bedarf des Augenmaßes für das im Augenblick Sinnvolle. Man muß den eigenen Mut zur Leidensübernahme in einem zumutbaren Ausgleich mit der Belastbarkeit des Nächsten bringen. Christliche Tapferkeit, die der Geistesgabe der Stärke entspringt, fordert Unterscheidung der Geister.

Der Eiche Kraft kommt der menschlichen Schwäche vielfach zugute. Uralte Vorstellungen, daß Krankheit und Gebrechen durch den Baum ausgeglichen werden können, sind im Volksglauben nicht ausgestorben.

Gespenstischen Riesen gleich greifen die mächtigen Baumrecken mit knorrigen Armen in die Lüfte, als wollten sie ihre Baumkraft aller Welt hilfreich offerieren.

Auf dem ganzen »Eiche-Sein« beruhen die Vorstellungen, uralt und doch zeitnah, von der Heilkraft des Eichenbaumes.

Gerbstoffe und ihr seelischer Einfluß   Gerbstoffhaltige Bestandteile prägen die Wirkung der Eichenrinde. Vor allem sind es Quercin und Tannin. – Ein kleines Stück der Eichenrinde, kaue es. Ein merkwürdiges, zusammenziehendes, adstringierendes Gefühl empfindest du bald. Was geht dabei im Innern unseres Organismus vor sich?

Kommen gerbstoffhaltige Bestandteile auf die Schleimhaut, so wird das in ihrer obersten Schicht enthaltene Eiweiß ausgefällt. Es folgt eine gewisse Abdichtung der Zellen.

Der Gerbstoff »härtet« die Schleimhäute und entzieht den Bakterien den Nährboden. Später werden diese »gegerbten« Schleimhäute abgestoßen, um einem neuen gesunden Gewebe Platz zu machen. Ähnlich ist auch die Wirkung im Darm.

Eichenrinde wirkt also vor allem über die Haut. Sei es im Innern des Körpers als auch an dessen äußeren Oberfläche. Das Zuviel wird abgestoßen, das Essentielle in den Vordergund gerückt. Die Vorherrschaft des Leiblichen gebrochen, dem Seelisch-Geistigen der Weg frei gemacht.

Reichliches Essen und Trinken wird leider heute noch in den breiten Volksschichten hoch eingeschätzt. Als ein endlich erreichter sozialer Fortschritt gewertet. Wohlleben und Wirtschaftswunder werden nicht selten zur bequemen Decke, mit der man geistig-seelische Invalidität und Proletentum verschleiern und zudecken möchte.

Niedertracht und Edelmut stehen sich in uns stets gegenüber. Die Frage lautet nur, wer von beiden die Oberhand gewinnt. – Was hinunter trachtet, das Niedere. Oder was den Mut hat zum Edlen.

Reichhaltiges Anwendungsgebiet des Eichenrindentees
Im Vordergrund stehen alle entzündlichen Erkrankungen der Magen- und Darmschleimhäute. Wobei seine besondere Wirksamkeit bei Darmkatarrhen in tiefer gelegenen Darmabschnitten hervorgehoben werden muß. – Der Tee wirkt auch leicht stopfend, wenn Durchfälle auf eine Darmentzündung zurückzuführen sind. – Haben Darmbeschwerden jedoch eine nervöse Ursache, dann ist Eichenrindentee nicht anzuraten. – Bei Magen- und Darmgeschwüren hingegen kann dieser Tee nur empfohlen werden. Bald wird die blutstillende und gewebsverdichtende Wirkung eine wesentliche Erleichterung und Abheilung herbeiführen. – Bei chronischen Entzündungserscheinungen der Niere, bei Gelbsucht und Leberschwellungen und bei jeder Art von Zuckerkrankheit

LEBENSMUT   Eiche

kann Eichenrindentee bestens eingesetzt werden. – Nicht zuletzt verwendet man Eichenrindentee für Bäder bei schmerzenden Frostbeulen, Hautekzemen und Schweißfüßen. – Warme Sitzbäder mit Eichenrinden-Absud sind angezeigt bei Hämorrhoiden, Mastdarmvorfall und Mastdarmfisteln.

Zubereitung einer Eichenrinden-Abkochung 1 1/2 bis 2 gehäufte Teelöffel geschnittener Eichenrinde werden mit 1/4 l kaltem Wasser übergossen. Zugestellt, zum Sieden gebracht und bis zu 5 Minuten lang gekocht. Danach abseihen und innerlich lauwarm anwenden. – Normalerweise trinkt man 3 Wochen lang täglich früh und abends je 1 Tasse. Setzt aber unbedingt 1 Woche aus, um wieder neu zu beginnen.

Gurgeln mit Eichenrindentee Gurgeln mit Eichenrindentee, wenn sich Bläschen in der Mundhöhle bilden, der Sitz der Zähne im Zahnfleisch gefestigt werden soll. Zahnprothesen schmerzen. Die Stimme häufig versagt oder rauh wirkt. – Das Gurgeln hat aber nur dann einen Sinn, wenn es recht häufig durchgeführt wird, etwa alle 3 Stunden.

Eichelkaffee und seine Wirkung Der Eichelkaffee wird besonders bei der Englischen Krankheit der Kinder, der Rachitis, aber auch bei Skrofeln sowie bei Ruhr und Blasenleiden empfohlen. – Bei Drüsenschwellungen, vor allem denen der Schilddrüse, worunter vorwiegend Frauen im auslaufenden Klimakterium, zwischen 50 und 60, leiden. – Auch Personen, die an Ekzemen oder Augenkatarrhen erkrankt sind, sollten den Eichelkaffee mindestens ein- bis zweimal wöchentlich regelmäßig trinken. – Bei fortgeschrittenen Leiden Eichelkaffee jeden zweiten Tag nehmen.

Richtige Zubereitung von Eichelkaffee Im Herbst werden die reifen Eicheln gesammelt. Die Kerne geschält, in kleine Stückchen von der Größe einer Kaffeebohne geschnitten und bei nicht zu heißem Feuer geröstet. Wobei sie eine schöne braune Farbe bekommen sollen, aber nicht schwarz werden dürfen. – Zu stark geröstete Eicheln büßen den Geschmack und die Heilkraft ein. Die gerösteten Eicheln nicht mahlen, sondern sofort im Mörser zerstoßen, da sie durch Lagerung

LEBENSMUT   Eiche

bald zäh werden. In dicht verschlossenen und dunklen Glasbehältern aufbewahren.

Die Eicheln dürfen vor dem Rösten nicht mit kochendem Wasser abgebrüht werden, um ihnen das Bittere zu nehmen. Denn es ginge dabei der charakteristische Geschmack und der Gehalt an wertvollen Nähr- und Heilstoffen verloren. Da die Eicheln außer dem Gerbstoff große Mengen an Stärke, Zucker, Eiweiß und Fett enthalten.

Das Eichelpulver wird mit heißem Wasser aufgesetzt und 10 Minuten lang gekocht, abgeseiht, mit Honig gut gesüßt und erst zuletzt Milch dazugegeben.

Eichenblättertee Führt dem Organismus Kalk zu. Stärkt das Gedächtnis, wirkt der Alters-Osteoporose entgegen, dem Schwund des festen Knochengewebes und Vergrößerung der Markräume. Auch in den Wechseljahren zu empfehlen.

Junge Eichenblätter in den Monaten Mai und Juni sammeln. Frisch verwenden oder bei Zugluft zuerst im Schatten vortrocknen, dann bis 40 Grad Celsius nachtrocknen. Zerrebeln. In gut schließenden Glasgefäßen aufbewahren. Der Tee wird im Heißaufguß zubereitet. 1 voller Eßlöffel für 1/4 l kochendes Wasser. 15 Minuten ziehen lassen, abseihen. – Täglich 3 Tassen jeweils vor den Mahlzeiten trinken.

Je größer die Stürme, desto fester wurzelt die Eiche. Tief und wahr, aber auch zeichenhaft ist des alten Sprichwortes Sinn.

Unerschütterlich fest wie die grüne Eiche, so soll auch der charakterfeste Mensch sein. Deswegen werden hervorragende Leistungen auf dem Gebiet der Kunst und des Sportes symbolisch durch Eichenkränze geehrt. Und der Eiche Laub schmückt als »Bruch« den Hut des glücklichen Weidmannes.

NATÜRLICHKEIT Quendel

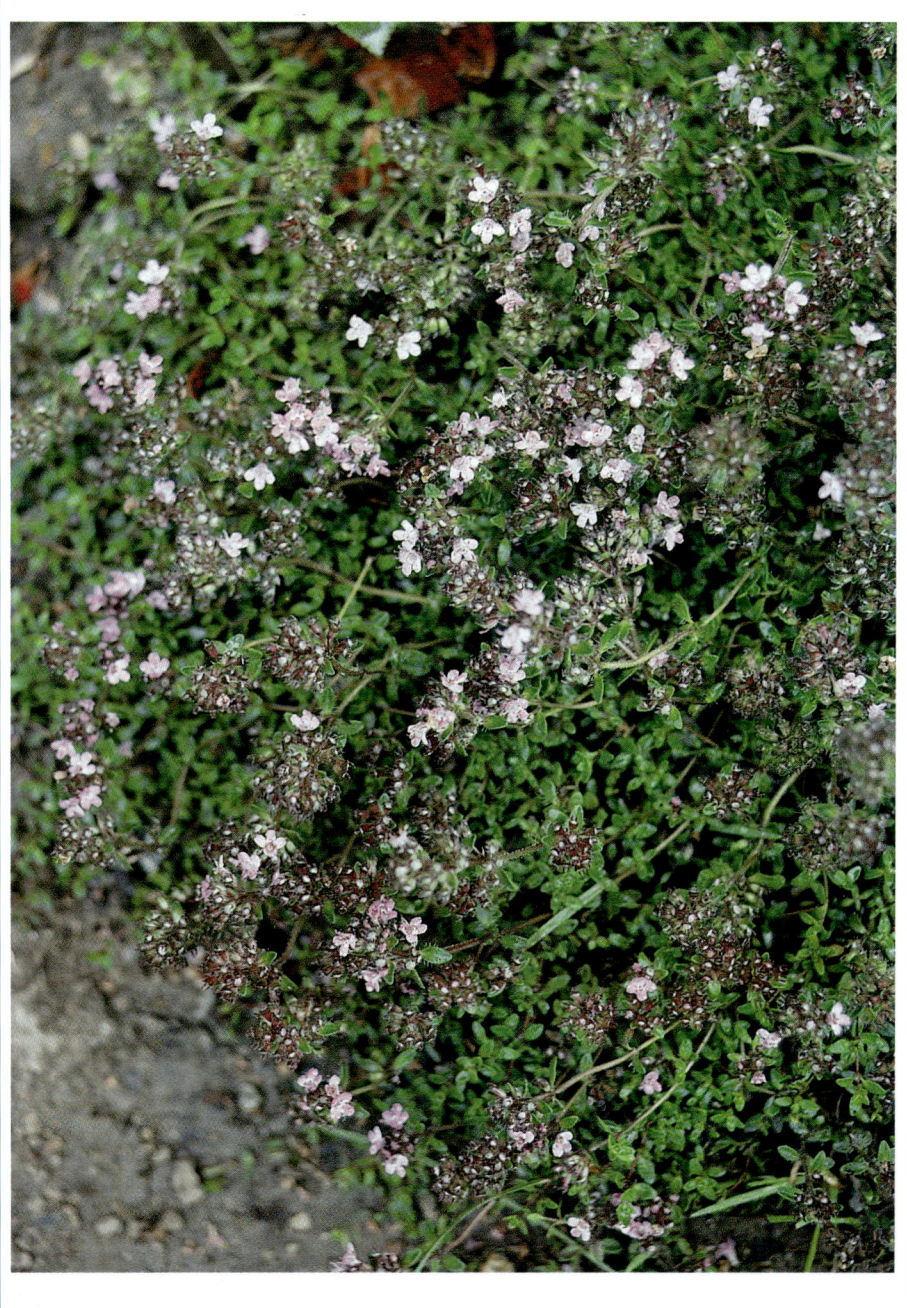

| NATÜRLICHKEIT | Seelenblicke |

Jesus nahm SEINE Umgebung sensibel wahr und hatte ein reiches Gefühlsleben. ER freute sich über alles, was IHM »der Vater« übergeben hatte. ER zagte und schwitzte aber auch Blut im letzten Kampfe.

Thomas Merton, 1915–1968, einer der bedeutendsten Vermittler christlicher Mystik an seine Zeitgenossen in und außerhalb der Kirche, entstammte einer Künstlerfamilie aus Frankreich. Verlor mit sechs seine Mutter. Begann mit dem Vater ein unstetes Wanderleben zu führen. Über die Bermuda-Inseln, USA, Frankreich, England. Mit sechzehn verlor er auch den Vater.

Nach dem Schulabschluß beginnt Thomas mit dem Studium in Cambridge. Bald aber ist er bekannt für seine Kneipentouren. Seine frechen Karikaturen. Und nicht zuletzt durch seine »Weibergeschichten«. – Ein uneheliches Kind aus dieser wilden Zeit kommt später bei einem Bombenangriff auf London ums Leben.

Gleichzeitig überkommt ihn ein wachsender Ekel vor sich selbst. Er geht 1934 in die USA. Zieht in die Nähe von Harlem. Schließt sich der kommunistischen Partei an. Beginnt aber gleichzeitig, sich mit religiösen Themen zu befassen. Ein hinduistischer Studienfreund empfiehlt ihm, die »Bekenntnisse des heiligen Augustinus« und »Die Nachfolge Christi« des Thomas von Kempen zu lesen.

1938 empfängt Merton die katholische Taufe. Seine Freunde bezeichnen es als einen seiner vielen »Spleens«. Thomas aber meint es ernst.

Er will Franziskaner werden. Aber als er dort ungeschminkt seine Lebensgeschichte klarlegt, wird selbst einem geistigen Sohne dessen, der »die Sonne besungen hat«, bange. Thomas Merton wird abgelehnt. Das trifft ihn tief.

Er gibt nicht auf. Lebt wie ein Mönch. Läßt das Rauchen. Macht Exerzitien im strengsten Kloster des Landes, in der Trappistenabtei Gethsemani, Kentucky. Wo neben allen anderen Gelübden strengstes Schweigen gepflegt wird. 1941

NATÜRLICHKEIT — Seelenblicke

tritt er dort als »Father Louis« ein. Nur viermal in 27 Jahren hat er das Kloster zu einer Reise verlassen. Aber sein Engagement als Schriftsteller wurde weltweit wirksam. Sein erstes Buch »Der Berg der Sieben Stufen«, die Schilderung seiner Bekehrung – ein wahrer Bestseller.

In der zweiten Hälfte seines Lebens nahm er energisch und klarsichtig Stellung zu den aktuellen Problemen seines Landes. Er sah von seiner geistlichen Warte aus den Vietnamkrieg, den Rassenkonflikt, die Bürgerrechts- und Friedensbewegung und das Wettrüsten.

1965 zog er sich als Eremit in ein abgelegenes Kloster seines Ordens zurück. Behielt seine Korrespondenz bei. Vertiefte sich in fernöstliche Traditionen der Mystik.

1968 darf der Mönch Louis Merton zu einer Ordenskonferenz nach Bangkok in Thailand. Er begegnet bei dieser Gelegenheit dem Dalai Lama. Beide Männer sind tief voneinander beeindruckt.

Im fernen Asien sollte das Leben des mittlerweile 53jährigen enden. An einem defekten Heizkörper im Hotelzimmer zieht sich der Mönch einen tödlichen elektrischen Schlag zu. Er hinterließ 60 Bücher.

Die Ironie des Schicksals will es, daß ausgerechnet eine amerikanische Kampfmaschine im militärischen Einsatz von Vietnam die sterblichen Überreste dieses Kämpfers für den Frieden – der sich ganz für die Natürlichkeit in jeder Hinsicht eingesetzt hat – nach Amerika in sein Kloster zurückbringt.

Wer seine materiellen und geistigen Güter nur für sich selbst verwendet, leistet nichts Bleibendes. Eine ehrliche, taktvolle Haltung gegenüber unserer Umwelt sollte Kennzeichen für jeden Christen sein.

In seinen Geschichten für das richtige Leben erzählt Anthony de Melo von einem christlichen Gelehrten, der jede Einzelheit in der Bibel wortwörtlich nahm, daß er einmal von einem Kollegen gefragt wurde: »Laut Bibel wurde die Erde vor

NATÜRLICHKEIT Seelenblicke

rund 5000 Jahren geschaffen. Aber wir haben Knochen ausgegraben, die zeigen, daß schon vor Hunderttausenden von Jahren Leben auf diesem Planeten existierte«.

Schlagfertig erwiderte der Gelehrte: »Als Gott die Erde vor 5000 Jahren schuf, vergrub er absichtlich diese Knochen im Boden, um zu sehen, ob wir wissenschaftlichen Behauptungen mehr Glauben schenken als SEINEM heiligen Wort.«

Ein weiterer Beweis, daß sturer Glaube zur Entstellung der Wirklichkeit führt.

Die Natürlichkeit und Einfachheit, mit der Christus lehrt, ist verblüffend. ER will offenbaren, klarmachen. Deshalb spricht er in Gleichnissen. SEINE Lehre steht anschaulich – wie ein Bild – da.

Jesus erklärt, wie Salz und Sauerteig wirken: »Denn jeder wird mit Feuer gesalzen werden. Das Salz ist etwas Gutes. Wenn das Salz die Kraft zum Salzen verliert, womit wollt ihr ihm seine Würze wiedergeben? Habt Salz in euch und haltet Frieden untereinander.« (Mk 9, 49–50) »Und er erzählte ihnen noch ein Gleichnis: »Mit dem Himmelreich ist es wie mit dem Sauerteig, den eine Frau unter einen großen Trog Mehl mischte, bis das Ganze durchsäuert war.« (Lk 13, 21)

Jesus hatte einen Blick für die Schönheit der Natur. Flora und Fauna inspirierten ihn. Die Lilien auf dem Felde oder der Spatz, der ohne Gottes Willen nicht zu Boden fällt.

Typisch für Natürlichkeit und Sensibilität ist das Hellviolett des Quendels. Seine Tönung zeichenhaft gesehen, ist schillernd und außergewöhnlich, melancholisch und mystisch-zwiespältig. Violett ist die Farbe der Wandlung durch Schmerz und Tod.

NATÜRLICHKEIT　　　　　　　　　　　　Quendel

Den Dünnhäuter und den Dickhäuter, diese zwei Arten von Menschen gibt es. – Starke Nerven haben. Sich durch nichts aus der Ruhe bringen lassen. Sonnige Nerven haben. An Einfällen nicht verlegen sein.

Dünnhäuter sind übermäßig empfindsam. Je begabter der Mensch, umso zugänglicher ist er der Nervenschwäche. In seinem Nervensystem übermäßig tätig, verbraucht er in besonderem Maße Nervenkraft. Die Lebensenergie sickert wie durch ein Loch in die Tiefe und läßt Schwäche zurück.

Heilend, aber auch vorbeugend einzugreifen, dazu gibt es verschiedene Möglichkeiten. Einige seien hier aufgezeigt.

Der Dickhäuter hingegen ist stabiler, er steht fester da. Ihn kostet alles »viel weniger Nerven«.

Im würzigen Aroma sommerlicher Alpenmatten lebt sein Duft. Die Bienen finden in den hellvioletten Blütenständen, die aus dem Blattwerk am Boden aufstreben, reiche Ernte. – Das ist der Quendel.

»Feldthymian«, auch »Sandthymian«, wurde früher gern am Sonnwendtag ans Vieh verfüttert, in der Hoffnung, mehr Milch zu bekommen.

In späteren christlichen Zeiten legte man den Kranken geweihte Quendelkränze zur Heilung unter den Kopf.

Auch geräuchert wurde mit Quendel.

Die Braut gibt sich Quendel in die Schuhe, damit ihr Geliebter keine andere ansieht. Und wollte sich einem Bauernmädchen der Teufel nähern, dann hielt ihn der Quendel, den sie bei sich trug, davon ab.

Groß war das Vertrauen, das man in den wildwachsenden Thymian setzte. Bei allen Übeln, die mit keiner gewöhnlichen Arznei zu behandeln waren, da sollte Quendel immer noch der letzte Helfer in der Not sein. Und dies besonders gegen Krankheiten, die durch böse Einflüsse und dämonische Einwirkungen entstanden sind.

NATÜRLICHKEIT   Quendel

Quendel wird auch – wie viele andere Gewächse, die als »Unser-Frau-Bettstroh« bezeichnet werden – als Beigabe zum Strohsack verwendet. Man nannte diese Füllung »Marienbettstroh«. Sie wurde im Mittelalter bei allerlei Erkrankungen, aber auch schwangeren Frauen empfohlen. Der Quendel soll schädliche Erdstrahlen beseitigen und auf diese Weise heilen und Geburten erleichtern.

Quendel, der Feldthymian, ein aromatisch duftendes Heilkraut, ist in der Volksmedizin sehr beliebt. Besonders dann, wenn Seele und Leib überbelastet sind. Eine entschiedene Kehrtwende zur Natürlichkeit nottut.

»Weil er auf der Erde kriecht«, deswegen ist der Feldthymian zu seinem Namen »Quendel«, der Kriecher, gekommen. Eine Heilpflanze, die im Altertum bestens bekannt war, durch die heilige Hildegard von Bingen aber noch volksnäher geworden ist.

Nach einer alten Tiroler Sage soll sich Unsere Liebe Frau bei ihrem Gang über das Gebirge auf einem »Karwendlrasen« ausgeruht haben.

Der Quendel oder »Karwendel« blüht in den Monaten Mai bis August. Man findet ihn an trockenen, steinigen Orten. An Böschungen und Wegrändern. Sowie auf mageren sonnigen Waldwiesen und Waldrändern. Ja, sogar auf Felsplatten und alten Mauerresten.

Die ganze Pflanze, besonders aber die Blüte und das Blatt, duftet sehr stark und charakteristisch.

Heilwirkung des Quendels   Ein gutes Tonikum von auswurffördernder, magen- und nervenstärkender Eigenschaft. Wirkt krampflösend, keimtötend, beruhigend. Der reiche Gehalt an ätherischen Ölen bestimmt die Wirkung.

Lunge, Magen und Darm stellen jene Körperteile dar, die auf unsere Nerven einen sehr starken Einfluß ausüben. Weil sie die »Nervennahrung« in Form von Sauerstoff und Nährstoffen liefern.

NATÜRLICHKEIT — Quendel

Reizhusten und Keuchhusten wird mit Quendeltee gelindert. Magen und Darm belebt. Der Appetit angeregt und die Speisen besser verdaut.

Quendeltee-Zubereitung 2 gehäufte Teelöffel blühendes Kraut, frisch oder getrocknet, auf alle Fälle kleingeschnitten, mit 1/4 l kochendem Wasser übergießen. 15 Minuten ziehen lassen, abseihen und 3 Tassen täglich trinken.

Quendeltee mit oder ohne Honig Bei der Anwendung des Quendeltees ist eines strikt zu beachten: Gegen Husten wird der Tee mit Honig gesüßt. Bei Magen- und Darmstörungen jedoch muß Quendeltee unbedingt ungesüßt eingenommen werden.

Quendeltee mit Honig und Zitronensaft, ein wertvoller Morgen- und Abend-Trunk Vor allem zur Stärkung der Nerven. In solchen Fällen soll man ziemlich viel Honig hineingeben und den Saft einer halben Zitrone. Alles gut durchrühren und abkosten. Es muß angenehm und darf nicht zu sauer schmecken. Morgens und abends trinken.

Quendel als Gewürzkraut in der Küche Quendelgewürz wird im frischen Zustand verwendet. Obstsalate kann man mit Quendelgewürz aromatisieren. Nur muß man damit sparsam umgehen.

Sehr fette Speisen mit getrocknetem Quendel gewürzt, werden dadurch leichter verdaulich. Bratkartoffeln, Rühreier mit Speck, Fleischeintöpfe nach Holzhackerart sowie kräftige »Bauernsuppen« vertragen Quendel besonders gut.

Salzarme Gewürzmischung Für Menschen, die schlecht verdauen, die wegen zu hohem Blutdruck, wegen Nierenschwäche salzarm leben sollen. Oder Menschen, die abnehmen wollen, deshalb bloß wenig Salz verwenden dürfen. – Weil Salz durstig macht und jede übermäßige Wasserzufuhr die Zellen aufschwemmt. – Denjenigen kann ich folgende Gewürzmischung empfehlen: Quendel 5 g, Rosmarin 2 g, Wermut 1 g, Salbei 2 g, Ysop 3 g und Kochsalz 8 g. Alle diese Kräuter müssen gut getrocknet, pulverisiert und fein gesiebt sein.

NATÜRLICHKEIT — Quendel

Quendel-Auszug, ein gutes Einreibemittel bei Rheuma und Gicht   35 g frisches und kleingeschnittenes blühendes Quendelkraut mit 250 g Ansatzalkohol übergießen, 14 Tage lang in die Sonne stellen. Abseihen, dunkel und kühl lagern.

Quendel-Auszug als Stirn- und Nackenauflage bei Kopfschmerzen   Menschen, die gelegentlich von Kopfschmerzen gequält werden, kann ich eine kurzfristige Auflage eines mit Quendel-Auszug getränkten Tüchleins auf die Stirngegend und im Nacken empfehlen. Wichtig ist es, daß man sich völlig ruhig verhält und dabei sitzen bleibt.

Aufschnupfen von Quendel-Auszug durch die Nasenlöcher   Bei Unentschlossenheit, bei Erschöpfungszuständen und starker Abgespanntheit gießt man einige Tropfen Quendel-Auszug auf den rechten Zeigefinger und die rechte Daumenkuppe. Dann schnupft man davon durch beide Nasenlöcher in starken Zügen auf. Gleichzeitig benetzt man aufs neue beide Daumenkuppen und betupft sich damit hinter den Ohrmuscheln und an der angrenzenden Kopfpartie mehrmals hintereinander.

Zur raschen Erfrischung   Reibt man sich beide Unterarme vom Handgelenk bis zum Ellbogen mit Quendel-Auszug ein. Immer an der rechten Hand beginnen.

Quendel besitzt eine anregende Kraft, körperlich und geistig   Ähnlich, »als würde man die Zentren im Gehirn anstacheln, anreizen«. – So hieß es früher.

Ein Wunderwerk ist unser Körper. Die Nerven sind die verborgenen Verbindungsstellen. Es lohnt sich, sie zu achten und für sie etwas zu tun. So können unsere Geruchsnerven zum Beispiel mehr als 10.000 Duftqualitäten unterscheiden.

Nicht umsonst sagte der chinesische Altmeister der Denker, Laotse: »Alles Große entsteht aus Geringem. Man muß wirken auf das, was noch nicht da ist.«

BEDACHTSAMKEIT Sanddorn

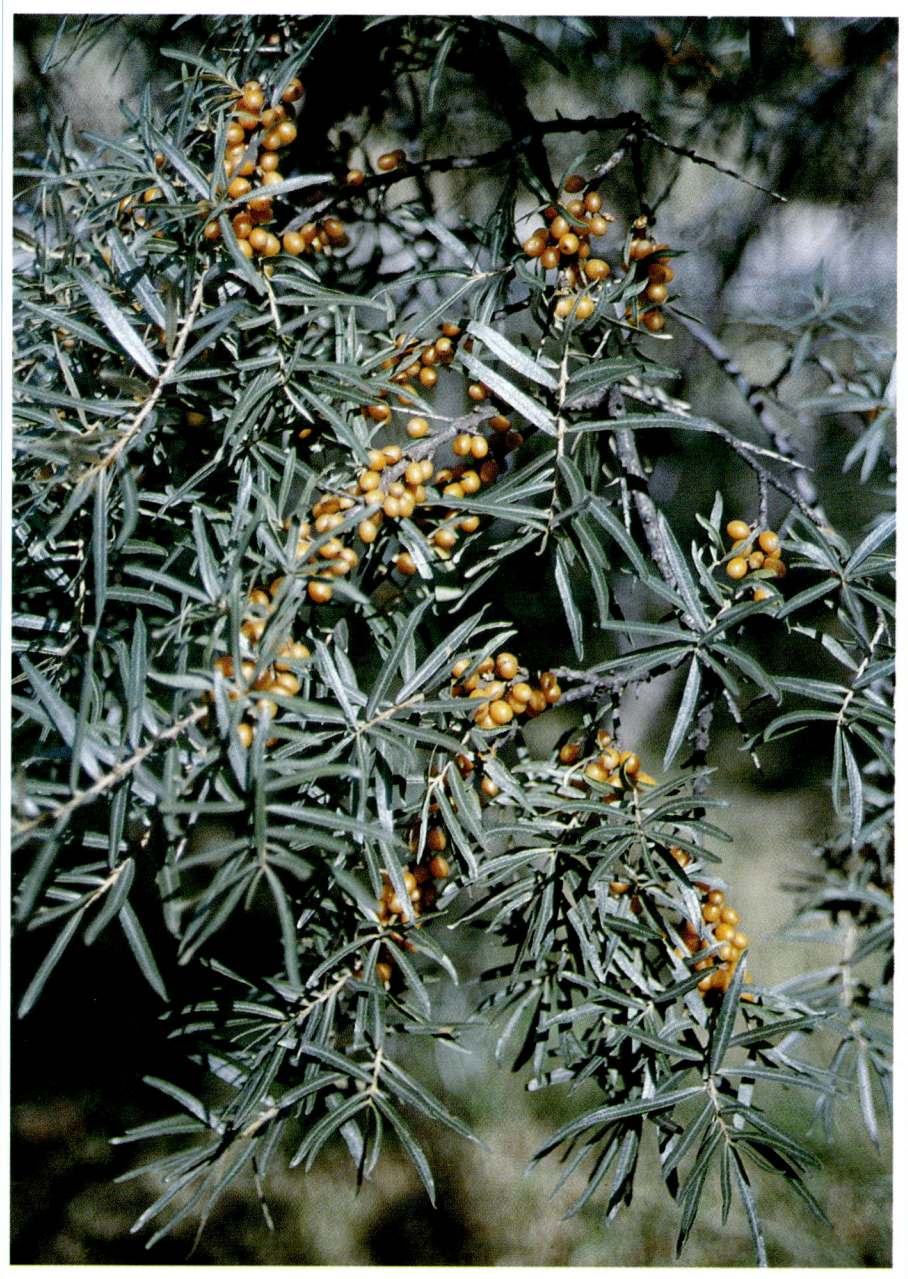

BEDACHTSAMKEIT Seelenblicke

Durch die Rückspiegelung unseres Lebens werden wir weitgehendst geprägt. – Gelegentlich einen Blick auf Jesus werfen. ER konnte sich distanzieren, zurückziehen. Konnte überzogene Forderungen zurückweisen.

Blau ist der Himmel, wie er blauer nicht sein könnte. Blank der Mond, wie frisch poliertes Zinngeschirr. Die Sonne so schmeichelhaft, wie es nur der junge Frühling kann.

Ein Schmetterling hat sich zu früh hinausgewagt. Er mußte seinen Fürwitz mit dem Leben bezahlen. Wie ein zerschelltes Fahrzeug liegt er am Boden. Ein Wrack, das Form und Sinn des Daseins aufgab.

Kein Vergleich mit der Biene. Auch sie kann dem Reiz nicht widerstehen. Muß ausbrechen aus der Sicherheit. Angelockt durch die Frühblüher Seidelbast, Hasel und Weide nimmt sie das Wagnis eines Wetterumschlages ins Winterliche auf sich, denn der Heimweg in den Stock ist ihr offen. Sie gab das Einzel-Sein dahin, ließ sich vom übergeordneten Organismus Bienenstock befehlen. Sie findet Sicherheit in der Gemeinsamkeit.

Überlegungen sind Mahnsteine und prägen mein Leben. »Wer nicht stirbt, bevor er stirbt, der verdirbt, wenn er stirbt.«

Man kann sich nur beugen, wenn man zuerst aufrecht steht. Ich muß meine äußere Lebensführung mit dem inneren Wesen in Übereinstimmung bringen. Naturnah leben, meine Augen offen halten.

Rosa Schimmer der Pestwurzblüten am Grabenrand. Gelbe Minisonnen des Huflattichs den Weg entlang. Dunkelviolettblaue Wohlriechende Veilchen grüßen aus dem Grase, das sein Kleidchen von Totbraun auf Lebendgrün wechselt.

Der März des Lebens stellt uns immer wieder vor ein neues Beginnen. Der April ist der große Meister der Abhärtung. Er stählt dich für den Lebenskampf. Ein Kampf, der bis zum Ende unserer Tage anhält. Ein Kampf, im Schütteln und Rütteln. Das nirgends Solide wechselt hier mit den funkelnden Reichtümern um uns herum ab.

BEDACHTSAMKEIT   Seelenblicke

Der Leib ist Seele-Geist-Hülle. Nur die ungeordnete Liebe zu uns selbst verdirbt uns. Sie läßt den Wert der Dinge in verkehrter Reihenfolge erblicken. Nur wer Bedachtsamkeit walten läßt, wird nicht irregeführt.

Die spanische Flotte war 1556 auf der Heimfahrt von Mexiko. Da geriet sie in Seenot und wurde durch schwere Stürme nach Florida verschlagen. Die Eingeborenen strömten in Scharen herbei. Da boten ihnen die Spanier Säcke voll Gold und Silber an.

Die »Wilden« nahmen die Geschenke an. Begutachteten die Säcke. Dann leerten sie das Edelmetall aus, ließen es liegen und zogen sich sodann mit den leeren Säcken zufrieden zurück.

Das Gewebe der Säcke war ihnen nämlich etwas Neues und Unbekanntes. Die Spanier lachten über deren »Torheit«.

Der echte Wert der Dinge kann oft verlagert sein. – Früher war man der Ansicht, daß alles, was bitter ist, giftig sein muß. Unterdessen weiß man, daß bitter schmeckende Getränke oder Nahrungsmittel die Aktivität des Verdauungstraktes anregen.

Das beginnt schon bei der Mundschleimhaut und reicht bis zur Funktion der Bauchspeicheldrüse, der Galle und der Leber. Organe, die alle auf solche Reize mit einer verstärkten Sekretabsonderung reagieren.

Wir beachten viel zuwenig die Schlüsselfunktion unserer Zunge. – An der Zungenoberfläche und im Bereich des Gaumens befinden sich die Geschmacksnerven.

Mit der Zungenspitze nehmen wir »süß« wahr. Mit dem ersten Teil der Zungenmitte »salzig«. Mit der zweiten »sauer«, und schließlich mit dem Zungenhals »bitter«.

Aus einem großen Gedanken werden viele kleine. Selbstüberwindung legt kostbare, verborgene Schätze in uns frei. Das Gedächtnis wird gestärkt, und Erinnerungen werden wach, die das Leben bereichern.

BEDACHTSAMKEIT Seelenblicke

Wenn draußen in der Natur oder drinnen im Zimmer dumpfe Schwüle herrscht und die Luft zum Ersticken schwer über den Menschen liegt, was dann?

Wie kann da ein kräftiger Windstoß erfrischend wirken!

Und gar, wenn ein Gewitter nachfolgt und der Blitz, Sturm und Regen die ganze Atmosphäre reinigen!

Genau dieselbe Wirkung kann aber auch ein freimütig gesprochenes Wort haben. Wenn es nötig ist, gegen Moderluft und eine verdorbene Atmosphäre anzukämpfen.

Mit Recht sagt der Dichter Theodor Storm in seinen Ratschlägen an seine Söhne: »Blüte edelsten Gemütes ist die Rücksicht; doch zuzeiten sind erfrischend wie Gewitter gold'ne Rücksichtslosigkeiten.«

Wie ergeht es mir und dir, wenn wir uns bloß Christen nennen? Uns vom Geist der Welt so lange auslaugen lassen, bis keinerlei Salzkraft mehr in uns steckt.

Kein Wunder, daß nicht wir – du und ich – die Umwelt nach dem Geist des Evangeliums gestalten. Sondern ...

Das Gegenteil wird der Fall sein. Die Welt wird unsere schal und fad gewordene Seele nach dem Weltgeist formen.

Ein Geist, in dem das Kreuz nicht mehr zur Nachfolge aufruft, sondern als Ärgernis dient.

Wenn ihr mich ruft, wenn ihr kommt und zu mir betet, so erhöre ich euch. Sucht ihr mich, so findet ihr mich. Wenn ihr von ganzem Herzen nach mir fragt, lasse ich mich von euch finden – Spruch des Herrn. Ich wende euer Geschick ... (Jer 29, 12–14)

Die Bestimmung des Menschen für das Unendliche treibt ihn zur Suche. Die Suche nach dem Unendlichen ist die Suche nach der Liebe. »Du würdest mich nicht suchen, wenn du mich nicht gefunden hättest.« (Pascal)

BEDACHTSAMKEIT — Sanddorn

Wo die Sonne hinbrennt, sich die Wärme staut und der Wind, der Spitzbub, gerne durchzieht, dort hält er sich auf. Fühlt sich der Sanddorn ganz daheim. Der große Helfer am Gebirgsbachufer.

Der Sanddorn scheint neugierig zu sein. Schaut gerne den eilenden, dahinsprudelnden Wellen der Gebirgsbäche zu. Die sich überschlagen. Eine der andern zuvorkommen will. Steine unterspülen. Am zerklüfteten Ufer beißen und nagen.

Dort zeigt er – ansonsten ein bescheidener, sparriger Strauch oder kleiner Baum –, daß er standhaft ist. Kräftig und tief verankert im Boden, festigt er diesen. Weshalb er auch mit Recht zu den vorrangigen Bodenbefestigern zählt.

Fürchtet sich vor der Macht des Meeres nicht. Wo der Wind die Dünen auftürmt. Wilde Wogen bis ans Ufer jagen. Dort ist er genauso bodenständig wie in den österreichischen Alpen. Im Alpenvorland in der Schweiz sehr verbreitet. Aber auch an der Nord- und Ostseeküste fehlt er nicht.

Der ausdauernde Strauch zählt zu den Ölweidengewächsen. Blüht von März bis Mai. Viele Namen hat das Volk ihm gegeben. Sein dorniges Wesen und seine Liebe zum Sand sagt ja schon sein bekanntester Name »Sanddorn« aus. Aber auch Andorn, Hafdorn, Meerdorn, Seedorn, schmaler Stechdorn, Stranddorn und Weidendorn künden von seiner nicht gerade einschmeichelnden Art.

»Korallenbeerstrauch« spielt vor allem auf die orangegelbe Färbung der reifen Beeren an.

Das wissen auch viele Vögel und halten dort gerne ein Stelldichein. So daß der Name »Fasanbeere« seine Berechtigung hat. Die spitzen Dornen des Strauches halten unliebsame Bekanntschaften mit Wiesel, Marder und Iltis fern.

Daß der Sanddorn »Rote Schlehe« genannt wird, ist leicht verständlich. Schon seiner wertvollen Beeren wegen, die dem Schwarzdorn durchaus ebenbürtig sind.

Die Vermehrung erfolgt durch Stecklinge der Wurzelausläufer.

BEDACHTSAMKEIT — Sanddorn

Der Sanddorn erfreut sich ständig wachsender Beliebtheit. In den letzten Jahrzehnten hat man den hübschen Beerenstrauch neu entdeckt. Als reizvollen, aber gleichzeitig wertvollen Zier- und Nutzstrauch.

Die Sträucher haben dünne Zweige. Das Laub ist 5 bis 8 Zentimeter lang und schmal. An ihrer Oberseite sind die Blätter graugrün, unterseits silbrig wie die Weiden. Die kleinen gelben Blüten erscheinen noch vor dem Laubaustrieb.

Ich kann die Pflanzung des Sanddorns aufs wärmste empfehlen. Gleichzeitig hinweisen, wie wichtig es ist, männliche und weibliche Sträucher zusammen zu pflanzen, um einen Ertrag erwarten zu können.

In puncto Klima und Standort sei kurz gesagt: Der Sanddorn braucht einen sonnigen Platz. Nach Möglichkeit auf sandigem Boden. Wichtiger als Sand ist die Wasserzügigkeit des Untergrundes, der auch steinig sein darf. Staunässe wird nicht vertragen. Düngung ist keine erforderlich, allenfalls Steinmehlgaben. Oder gelegentlicher Düngerguß mit einem Kaltansatz von Brennessel, Schafgarbe und Löwenzahn-Wurzel-Blätter-Gemisch. Alle drei Kräuter zu gleichen Teilen nehmen, kleinschneiden und 72 Stunden – 3 Tage lang – dunkel und kühl stehen lassen, abseihen. Den Rest auf den Kompost geben.

So unempfindlich der Sanddorn für äußerste Armut im Wurzelgebiet ist, so anspruchsvoll ist er gegenüber dem Licht. Es muß ihm ungemindert, in ganzer Fülle, zur Verfügung stehen.

Liebe braucht Licht.

Darauf muß unsere ganze Bedachtsamkeit ausgerichtet sein. Denn im Dunkeln wird jeder unsicher. Jedes Geschöpf, das für das Licht geschaffen ist. So wie ich und der Sanddorn.

Die Finsternis ist die Atmosphäre des Irrtums und die Mutter aller Gefahren. »Blinde Liebe« ist ein Abgrund.

BEDACHTSAMKEIT — Sanddorn

»Herz ohne Kopf macht böses Blut.« So meint kein Geringerer als Johann Wolfgang von Goethe.

Jede Pflanze ernährt sich auf zweierlei Art: aus dem dunklen Erdbereich und aus der von kosmischen Kräften durchstrahlten, durchhellten Atmosphäre. Die Pflanzenarten unterscheiden sich darin, daß manche mehr die irdische, andere wieder mehr die kosmische Ernährung durchführen.

»Stark zehrende«, viel Humus fordernde Gewächse stehen anderen entgegen, die sehr wenig vom Boden verlangen, umso mehr aber vom Kosmos.

Zu letzteren gehört in extremem Maße der Sanddorn, der ein Nichts vom Boden, aber ein Maximum aus der Welt des Lichtes beansprucht.

Der Sanddorn, reich an Vitaminen, gilt als Vermittler wertvoller Heilkraft. Die Beeren bleiben noch nach dem Laubabwurf an den Sträuchern. Die beste Erntezeit sind die Monate September bis Oktober.

Da die Ernte aber der spitzen Dornen wegen sehr mühsam ist, kann folgendes empfohlen werden: Ein sauberes Tuch unter den Strauch legen. Die Beeren abschneiden und fallen lassen. Damit sie nicht zerdrückt werden. Vom Boden können sie dann leicht eingesammelt werden.

Sanddornblüten-Tee Dämmt Altersvergeßlichkeit ein. – 2 Teelöffel voll Blüten mit 1/4 l kochendem Wasser überbrühen. 15 Minuten zugedeckt ziehen lassen, abseihen. 3 Monate hindurch früh und abends je 1 Tasse einnehmen.

Sanddornsaft Ein unentbehrliches Naturheilmittel. Hat seine Hauptsaison in der vitaminarmen Zeit des Winters und des beginnenden Frühjahrs. – Hier sind 6-Wochen-Kuren mit 2 Wochen Pause und Wiederholung angebracht. 3mal täglich einen Eßlöffel voll vor den Mahlzeiten einnehmen und der Vitamin-Tagesbedarf ist gedeckt.

Der Saft wirkt vorbeugend gegen Zahnfleischbluten, Bleichsucht. Behebt körperliche Schwäche, Kopfschmerzen,

BEDACHTSAMKEIT — Sanddorn

Unlustgefühle, körperliche und geistige Müdigkeit, den Mangel an Konzentrationsvermögen, deswegen sehr wichtig für Kinder, die zerfahren und unaufmerksam sind. Regt den Appetit an. – Hat sich auch als wertvolle Unterstützung des Kreislaufes bewährt.

Sanddornsaft mit Honig Sanddorsaft gut anwärmen, unter 40° C, nicht kochen. In gleicher Menge Honig zufügen, gut abmischen. Kühl stellen, frisch verwenden, nicht zu lange aufbewahren. – Hilft bei Schwächezuständen, nach Krankheiten. Vor allem für schwächliche Kinder.

Sanddornsirup 1 kg Sanddornsaft mit 1 kg Rohzucker bis zur nötigen Dicke aufkochen. In gut sterilisierte Flaschen füllen. – Besonders Kindern zu empfehlen, die unter Infektionsanfälligkeit leiden.

Sanddornschnaps Die Beeren nach dem ersten Frost ernten und in gutem Obstbrand ansetzen. Im Mischverhältnis 1 : 4 3 Wochen lang in die Sonne stellen. Dann 3 Wochen kühl und dunkel stehen lassen. Filtrieren. Nach Möglichkeit ein Jahr lang im Keller aufbewahren. – In kleinen Mengen eingenommen, dient es der allgemeinen Stärkung.

Sanddornlikör Sanddornschnaps mit der halben Gewichtsmenge »zu Faden gesponnenem Zucker« vermischen. Ein Jahr lang lagern. Ergibt einen vorzüglichen, wohlschmeckenden Likör, der, in kleinen Portionen genossen, sehr gesundheitsfördernd wirkt.

Wie ein kleiner Wassertropfen ganz verschwindet, wenn man ihn zu einer großen Menge Wein schüttet. – Wie das Eisen ganz seine ursprüngliche Form ablegt und wie Feuer wird, wenn man es erhitzt und glüht. – Wie endlich die durch Sonnenlicht durchglühte Luft wie Silber glänzt und leuchtet ...

So soll auch in der begnadeten Seele alles eigene Streben in Gottes heiligem Willen sein und überströmen. Und nicht dem »Ego« dienen.

SEELENKRAFT　　　　　　　　　　　　　Dost

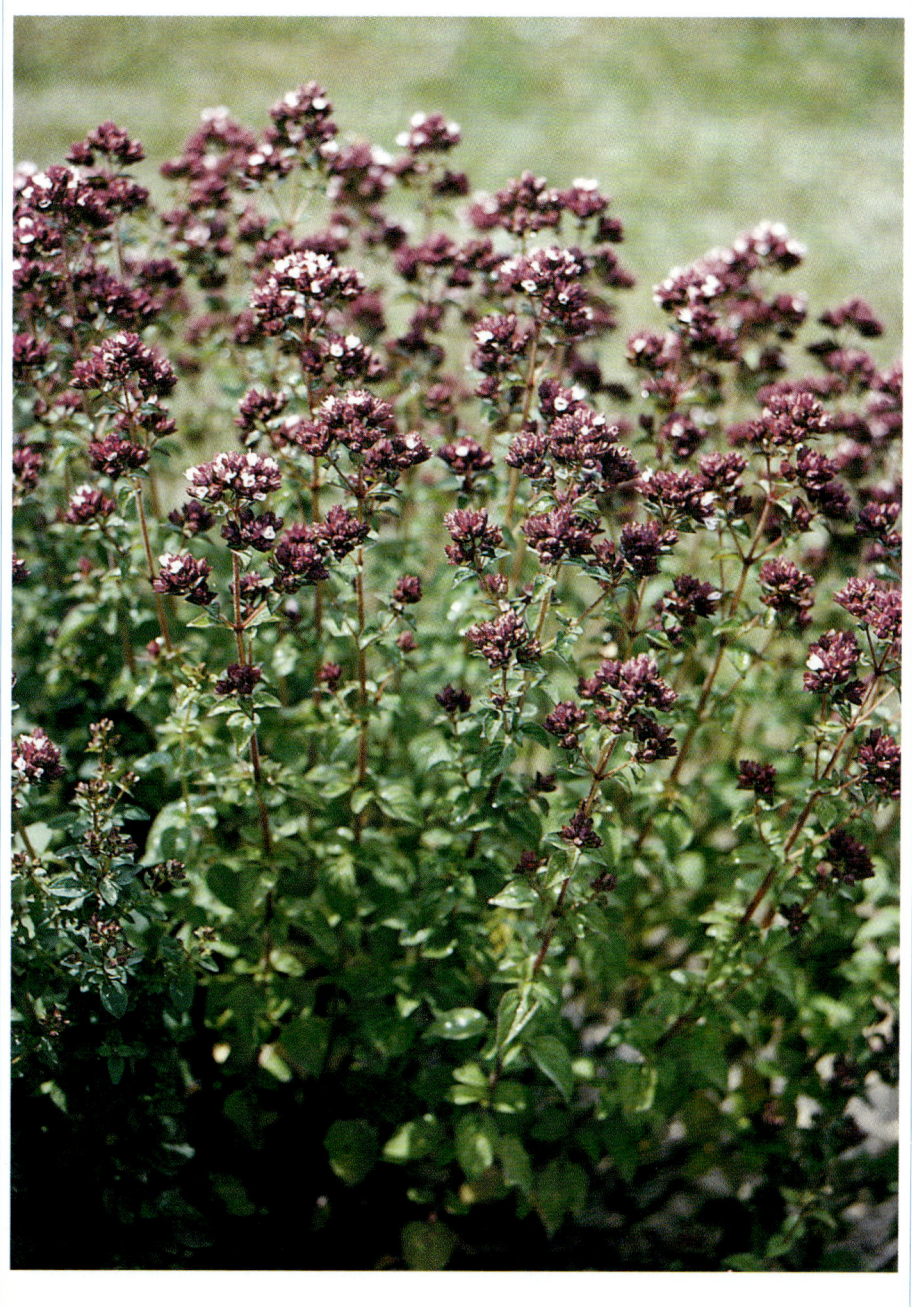

| SEELENKRAFT | Seelenblicke |

Wer den wahren Gleichmut der Seele errungen hat, ist wie ein viereckiger Stein. Man kann ihn wälzen auf welche Seite man will, er ruht überall und immer gleich fest auf dem Boden. (Hl. Gregor der Große)

Der menschliche Wille ist eine eherne Mauer, die sich zwischen Gott und den Menschen stellt.

Verläßt der Mensch aber seinen eigenen Willen, um den Willen Gottes zu tun, so läßt sich von ihm sagen, was im Psalm 18, Vers 30 geschrieben steht: »Mit dir stürme ich Wälle, mit meinem Gott überspringe ich Mauern.«

Der heilige Franz von Sales drängte bei allen, denen er Führer zur Vollkommenheit war, immer wieder auf eines hin, nämlich auf den vollkommenen Gleichmut des Geistes in allen Lebenslagen. – Er pflegte zu sagen: »Weil das Leben eine Fahrt nach dem Hafen des Heils ist, sollten wir es machen wie ein guter Steuermann und mitten im Auf und Ab der stürmischen Wogen das Steuerrad unseres Lebensschiffleins stets gerade halten.«

Keine trügerischen Hoffnungen hegen. Sei ohne Überheblichkeit. Baue dein Lebensglück nicht auf sandigem Grund. Was die Welt schätzt, bietet nichts Haltbares. Ein Tor, wer seine Hoffnung auf Geschöpfe setzt.

Mit unserer eigenen Seele müssen wir Geduld haben. Ihre Kraft ist ungeheuer. Macht Unmögliches möglich. Kennt das Wort »unmöglich« nicht. Wir dürfen sie nicht »vergewaltigen«, wir müssen Geduld mit uns selbst haben.

Jesu Gleichnisse vom Wachstum, wie wir es bei Markus im 4. Kapitel lesen, sind eine Einladung. Für wen? Für alle Perfektionisten. In welchem Sinne? Nicht ständig in Panik zu sein. Sondern auf das beständige Werden im Stillen des Gottesreiches zu vertrauen.

Geduld mit sich selbst, Geduld mit den Mitmenschen und Geduld mit Gott zu haben, was bezweckt das schließlich?

SEELENKRAFT — Seelenblicke

Es macht aus den bissigen, grantigen Weltverbesserern wirksame Umstürzler, Reformatoren. – Klarsehende Lehrer der Wahrheit und Gerechtigkeit.

Die Deutung des Gleichnisses vom Sämann: »Jesu sagte zu den Jüngern: Wenn ihr schon dieses Gleichnis nicht versteht, wie wollt ihr dann all die anderen Gleichnisse verstehen?

Der Sämann sät das Wort. Auf den Weg fällt das Wort bei denen, die es zwar hören, aber sofort kommt der Satan und nimmt das Wort weg, das in sie gesät wurde.

Ähnlich ist es bei den Menschen, bei denen das Wort auf felsigen Boden fällt: Sobald sie es hören, nehmen sie es freudig auf. Aber sie haben keine Wurzel, sondern sind unbeständig, und wenn sie dann um des Wortes willen bedrängt oder verfolgt werden, kommen sie sofort zu Fall.

Bei anderen fällt das Wort in die Dornen: Sie hören es zwar, aber die Sorgen der Welt, der trügerische Reichtum und die Gier nach den anderen Dingen machen sich breit und ersticken es, und es bringt keine Frucht.

Auf guten Boden ist das Wort bei denen gesät, die es hören und aufnehmen und Frucht bringen, dreißigfach, ja sechzigfach und hundertfach.« (Mk 4, 13–20)

Damit der Seele Kraft wirksam werden und in einem Menschen sich so richtig durchsetzen kann, muß ein Grundprinzip zum Durchbruch kommen: Die Klarheit und die Wahrheit machen uns frei.

Der Mensch, der nach Wahrheit strebt, wird immer wieder aufgescheucht. Von vielen Problemen. Läßt man nicht alles »am Rande liegen«, damit unsere Ruhe nicht gestört wird, dann können Unklarheiten um uns herum manchen Schaden anrichten. Und über so eine »Sauerei« will ich hier berichten.

Das Schwarzwild – es geht hier um die Wildschweine – hat in den letzten Jahren stark zugenommen und damit den Unmut vieler Grundeigentümer erregt. Weil beachtliche Schäden

SEELENKRAFT — Seelenblicke

in den landwirtschaftlichen Kulturen verursacht wurden. Diesbezüglich gibt es da einen »Hinter-Gründe-Dschungel«, dessen Durchforstung auch mir interessante Neuheiten brachte – obwohl ich ansonsten in »Sachen Natur« nicht gerade unerfahren bin.

Sauen leben in Familienverbänden mit genauer Rangordnung. Bei Kleinrotten ist immer die führende Bache die älteste und somit die Leitbache. Diese Rotten sind meist sehr reviertreu und unterliegen bei intaktem Sozialaufbau einer genauen Rauschperiodik. Das heißt, die Leitbache bestimmt den Beginn der Rauschzeit für alle Bachen einer Rotte, unabhängig von Witterung, Mast und anderen äußeren Faktoren.

Und jetzt kommt das »sensationelle« und von wenigen gewußte Faktum von großer Bedeutung.

Wird jedoch die Leitbache erlegt, kommt es innerhalb der Rotte zu katastrophalen Folgen: Unterschiedliche Rauschzeiten, und somit Frischlinge während des ganzen Jahres. – Rangkämpfe innerhalb der Rotte. – Rangloses Umherirren der führungslosen Rotte. – Und als Folge sprunghaft ansteigende Wildschäden.

Das Vorkommen unzeitgemäßer Frischlinge ist daher das Ergebnis fehlerhafter Bejagung und sozial gestörter Rotten. Wird die Leit- oder Mutterbache erlegt, frischen etwa 50 % der Frischlingsbachen noch im selben Jahr. Wobei an die 15 % der Frischlinge schon beim Frischen zugrunde gehen.

Klarheit schaffen und Begründung suchen, kann vorerst unser Dasein komplizieren und unsere Entscheidung für das Christentum erschweren.

Leichtfertiges Urteilen schwächt deiner Seele Kraft. Dein Urteil wird zu leicht von der Eigenliebe, den Sinnen und von Gefühlsmomenten diktiert. Soviel Köpfe, soviel Ansichten. Die Sicht aber von Christus her führt zur Einsicht im Denken.

SEELENKRAFT   Dost

Wilder Majoran oder Echter Dost, »Dosten«, auch »Oregano« oder »Schusterkraut« genannt, ein rauher Geselle von erwärmender, anregender Wirkung. Der den Cholesterinspiegel beachtlich senkt.

Karge bergige Lagen, warme Waldränder und steile Böschungen liebt er. Überall dort wo Bodenkultur betrieben wird, mit Düngung und Spritzung, dort ergreift er die Flucht. Verschwindet von selbst.

Wunderbare Schriftzüge hinterläßt er, der Schöpfer, in SEINEM Lesebuch Natur. Voll Staunen bleibe ich immer wieder stehen und muß innere Zusammenhänge erkennen, die ich früher gar nicht erahnt hätte.

Der Dost führt uns zur Innerlichkeit.

Dort wo zu viele Fettanteile im Blut sind und wir vom hohen Cholesterinspiegel sprechen, trinke man Dosttee. 3mal täglich eine Tasse vor den Mahlzeiten. Ziemlich warm, ruhig und langsam zu sich nehmen.

Dost-Teekuren beginnt man am Tag nach dem Vollmond. 3 Wochen lang. Hört beim letzten Mondviertel auf. Wiederholt die Kur beim nächsten abnehmenden Mond.

Männer mit Sexualschwäche, Frauen, die seelisch an Frigidität leiden, sollen mehrere Dost-Teekuren machen. Immer nach dem Vollmond beginnen. Frauen aber nach Beendigung der Regel bis zu Beginn der nächsten Periode.

Mit Dost oder Oregano, als Gewürz verwendet oder als Tee getrunken, kann man die Sexualsphäre beeinflussen.

Die Sexualsphäre steht wiederum mit unserem Nasengebiet in enger Beziehung. So daß Dost auch Entzündlichkeiten in den Nasennebenhöhlen und im Rachenraum heilt. Auch Nasenpolypen gehören dazu. Selbst der Stockhusten sich mit Dost-Teekur geschlagen geben muß. Dosttee trinken, aufschnupfen. Dostöl in die Nasenlöcher träufeln.

Dosttee mit seiner kräftigenden, durchwärmenden, anregenden Wirkung hilft gegen Gebärmutterleiden, unregelmäßige Menstruation, zu schwache, aber auch zu starke

SEELENKRAFT — Dost

und schmerzhafte Periode. Weil hier die intimste Ursache der Leiden die beherrschenden Ich-Kräfte es sind, die aktiv werden.

Daß Erkältungen und Katarrhe der Atmungsorgane sowie Schwäche des Stoffwechselorganismus beim Einsatz von Dost rasch sich bessern, braucht einem dann nicht zu verwundern.

Dost löst Stauungsprozesse im Leber- und Pfortaderngebiet. Wirkt schweißtreibend und bewahrt den Körper vor Selbstvergiftung.

Schon im Mittelalter war Dost »ein sicheres Mittel gegen Kopf- und Nervenschmerzen«. Man träufelte Dostöl in die Ohren. »Nimmt so Schmerz und Taubheit hinweg.«

Dosttee durch die Nase aufgesogen, »treibt den Schleim heraus, so daß das Gehirn klar und schmerzfrei wird«.

»Auch tröstet er den Magen.«

Das blühende Kraut wird in den Monaten Juli bis September handbreit über dem Boden abgeschnitten, geerntet und vor der Sonne geschützt. Dann gut abgerebelt und als Gewürz von besonderem Wert trocken und dunkel aufbewahrt.

Der Dost beherrscht die leidenschaftliche, oft aufflammende »Ich-Kraft«, unterdrückt sie nicht, lenkt sie in die richtigen Bahnen, der Vernunft unterworfen. Stärkt somit die Seelenkraft.

Seine kräftigende, durchwärmende und anregende Wirkung bezieht sich vor allem auf den Ober- und Unterbauch, die Sexualsphäre miteinbezogen.

Krampflösend, blähungstreibend, verdauungsanregend, keimtötend und blutbildend. Bestens bewährt bei Uterusleiden, krankhaftem Durchfall und Blutarmut. Hat zusätzlich vielen jungen Burschen geholfen, vom Laster der Onanie loszukommen. Die geeignetste Anwendung ist wohl die Beigabe als Gewürz zur täglichen Nahrung.

SEELENKRAFT — Dost

Dosttee 2 Teelöffel des frischen oder getrockneten zerkleinerten blühenden Krautes mit 1/4 l kochendem Wasser abbrühen, 15 Minuten zugedeckt ziehen lassen. Ergibt einen wertvollen Nachtrunk zum Abendessen. Paßt vorzüglich zu Käseplatten.

Verwendung in der Küche Die Blätter und Blüten der Pflanze roh gebrauchet, sind eine wertvolle Zutat zu den verschiedensten Salaten und ein angenehmer Aromaspender. Kurz vorher Blätter und Blüten von den Stengeln streifen. – Frisch oder getrocknet ist Oregano bei Pizza-Gerichten und Tomatenspeisen unentbehrlich. – Hülsenfrüchtesuppen werden in ihrem Geschmack verfeinert, fügt man Dostgewürz hinzu. Ebenso wird ihnen die blähende Wirkung genommen. – Braten munden mit Dost bedeutend schmackhafter, das gilt vor allem beim Schweinefleisch, wo man das Fett leichter verdaut. – Dost ist im Handel in gerebelter oder pulverisierter Form erhältlich, meist unter dem Namen »Origano« (auch »Oregano«) angeboten. Dieses Gewürz harmonisiert mit allen anderen Gewürzen, mit Ausnahme von Majoran, Thymian und Quendel. Nur mitgekocht entwickelt sich sein Aroma.

Dost oder Oregano als Tee oder Gewürz genommen, beeinflußt unsere Gemüts- und Geisteshaltung. Erwärmt, schließt auf, löst Seelen-Verkrampfungen. Führt zu wahrer, demütiger, versöhnlicher Haltung.

Im alten Volksglauben ist der Dost ein Mittel, das Hexen und böse Geister vertreibt.

Man mischte Tieren und Menschen Dost gern ins Essen, dann konnte ihnen niemand »wat andaun«, heißt es in alten Schriften.

Man muß über Bräuche vergangener Jahrhunderte richtig mit einem tiefen Blick auf die damalige Zeit sehen. Dabei sollen wir immer daran denken, daß man früher glaubte, Krankheiten würden von den bösen Geistern heraufbeschworen oder »angehext« werden.

SEELENKRAFT   Dost

Man wollte sich die Krankheitsursache, die man in ihrer Wurzel genausowenig kannte wie wir heute, unbedingt erklären.

Die Hexen und Geister, die Menschen und Tiere »bedrohen«, sind zwar im Aberglauben recht zahlreich, aber wir können sie manchmal doch auf bestimmte Krankheiten beziehen.

Dost ist ein recht aromatisches Kraut, dessen Tee nicht nur – nach alten Kräuterbüchern – Katarrhe auflöst, sondern auch bei Schwindsucht und Krämpfen helfen soll.

Wenn man in der Vergangenheit solche schwere Leiden hatte, galt man als behext. Die Alten beobachteten sehr gut. Vielleicht haben sie festgestellt, daß der öftere Gebrauch von Dost gegen solche schwere Krankheiten schützt oder sie wenigstens mildert.

Jedenfalls müssen uns derartige alte Angaben, die bei vielen Pflanzen auftauchen, veranlassen, die Pflanzenwirksamkeit im einzelnen genau nachzuprüfen. Es ist ja so bequem, sich mit dem »Aber-Glauben« abzufinden oder einfach alles als lächerlich hinzustellen.

Ich arbeite in dieser Richtung – und im Vertrauen auf Gottes Güte und Barmherzigkeit hoffe ich, daß mir noch Zeit genug bleibt, ein wenig Licht in manch falsche Meinung alten Volksglaubens, alter Volkspraktiken zu tragen. Und die Realitäten in überkommenen abergläubischen Vorstellungen aufzuzeigen.

Natürliches Leben führt uns hin, die Kraft unserer Seele zu heben und Sauerteig auch für andere zu sein. Unsere Zeit braucht offene, freudige, furchtlose, gottesfürchtige Christen.

Immer wieder hat Jesus die Menschen eingeladen, ihre Furcht zu überwinden und auf Gott zu vertrauen. »Fürchte dich nicht, glaube nur!« (Mk 5, 36) – »In der Welt habt ihr Angst, aber seid getrost: Ich habe die Welt überwunden!« (Joh 16, 33)

VERÄHNLICHUNG   Sonnenblume

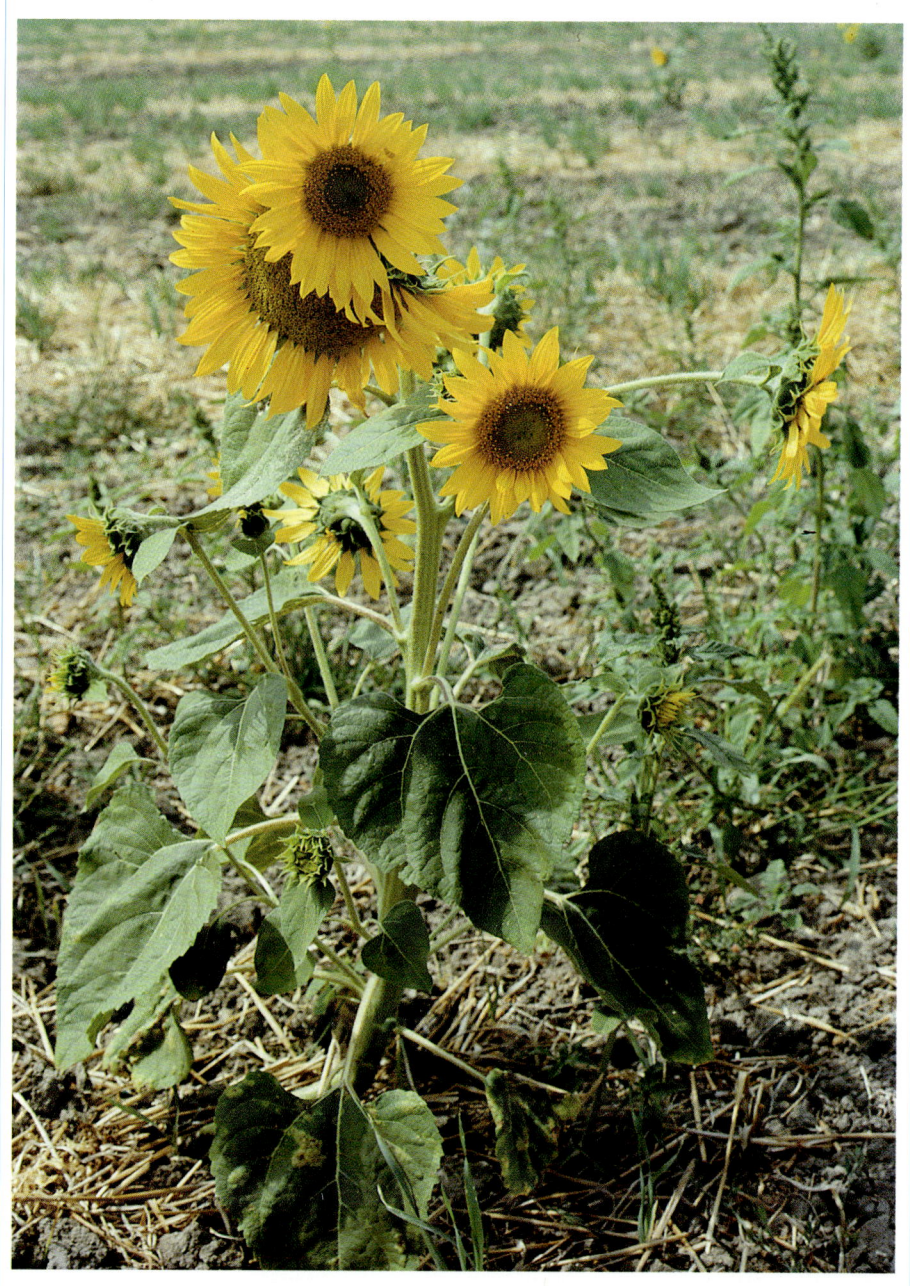

VERÄHNLICHUNG
Seelenblicke

In einem einzigen Satz findest du die Lösung all deiner Probleme. – Jesus hat SEIN ganzes Leben zu einem Brot gemacht, von dem andere satt werden sollen. Glaub an SEIN Wort, es ist »Wort des Lebens«.

Ein altes Bild an der Wand. Oben und unten und auf allen Seiten eine Menge kleiner Kreuzlein.

Auf dem einen war »Armut« zu lesen. Auf einem andern »Krankheit«. Wieder andere hatten die Aufschrift »Kummer«, »Sorge«, »Not«, »Teuerung«, »Ehe- und Hauskreuze«, »Ungeratene Kinder«.

Mitten im Bild aber stand der göttliche Heiland mit blutigem Angesicht. Mit der Dornenkrone auf dem Haupte. SEINE Schultern mit einem langen, schweren Kreuz beladen.

Auf dem Kreuz die Worte eingeprägt: »Sieh mich an und folge mir nach.«

Schau hin auf Jesus und glaub daran, daß ER auch dir hilft. ER ist dein Arzt. Bitte IHN um Heilung deiner Seele. Von IHM geht eine Kraft aus, die alles Böse in dir besiegt.

Laß Jesus auf dein Leben zugehen. Dann hat im Handumdrehen die innere Leere ein Ende. ER erlöst dich aus deinem eigenen Gefängnis.

Vertrau IHM deine Seele an.

Schließ sie auf, die Kammer der Güte in deinem Herzen. Breite doch dein Elend vor Gott aus. Vertrau darauf, daß ER dich liebt. Dir Friede und Freude schenkt. Laß IHN hineinschauen in dein Herz.

Das leibliche Herz des Menschen besitzt bekanntlich zwei Herzkammern, die rechte und die linke.

Aber auch im übertragenen Sinn hat das Menschenherz zwei Seelen-»Kammern«.

Es gibt im Herzen des Menschen eine geheime Kammer, in ihr wird die Güte gehärtet. Das ist eine wahre Schatzkammer.

VERÄHNLICHUNG   Seelenblicke

Eingehüllt in der Güte ruht die Fähigkeit zur Hingabe, zum Opferbringen, zur Entsagung und zur Hilfsbereitschaft. Aber auch das gesunde Gespür, die Not der andern zu erkennen.

Es gibt jedoch noch eine andere Kammer deines Herzens. In ihr ruht der Neid. Das ist ein Lasternetz.

Zugedeckt vom Neid warten, wie eingeschlossene wilde Tiere, die Leidenschaften. Der Haß und die Mißgunst. Die Tücke und die Hinterlist. Die Feindschaft und die Rachsucht.

Aber noch viel mehr. In ihr liegt alles, was den Menschen im Augenblick der Leidenschaft zu Taten hinreißt, vor denen er in einer Stunde ruhiger Überlegung zurückschaudern würde.

Öffnet sich die Pforte, die die Kammer der Güte verschließt, dann tritt die ganze Liebesfähigkeit eines Menschenherzens hervor. Der Neid muß mit Haß, Rachsucht und allen seinen Gefährten weichen. Ähnlich wie die grauen Nebel vor der aufgehenden Sonne.

Und wenn die andere Pforte der Kammer im Herzen sich öffnet? Dann fallen die bösen und lieblosen Gedanken in unserer Seele über die gütigen Gedanken wie wilde Tiere her. Wie Bestien, die hilflosen Kreaturen an den Hals springen.

Es gibt Menschen, die öffnen allezeit die Kammer der Güte in ihrem Herzen. – Selig sind sie. Es gibt auch solche, die halten die Kammer der Güte in ihrem Herzen fest verschlossen. So fest, daß sie einrostet.

Unselig der Mensch, dessen Herz verschlossen ist.

Kommt aber sein Herz einmal in Unruhe, dann denkt er an den heiligen Augustinus.

An der Nordküste von Afrika, in der Nähe von Karthago, steht eine Kapelle. Darüber erzählt die Legende:

Von dieser Stelle aus hat die heilige Monika ihrem Sohn Augustinus nachgeschaut und nachgebetet, als er Heimat und Elternhaus verließ. Sein Glück in der Fremde versuchte.

VERÄHNLICHUNG   Seelenblicke

Augustinus' Herz aber fand draußen weder Glück noch Ruhe. Einige Jahre später waren Mutter und Sohn in Ostia vereinigt und redeten in seliger Zwiesprache über die Geheimnisse der Ewigkeit. Augustinus' Herz hatte Ruhe gefunden.

Er hatte Gott gefunden.

Ein Kranker meint, er sei nicht krank, höchstens ein wenig unwohl. Es werde schon wieder von allein alles gut werden. Oder er könnte sich mit einem einfachen Hausmittel kurieren. – Das tut es aber nicht.

In einer solchen Verfassung wird er kein großes Verlangen nach einem Arzt haben. Solange er so oberflächlich und leichtfertig über seinen Gesundheitszustand denkt, wird sich kaum etwas ändern. Im Gegenteil, er kann Gefahr laufen, wertvolle Zeit nutzlos verstreichen zu lassen.

Erst wenn er einsieht, daß in puncto Krankheit eine genaue Diagnose nötig ist, um die richtige Behandlung einleiten zu können, hat er gewissenhaft gehandelt.

Sollen wir Menschen nicht auch recht lebendige Sehnsucht nach dem himmlischen Arzt haben? Ja, aber das erreichen wir erst, wenn wir einsehen, wie hilflos wir sind.

Christus ist der Seelenarzt. ER hat sich uns in der Eucharistie ganz hingegeben. Ich bin bedürftig, aber gar nicht würdig. Ich erkenne Gottes Güte. Freue mich darüber. Danke IHM und preise IHN. In tiefer Demut bete ich IHN an.

Eine Seifenblase segelt durch den Raum des Lebens. Sie kann jederzeit platzen ... und dann bleibt nichts übrig. – Viele Menschen wissen heute oft nicht mehr ein noch aus. Von mannigfachen Ängsten und Depressionen werden sie geplagt.

Aber alles Leid im Menschen bildet eine Einheit mit dem Kreuz Christi. Und dieses Kreuz ist nie sinnlos. »Alle ihre Taten stehen vor ihm wie die Sonne, seine Augen ruhen stets auf ihren Wegen.« (Sir 17, 19)

VERÄHNLICHUNG   Sonnenblume

Alles Übertriebene wirkt einseitig. Auch in unserem persönlichen Leben, sei es geistig oder leiblich. Weil das Gleichgewicht dadurch verschoben wird. Es unweigerlich zur Fehlentwicklung kommen muß.

Ein Blick hin auf die Sonnenblume kann uns manch wertvollen Tip für die richtige Verhaltensweise geben. Alles in der Pflanze ist auf die ölhältige Riesenblüte hin ausgerichtet.
Der mächtig betonte Stengel. Die langgestielten, rauhen, herzförmigen Blätter. Nicht zuletzt die kräftigen Wurzeln, die einen Gegenpol zu schaffen haben. Nicht vergessen werden darf dabei die Honigbildung in den vielen kleinen Blütchen, die sich zu einer leuchtenden Sonne vereinen.
Erst eine gute Bestäubung sichert die Befruchtung. Damit wird auch eine Grundbedingung zur Kernbildung erfüllt. – Der Kern ist nicht nur der Sitz der Vermehrung der Art, sondern in ihm ruht auch die Ölquelle.
Weil das Wachstum viel Wasser benötigt, sind die rauhen Blätter die beste Garantie, daß die große Oberfläche nicht zu rasch die Verdunstung fördert. Somit die Pflanze nicht der wertvollen Flüssigkeit beraubt wird, die für sie absolut lebensnotwendig ist.
Sonnenblumen im Garten schenken Freude und Heilung.
Die Sonnenblume war den Indianern in Nordamerika schon lange Zeit als Nutzpflanze bekannt. Wurde in Europa bis zur Mitte des 19. Jahrhunderts ausschließlich als Zierpflanze angebaut.
Sonnenblumen zeigen sich als anpassungsfähig – wie Menschen, die in der Nachfolge Christi bewußt wandeln –, bevorzugen jedoch einen warmen, geschützten, nicht zugigen Standort. Die Pflanzen haben einen geringen Feuchtigkeitsbedarf.
Die Sonnenblumen sind echte Starkzehrer, das heißt, sie entziehen dem Boden viel Nährstoffe. Deswegen benötigen sie einen guten, nährstoffreichen, gelockerten, luftigen Boden ohne Staunässe.

| VERÄHNLICHUNG | Sonnenblume |

Sonnenblumen in Vorkultur lassen sich ohne weiteres auf der Fensterbank oder im Treibhaus ziehen. Man benötigt dafür größere Pflanzgefäße. Nach Aufgehen der Saat auf eine Pflanze je Topf ausdünnen. Auch Aussaat ins Freiland im Frühjahr ist möglich.

Will man die Blütenkörbe vor Vogelfraß schützen, dann muß man rechtzeitig ein Nylonnetz überlegen.

Zur Zeit der völligen Reife wird eingebracht. Die Körbe abschneiden, Körner von Hand auslösen. Bei Großflächen-Anbau wird mit Mähdrescher geerntet.

Eigentlich tut es einem leid, wenn sich Sonnenblumenfelder dem Verblühen zuneigen. Wie imposant und fast bezaubernd hinreißend ist doch jede einzelne Blüte. Ein Symbol des »Sonnengottes«?

Vor allem aber die Gemeinschaft von »Sonne neben Sonne« über die Weite eines Ackers.

Und dann erst die wohlschmeckenden Früchte, die Wertvollstes für Hausapotheke und Küche liefern.

Diese Pluspunkte machten jene Pflanzen-Blume für die Inkas zum Symbol des Sonnengottes.

In der Sonnenblume steckt wertvolle Heilkraft.

Sonnenblumen-Auszug findet als Fiebermittel Anwendung Frische Blütenblätter werden abgezupft, im Mischverhältnis 1 : 10 in gutem Obstbrand angesetzt. Das verschlossene Glas 14 Tage lang an der Sonne stehen lassen. Abseihen, den Rückstand mit 1/2 l abgekochtem und abgekühltem Wasser übergießen. 3 Stunden ziehen lassen, abfiltrieren, der ersten Flüssigkeit beigeben. In Flaschen füllen, gut verschlossen und dunkel lagern. Ein wirksames Mittel gegen hartnäckige Fieberanfälle, auch bei der Tropenkrankheit Malaria. Täglich 3mal 1 Eßlöffel voll einnehmen.

Sonnenblumenblüten-Tee mit Honig gesüßt 2 Teelöffel getrockneter und zerkleinerter Blütenblätter mit 1/4 l kochendem Wasser übergießen. 15 Minuten ziehen lassen, abseihen,

VERÄHNLICHUNG — Sonnenblume

mit Honig süßen. Früh und abends je 1 Tasse getrunken, besonders hilfreich, wenn man sich von sich selbst loslösen will. Um innerlicher, gesammelter, aufgeschlossener für die ewigen Wahrheiten zu werden.

Glieder-Einreibungen mit Sonnenblumenöl Die Volksmedizin verwendet gerne das fette Öl aus Sonnenblumenkernen, kalt hergestellt. Schmerzende, ziehende Glieder soll man damit mehrmals täglich gut einmassieren.

Ölläppchen für schlecht heilende Wunden Ein reines Leinenfleckchen in kaltgepreßtes Sonnenblumenöl eintauchen. Auf schlecht heilende Wunden auflegen. Alle 5 Stunden die Auflage erneuern.

Sonnenblumenöl als leichtes Abführmittel Abends und morgens mehrere Tage hintereinander je 1 Eßlöffel voll einnehmen. Ein Stück Apfel nachessen. Gilt als wertvolles Gleitmittel. Ist zur Regelung des Stuhlganges aufs wärmste zu empfehlen.

Kombination von Lindenblüten und Sonnenblumenblüten Beide Blütenarten getrocknet und zu gleichen Teilen gemischt. 2 Teelöffel voll davon im Heißaufguß zubereitet. 2 bis 3 Tassen täglich trinken. – Ein erprobtes Grippemittel.

Die Erfahrung zeigt, daß diese Zusammensetzung günstig wirkt. Lindenblüten stärken nämlich die Widerstandskraft unseres Körpers und verbessern die Abwehrlage.

Zusätzlich erweisen sich die Sonnenblumenblüten als fiebersenkend.

Sonnenblumenkerne kauen stärkt hochgradig die Gesundheit Die Kerne enthalten außer den hoch ungesättigten Fettsäuren noch ein wertvolles Eiweiß. Kaut man sie langsam und ruhig, dann dienen sie als rasches Nahrungsmittel, als eine fetthaltige Speise, die sehr wertvoll ist. Besonders bei Wanderungen zu empfehlen.

Sonnenblumenkerne mit Rosinen genossen Gilt als großartiges Stärkungsmittel, das man auch auf Fahrten oder Reisen leicht mit sich tragen kann und sehr schnell zu Kräften verhilft.

VERÄHNLICHUNG	Sonnenblume

Sonnenblumenöl in der Küche verwenden Unbedingt bei Gallen- und Lebererkrankungen, bei Magengeschwüren, Dickdarm- und Zwölffingerdarm-Geschwüren gebrauchen.

Nach Dr. Karach gibt es eine einfache Methode Sie ermöglicht es, verschiedene Krankheiten auszuheilen, Besserung zu erreichen, vor allem aber auch vorzubeugen. Und diesen Einsatz finde ich als den wichtigsten.

Ein Eßlöffel voll kaltgepreßtes Sonnenblumenöl wird in der Früh nüchtern in den Mund genommen. Nicht geschluckt! Das Öl ohne besondere Anstrengung und ohne Hast im Mund saugen, spülen, durch die Zähne ziehen, und das bei geschlossenem Mund.

Auf die Dauer von zirka 15 bis 20 Minuten. Nicht kauen, aber viel Speichel ziehen. Also eine sogenannte »Mundverdauung« durchführen.

Beim Ausspucken muß das Öl dünnflüssig und weiß geworden sein. Die Zellen und Gewebe werden dadurch gereinigt und gestärkt.

Die bewährtesten Rezepte nützen nicht viel, wenn man keine gewisse Durchsetzungskraft sich selbst gegenüber hat.

Ideen haben. Aber sie auch verwirklichen. – Darum geht es nämlich.

Das Licht allein ermöglicht das Schauen von Schönheit und Farbe. »Augenlicht« heißt das Sehvermögen, mit dem man es aufnimmt. Alles, was lebt und wächst, drängt sich dem Licht entgegen. Sogar die künstliche Leuchte wird von Insekten umschwärmt.

Licht und Leben bezeichnen nicht allein das Wesen Gottes, sondern hängen auch auf dem natürlichen Gebiet zusammen. »Das Licht der Welt erblicken.« Oder jemandem »das Licht auslöschen«.

HEILSAMES HERBARIUM

A

Abhusten, morgendliches
  Huflattich   127
Abmagerung trotz Heißhunger
  Efeu   151
Abmagerungshilfe
  Silbermantel   319
Abszesse
  Weiße Lilie   142
Afterschmerzen
  Rose   304
Allergie
  Hagebutte   110
Altersvergeßlichkeit
  Sanddorn   351
Angina
  Odermennig   88
Angina pectoris
  Weißdorn   223, 224
Angstgefühle
  Baldrian   271
  Engelwurz   63
  Weinraute   264
Appetitlosigkeit
  Alant   30
  Eisenkraut   255
  Hopfen   287
  Kümmel   120
  Quendel   343
  Salbei   207
  Wegwarte   311
Armnervenschmerzen
  Johanniskraut   296
Arterienverkalkung
  Buchweizen   103
  Roßkastanie   192
  Schwarzer Holunder   328
  Silbermantel   320

  Weinraute   263
  Weißdorn   224
Arteriosklerose siehe
    Arterienverkalkung
Arthritis siehe
  Gelenksentzündung
Arthrosis
  Efeu   151
Asthma
  Fenchel   232
  Schwarzkümmel   160
  Spitzwegerich   71
  Stockrose   184
Atemwege, Erkrankungen der
  Borretsch   175
Atmungsorgane,
    Verschleimung der
  Efeu   151
Augen, überanstrengte
  Fenchel   230
Augenentzündung
  Heidekraut   39
  Spitzwegerich   71
Augenflimmern
  Rose   304
Augenkatarrh
  Eiche   335
Augenschmerzen
  Salbei   207

B

Bandscheibenschäden
  Roßkastanie   192
Beinanschwellungen
  Birke   54
Belebung des
    Stoffwechsels
  Odermennig   87

HEILSAMES HERBARIUM

Beruhigung
   Gelbes Labkraut   199
   Hopfen   286
Blähungen
   Kümmel   119
   Schwarzkümmel   159, 160
   Wegwarte   311
   Ysop   94
Blasenaffektionen
   Weiße Lilie   143
Blasenbeschwerden
   Hopfen   287
Blasenerkrankungen
   Mädesüß   48
Blasenleiden
   Eiche   335
Blasenschwäche
   Königskerze   215
Bleichsucht
   Birke   55
   Sanddorn   351
Blutarmut
   Alant   30
   Dost   358
   Silbermantel   320
Blutdruck, hoher
   Buchweizen   103
   Weinraute   263
   Weißdorn   222, 223
Blutdruck, niedriger
   Salbei   208
   Weißdorn   223
Bluterguß
   Eisenkraut   256
Bluthusten
   Spitzwegerich   72
Blutreinigung
   Borretsch   175, 176
   Hagebutte   109

   Hopfen   287
   Huflattich   128
   Mädesüß   45
   Odermennig   87
   Rose   303
   Schwarzer Holunder   328
   Stockrose   184
Blutvergiftung
   Roter Sonnenhut   239
Blutzuckerspiegel, Senkung des
   Wegwarte   311
Brandwunden
   Weiße Lilie   144
Bronchialasthma
   Efeu   151
Bronchialkatarrh
   Alant   31
Bronchitis
   Borretsch   174
   Fenchel   232
   Goldmelisse   79
   Hagebutte   110
   Spitzwegerich   71
Bronchitis, chronische   127
   Huflattich   127
   Königskerze   216
Brustschmerzen
   Kümmel   119

D

Darmbeschwerden
   Birke   55
   Odermennig   86
Darmentzündung
   Alant   30
Darmerkrankungen, infektiöse
   Roßkastanie   192

HEILSAMES HERBARIUM

Darmgeschwüre
  Eiche 334
  Sonnenblume 386
Darmleiden
  Odermennig 87
Darmschleimhaut-Entzündung
  Blutweiderich 22
Darmschmerzen
  Ysop 95
Darmstörungen
  Quendel 343
  Ysop 94
Darmverschleimung
  Alant 30
Depressionen
  Borretsch 175
  Hopfen 287
  Lavendel 279
  Salbei 207
Diphtherie
  Roter Sonnenhut 239
Drüsenleiden
Durchblutung, regelmäßige
  Roßkastanie 192
Durchfall
  Alant 30
  Birke 55
  Blutweiderich 22
  Dost 358
  Eberesche 135
  Eiche 334
  Eisenkraut 255
  Odermennig 86
  Schwarzkümmel 159
  Spitzwegerich 71
  Ysop 94

E

Eiskalte Hände und Füße
  Efeu 152
Eiterungen
  Ringelblume 168
Eiterungen und Geschwüre im Unterleib
  Silbermantel 319
Ekzeme
  Blutweiderich 23
  Eiche 335
  Gelbes Labkraut 200
  Heidekraut 39
  Huflattich 127
Entspannung
  Rose 304
Entwässerungskur
  Birke 54
Entzündungen
  Huflattich 127
Epilepsie
  Gelbes Labkraut 200
Erkältungskrankheiten
  Dost 358
  Eisenkraut 255
  Fenchel 232
  Mädesüß 47
  Roßkastanie 191
Ermüdungserscheinungen, chronische
  Salbei 207
Ermüdungszustände
  Borretsch 176
  Hopfen 287
  Stockrose 184
Erregungsängste
  Hopfen 28

HEILSAMES HERBARIUM

Erregungszustände
　Baldrian　272
　Hopfen　287
Erschöpfungszustände
　Alant　30
　Quendel　344

F

Fallsucht
　Eisenkraut　255
　Gelbes Labkraut　200
Fieber
　Hagebutte　109
Fieberanfall
　Sonnenblume　366
Finger- und Zehennägel, hart und brüchig
　Rizinus　247
Flechten
　Gelbes Labkraut　200
Frostbeulen
　Eiche　335
　Königskerze　215, 216
　Weiße Lilie　142
Frühjahrsmüdigkeit
　Huflattich　128
Furunkel siehe *Geschwüre*

G

Gallenbildung
　Eberesche　134
Gallenblasenentzündung
　Efeu　151
Gallenerkrankungen
　Sonnenblume　368
Gallenkolik
　Odermennig　86
　Schwarzkümmel　159

Gallenleiden
　Odermennig　86
　Sonnenblume　368
Gallensteine
　Efeu　151
　Eisenkraut　255
　Odermennig　88
Gangrän
　Roter Sonnenhut　239
Gastroenteritis siehe *Magen-Darm-Katarrh*
Gebärmutterblutungen
　Blutweiderich　21, 22
Gebärmutterschmerzen
　Dost　358
　Rose　304
Gelbsucht
　Alant　30
　Birke　55
　Eiche　334
　Rose　303
　Ysop　95
Gelenksentzündung
　Roßkastanie　192
Gelenksrheumatismus
　Efeu　151
Gelenksschmerzen
　Birke　56
　Roßkastanie　191
Geschwülste
　Buchweizen　103
Geschwüre
　Alant　30
　Gelbes Labkraut　200
　Odermennig　88
　Salbei　208
　Spitzwegerich　71
　Weiße Lilie　142

HEILSAMES HERBARIUM

Gesichtsnervenschmerzen
  Johanniskraut 296
Gicht
  Birke 54, 55
  Gelbes Labkraut 199
  Mädesüß 45
  Quendel 344
  Roßkastanie 191, 192
  Schwarzer Holunder 327
  Silbermantel 320
Gliederschmerzen
  Sonnenblume 367
Grippe
  Borretsch 174
Grüner Star
  Eberesche 134
Gürtelrose
  Huflattich 127

H

Haarausfall
  Salbei 208
Haarpflege
  Blutweiderich 24
  Fenchel 231
  Rizinus 247
Halsweh
  Odermennig 88
Hämorrhoiden
  Eiche 335
  Königskerze 215
  Odermennig 86
  Ringelblume 168
  Roßkastanie 191
Harnabgang, mangelhafter
  Schwarzer Holunder 328
Harnableitung
  Mädesüß 45

Harnorgane,
    Erkrankungen der
  Borretsch 175
Harnsäureablagerung
  Hopfen 287
Harnstauung
  Ringelblume 167
Harnübersäuerung
  Birke 53
Harnwege, Erkrankungen der
  Birke 55
Hautausschläge
  Birke 54
  Heidekraut 39
  Huflattich 127
  Odermennig 86
Hautentzündungen
  Königskerze 216
  Spitzwegerich 71
Hauterkrankungen
  Alant 30
  Birke 55
  Blutweiderich 23
Hautjucken
  Alant 30
  Huflattich 127
Hautpflege
  Fenchel 231
  Goldmelisse 80
  Lavendel 279
  Weiße Lilie 142, 143
Hautrisse
  Weiße Lilie 144
Hautunreinheiten
  Alant 30
  Birke 55
  Huflattich 127
  Odermennig 86
  Schwarzer Holunder 327

HEILSAMES HERBARIUM

Heiserkeit
  Fenchel 232
  Kümmel 119
  Schwarzer Holunder 328
  Stockrose 184
Herzbeschwerden
  Weißdorn 222
Herzenswärme
  Goldmelisse 79
Herzklopfen
  Weinraute 263
Herzschwäche, nervöse
  Borretsch 175
Herzstörungen, nervöse
  Hopfen 287
Herztätigkeit, Regulierung der
  Weißdorn 223
Husten
  Fenchel 232
  Hagebutte 111
  Spitzwegerich 71
  Stockrose 183, 184
  Ysop 94, 95
Hustenreiz
  Eberesche 134
Hypochondrie
  Borretsch 175

I

Immunisierung des Körpers
  Hagebutte 109
Infektionsanfälligkeit
  Sanddorn 352
Insektenstiche
  Spitzwegerich 71
Ischias
  Heidekraut 40
Ischiasneuralgien
  Johanniskraut 296

K

Karbunkel
  Roter Sonnenhut 239
Katarrhe der Atemwege
  Kümmel 120
Katarrhe der Atmungsorgane
  Dost 358
Katarrhe der oberen Luftwege
  Kümmel 119
Kehlkopfhusten
  Schwarzer Holunder 328
Keuchhusten
  Quendel 343
  Schwarzkümmel 160
  Spitzwegerich 71
Koliken
  Odermennig 88
Kopfschmerzen
  Hopfen 288
  Mädesüß 48
  Quendel 344
  Rose 303, 304
  Sanddorn 351
  Wegwarte 311
Körperliche Schwäche
  Sanddorn 351
Körperpflege
  Odermennig 86
Krampfadern
  Blutweiderich 23
  Buchweizen 102, 103
  Roßkastanie 191
  Weinraute 263
  Weiße Lilie 143
Krampfadern, offene
  Odermennig 88
Krampfadernverhärtung
  Schwarzer Holunder 328

HEILSAMES HERBARIUM

Krampfanfälle
  Lavendel 279
*Krämpfe im Magen- und Darm-
    bereich*
  Kümmel 119
Krankheitsvorsorge
  Salbei 206
Krätze
  Alant 30
Kreislaufbeschwerden
  Weinraute 263
  Weißdorn 222

L

Lebensfreude
  Odermennig 86
Leberleiden
  Birke 54
  Gelbes Labkraut 200
  Odermennig 86
  Sonnenblume 368
Leberschutzwirkung
  Eberesche 134
Leberschwellung
  Eiche 334
Leberstörungen
  Ringelblume 168
Leibschmerzen
  Blutweiderich 22
  Kümmel 120
  Wegwarte 311
*Lungenemphysem,
    chronisches*
  Huflattich 127, 128
Lungenentzündung
  Borretsch 174
Lungenkatarrh
  Spitzwegerich 71

Lungenschwäche
  Alant 30
  Salbei 207
Lymphsystem
  Gelbes Labkraut 199

M

Magen, nervöser
  Salbei 207
Magen-Darm-Beschwerden
  Alant 31
  Birke 55
  Eiche 334
  Odermennig 86
Magen-Darm-Entzündung
  Blutweiderich 24
Magen-Darm-Katarrh
  Blutweiderich 24
  Gelbes Labkraut 200
  Mädesüß 48
  Spitzwegerich 71
  Stockrose 183
Magen-Darm-Trakt
  Wegwarte 311
Magengeschwüre
  Alant 32
  Eiche 334
  Ringelblume 168
  Sonnenblume 368
Magenschleimhautentzündung
  Schwarzer Holunder 327
Magenschleimhautkatarrh
  Odermennig 87
Magenschmerzen
  Eisenkraut 255
  Ysop 95
Magenschwäche
  Alant 30, 31

HEILSAMES HERBARIUM

Magenstörungen
  Quendel   343
  Ysop   94
Magersucht
  Alant   30
Malaria
  Sonnenblume   366
Mandelentzündung
  Ysop   95
Mandeln, eitrige
  Hagebutte   110
Masern
  Schwarzer Holunder   327
Mastdarmfistel
  Eiche   335
Mastdarmvorfall
  Eiche   335
Menstruationsbeschwerden
  Engelwurz   64
  Goldmelisse   79
  Ringelblume   168
  Salbei   208
  Weinraute   263
  Ysop   95
Menstruationsstörungen
  Hopfen   287
  Kümmel   119
  Rose   303
Migräne
  Eisenkraut   255
  Engelwurz   64
  Hopfen   288
  Lavendel   280
Milzleiden
  Gelbes Labkraut   200
Minderwertigkeitskomplexe
  Lavendel   279
Mittelohrentzündung
  Hagebutte   110

Müdigkeit
  Hopfen   287
Müdigkeit, chronische
  Hagebutte   111
Mundfäule
  Spitzwegerich   72
Mundschleimhautentzündung
  Odermennig   86
Muskelkater
  Ringelblume   167
Muskelrheumatismus
  Efeu   151
Mutlosigkeit
  Engelwurz   64

N

Nagelwurzelentzündung
  Weiße Lilie   142
*Nasennebenhöhlen,
    Erkrankungen der*
  Eisenkraut   256
Nervenleiden
  Eisenkraut   255
Nervenschmerzen
  Baldrian   272
Nervenschwäche
  Buchweizen   103
  Heidekraut   40
Nervenüberlastung
  Alant   32
Nervöse Störungen
  Weißdorn   224
Neuralgien
  Huflattich   127
  Roßkastanie   191
  Weiße Lilie   143
Nierenentzündung, chronische
  Eiche   334

376

HEILSAMES HERBARIUM

Nierenerkrankungen
  Mädesüß 48
Nierengrieß
  Gelbes Labkraut 200
Nierenleiden
  Birke 53
  Hagebutte 112
Nierensteine
  Eisenkraut 255

O

Offene Füße
  Königskerze 215
Ohnmacht
  Rose 303
Ohrensausen
  Ysop 95
Ohrenschmerzen
  Hagebutte 111
  Rose 304
Onanie
  Dost 358

P

Parodontose
  Hagebutte 111
Pfortadersystem
  Gelbes Labkraut 199
Phlegmone
  Weiße Lilie 142
Platzangst
  Baldrian 271
Pockenimpfverlauf, bösartiger
  Roter Sonnenhut 239
Prellungen
  Königskerze 216

Prüfungsangst
  Borretsch 175
  Salbei 207
Psychosomatische
  Verkrampfungen
  Heidekraut 38

Q

Quetschungen
  Eisenkraut 256
  Weinraute 264

R

Rachenkatarrh
  Schwarzer Holunder 328
  Spitzwegerich 71
Rachitis
  Birke 55
  Eiche 335
Reizerscheinungen in Mund und Rachen
  Huflattich 127
Reizhusten
  Quendel 343
Rekonvaleszenz
  Salbei 208
Rheumatische Herzbeschwerden
  Mädesüß 48
Rheumatismus
  Birke 54, 55
  Eisenkraut 255, 256
  Gelbes Labkraut 199
  Mädesüß 45
  Quendel 344
  Roßkastanie 191, 192
  Salbei 207
  Schwarzer Holunder 327
  Silbermantel 320

HEILSAMES HERBARIUM

Rückenschmerzen
  Weinraute 264
Ruhr
  Eiche 335
  Spitzwegerich 71

S

Scharlach
  Roter Sonnenhut 239
  Schwarzer Holunder 327
Scheidenentzündung
  Blutweiderich 23
  Stockrose 183
Schlafstörungen
  Eisenkraut 255
  Hopfen 287
  Weinraute 263
Schlaganfälle, Verhütung von
  Weinraute 263
Schlangenbisse
  Roter Sonnenhut 239
Schleimhäute,
    Entzündungen der
  Hagebutte 109
Schleimhäute, katarrhalische
    Erscheinungen der
  Efeu 151
Schleimhautreizung im Magen
    und Darm
  Huflattich 127
Schmerzlinderung
  Hopfen 286
Schnittwunden
  Weiße Lilie 144
Schönheitspflege
  Heidekraut 39
Schwäche, allgemeine
  Weinraute 264

Schwächezustände
  Sanddorn 352
Schweißausbruch
  Salbei 207
Schweißförderung
  Schwarzer Holunder 327
Schweißfüße
  Eiche 335
Schwermut
  Borretsch 175
  Heidekraut 38, 39
  Weiße Lilie 144
  Ysop 94
Schwindelanfälle
  Engelwurz 64
  Rose 303
Schwindelgefühl
  Mädesüß 48
Seelische Störungen, nervöse
  Baldrian 272
Sehschwäche
  Spitzwegerich 71
  Weinraute 264
Sehstörungen bei Kindern
  Salbei 207
Silikose
    siehe *Staublunge*
Skrofeln
  Eiche 335
Stärkung der Abwehrkräfte
  Eberesche 134
Stärkung der Blutgefäße
  Buchweizen 103
Stärkung der Herzmuskeln
  Silbermantel 319
  Weißdorn 222
Stärkung des Herzens
  Silbermantel 319
  Weißdorn 378

HEILSAMES HERBARIUM

Stärkung des Lebenswillens
  Lavendel 279
Stärkung der Muskulatur bei Kleinkindern
  Silbermantel 319
Stärkung des Magens
  Odermennig 88
Staublunge
  Huflattich 127, 128
Steinbildung
  Birke 54
Stillprobleme
  Hagebutte 109
  Kümmel 119
  Schwarzkümmel 160
Stoffwechsel, Belebung des
  Alant 30
  Dost 358
  Wegwarte 311
Stuhlgang, Regelung des
  Ringelblume 167
  Sonnenblume 367
Stuhlverstopfung
  Königskerze 215
  Rizinus 248
  Stockrose 183

T

Tollwut
  Roter Sonnenhut 239
Traurigkeit
  Baldrian 271
Trigeminusneuralgien
  Eisenkraut 255
Tuberkulose
  Alant 31
Typhus
  Roter Sonnenhut 239

U

Überarbeitung
  Salbei 207
Übererregbarkeit
  Weißdorn 222
Unbilden des Alltags
  Lavendel 280
Unfruchtbarkeit, weibliche
  Salbei 208
Unlustgefühl
  Sanddorn 352
Unrast, innere
  Borretsch 174
  Efeu 152
Unterleibsbeschwerden
  Silbermantel 319
Unterleibsentzündungen
  Roter Sonnenhut 238
Unterleibskrämpfe
  Ringelblume 167
Unterschenkelgeschwüre
  Roßkastanie 191
Unverträglichkeit, seelische
  Königskerze 215
Urinieren
  Spitzwegerich 71
Uterusleiden
  Dost 358

V

Venenleiden
  Odermennig 88
Verbrennungen, oberflächliche
  Weiße Lilie 144
Verdauung
  Engelwurz 64
  Odermennig 88

HEILSAMES HERBARIUM

Verdauungsstörungen
  Eberesche 134
  Goldmelisse 79
  Spitzwegerich 71
Verletzungen
  Odermennig 88
  Spitzwegerich 71
*Verschleimung der Atmungs-
  organe*
  Alant 30, 31
  Ysop 95
Verstimmungen, seelische
  Borretsch 175
Völlegefühl
  Eberesche 134
  Wegwarte 311

W

Wadenkrämpfe
  Engelwurz 64
Wasser in den Beinen
  Ringelblume 168
Wasser in den Knöcheln
  Ringelblume 168
Wassersucht
  Birke 54
  Schwarzer Holunder 328
  Ysop 95
Wechselfieber
  Spitzwegerich 72
Wechseljahre
  Eiche 336
  Hagebutte 110
  Roter Sonnenhut 239
Wirbelsäulenbeschwerden
  Efeu 151

Wundbehandlung
  Alant 32
  Birke 55
  Huflattich 127
  Lavendel 279
  Ringelblume 167, 168
  Silbermantel 319
Wunden, eiternde
  Salbei 208
Wunden, entzündliche
  Weiße Lilie 142
Wunden, offene
  Weiße Lilie 143
Wunden, schlecht heilende
  Efeu 150
  Sonnenblume 367

Z

Zaghaftigkeit
  Baldrian 271
Zahnfleisch, Kräftigung des
  Salbei 208
Zahnfleischbluten
  Hagebutte 109
  Sanddorn 351
Zahnschmerzen
  Rose 304
  Spitzwegerich 72
  Stockrose 184
  Ysop 96
Zuckerkrankheit
  Alant 30
  Eiche 334
  Silbermantel 320
Zungenbrennen
  Hagebutte 109
Zwölffingerdarmgeschwüre
  Sonnenblume 368

KRÄUTER FÜR DIE KÜCHE

A

Aromatisieren von Getränken
  Mädesüß   47
Aromazusatzmittel für Weine
  Ysop   94
Aufläufe
  Buchweizen   102

B

Backen
  Buchweizen   102
Backwaren, Zubereitung von
  Blutweiderich   24
Bärlauchsalat
  Buchweizen   103
Bauernsuppe
  Quendel   343
Böhmischer Heidensterz
  Buchweizen   104
Bohnengerichte
  Kümmel   119
  Ysop   94
Bohnensuppe   208
  Salbei   208
Bowle
  Ysop   95
Braten, Zutat für
  Dost   359
  Salbei   208
Bratkartoffeln
  Quendel   343
Brätlinge
  Buchweizen   104
Brei
  Buchweizen   102
Brot
  Buchweizen   103
  Schwarzkümmel   160

Brötchen, bestrichene
  Kümmel   119
Butter
  Borretsch   174
Butterbrotbelag
  Weinraute   263

D

Dörrfrüchte
  Weißdorn   223

E

Eintopfgerichte
  Kümmel   119
  Ysop   94
Entenbratenfüllung
  Salbei   208
Essig, Herstellung von
  Borretsch   176
  Goldmelisse   80

F

Faschiertes
  Salbei   208
  Schwarzkümmel   160
Fischgerichte
  Salbei   208
  Weinraute   263
Fleischeintopf
  Quendel   343
Fleischfüllungen
  Weinraute   263
Fleischgerichte
  Weinraute   263
Früchtebrei
  Weißdorn   223

KRÄUTER FÜR DIE KÜCHE

G

Gänsebratenfüllung
  Salbei 208
Gelee, Herstellung von
  Weißdorn 223
Gemüse
  Borretsch 174
Gemüsesuppe
  Buchweizen 103
Geschnetzeltes
  Salbei 208
Grütze
  Buchweizen 103
Gurkensalat
  Borretsch 174
  Ysop 94

H

Hecht
  Salbei 208
Hering, marinierter
  Salbei 208
Honig
  Buchweizen 102
  Heidekraut 40
Hülsenfrüchtesuppen
  Dost 359

K

Kalbsbraten
  Ysop 94
Kartoffeln
  Kümmel 119
Kartoffelsuppe
  Salbei 208

Käse
  Kümmel 119
Klöße siehe Knödel
Knödel (Klöße)
  Buchweizen 102
Kochen mit Öl
  Sonnenblume 368
Kohl
  Kümmel 119
Kompott
  Eberesche 135
Krautsalat
  Kümmel 119

L

Likör, Herstellung von
  Eberesche 135
  Hagebutte 111

M

Marmelade, Herstellung von
  Hagebutte 110
  Eberesche 134
Mus, Herstellung von
  Eberesche 134

O

Obstsalate
  Quendel 343
Omeletts
  Buchweizen 102

P

Pizza-Gerichte
  Dost 359

KRÄUTER FÜR DIE KÜCHE

R

Rühreier
  Quendel 343

S

Saft, Herstellung von
  Eberesche 134
  Hagebutte 110
Salate
  Borretsch 174
  Buchweizen 102, 103
  Dost 359
  Huflattich 128
  Kümmel 119
  Schwarzer Holunder 326
  Schwarzkümmel 160
  Silbermantel 320
  Weinraute 263
Sauerkraut
  Kümmel 119
Schnitzel
  Salbei 208
Schweinsbraten
  Kümmel 119
  Dost 359

Soßen
  Kümmel 119
  Schwarzkümmel 160
  Weinraute 263
Steaks
  Schwarzkümmel 160
Streichkäse
  Ysop 94
Suppen
  Borretsch 174
  Buchweizen 102
  Kümmel 119
  Schwarzkümmel 160
  Weinraute 263
  Ysop 94

T

Tomatensalat
  Ysop 94
Tomatenspeisen
  Dost 359
Topfenkäse
  Buchweizen 103
  Kümmel 119
  Ysop 94